Markus Wiesenauer
Homöopathie – Add-on

für die **Kitteltasche**

Markus Wiesenauer

Homöopathie – Add-on

Markus Wiesenauer, Kernen

WVG
Wissenschaftliche
Verlagsgesellschaft
Stuttgart

Zuschriften an
lektorat@dav-medien.de

Bibliografische Information der Deutschen Nationalbibliothek
Die Deutsche Nationalbibliothek verzeichnet diese Publikation in der Deutschen Nationalbibliografie, detaillierte bibliografische Daten sind im Internet über https://portal.dnb.de abrufbar.

1. Auflage 2021
ISBN 978-3-8047-3772-3 (Print)
ISBN 978-3-8047-4259-8 (E-Book, PDF)

Birkenwaldstraße 44, 70191 Stuttgart
www.wissenschaftliche-verlagsgesellschaft.de

Printed in Poland

Satz: primustype Hurler GmbH, Notzingen
Druck: Drukarnia Dimograf, Bielsko-Biała
Umschlaggestaltung: deblik, Berlin
Umschlagabbildung: AlSimonov/iStockphoto.com

MIX
Papier aus verantwortungsvollen Quellen
FSC® C018236

Klimaneutral
Druckprodukt
ClimatePartner.com/12995-2107-1021

Vorwort

Homöopathie Add-on – der Titel beschreibt punktgenau den Inhalt des innovativen Buches. Sein multimediales Konzept verlinkt mit dem HVKompass Homöopathie vermittelt die Möglichkeiten der Homöopathie, um heutigen Anforderungen einer Patientenzentrierten Pharmazie und Medizin zu entsprechen.

Die Buchidee basiert auf einer über 40jährigen Erfahrung mit unterschiedlichen Quellen: in der öffentlichen Apotheke, in der eigenen allgemeinärztlichen Praxis und parallel dazu die Vortragstätgkeit.

Denn mit den verschiedenen Zielgruppen – Approbierte und pharmazeutische Mitarbeiter – und ihren unterschiedlichen Vorkenntnissen zur homöopathischen Therapierichtung entwickelten sich im Laufe der Jahre verschiedene Formate der Ausbildung mit dem Schwerpunkt der zertifizierten Weiterbildung.

Wertvolle Hinweise geben stets Seminarteilnehmer, die der Therapie eher kritisch Gegenüberstehenden. Ihre insistierenden Nachfragen gipfeln dann meist in konkrete Behandlungsbeispiele, quasi mit dem Verweis auf learning by doing. Und bemerkenswert sind dann in einem Folgeseminar die korrespondierenden Rückmeldungen. Ausgehend von Einzelbeispielen und ihren Ergebnissen führt im Weiteren das geweckte Interesse zu vermehrten Empfehlungen eines Arzneimittels. Oder es wird bei einer häufig nachgefragten Indikation häufiger ein homöopathisches Arzneimittel empfohlen.

Diese empirische Vorgehensweise lässt sich im Laufe der Zeit immer mehr objektivieren. Denn die Ergebnisse mit den bisherigen (allopathischen) Präparateempfehlungen können mit denjenigen der homöopathischen Arzneimittel verglichen werden. Dabei rückt ein weiterer Aspekt in den Vordergrund: Bei vielen akuten, rezidivierenden oder chronischen Erkrankungen, die bislang mit chemisch-synthetischen Medikamenten behandelt wurden, zeigen durch eine adjuvante Behandlungsempfehlung andere Verläufe: Häufigkeit, Schwere oder Dauer verkürzen sich, die bisherige Medikation wird als besser verträglich bezeichnet.

Abschließend danke ich der Mediengruppe Deutscher Apotheker Verlag für die Realisierung dieses Buchprojekts und hier insbesondere für die langjährige Zusammenarbeit Herrn Dr. Rainer Mohr sowie seiner Kollegin Frau Luise Keller.
Verlag und Autor sind für kritisch-konstruktive Hinweise dankbar.

Kernen, im Sommer 2021 Dr. med. Markus Wiesenauer

Inhaltsverzeichnis

TEIL 1 INDIKATIONEN VON A BIS Z

TEIL 2 ARZNEIMITTELVERZEICHNIS

Einführung

Integrative Homöopathie

Eine Add-on-Empfehlung, die generell die Arzneimittel der Besonderen Therapierichtungen einschließt, bietet nachweislich und damit reproduzierbar eine optimierte Patientenversorgung. Hinzu kommt, dass die Nachfrage seitens der Patienten Naturstoffpräparate eindeutig favorisiert, wie entsprechende Umfragen seit Jahrzehnten belegen können.
Aus diesen Erfahrungen am Patienten ergibt sich eine belastbare Datenlage für die Evidenz der Homöopathie. Denn allein mit dem Verweis klinisch kontrollierte Studien, die es in Vielzahl auch mit homöopathischen Arzneimitteln gibt, kann die Patientenversorgung nicht abgebildet werden. Insofern kann eine randomisierte Studie zwar für definierte Fragestellungen herangezogen werden, nicht jedoch um die Begrifflichkeit der Evidenz auszufüllen.
Diese Aspekte, die in Seminaren immer wieder Diskussionsgegenstand sind, erlauben es, die homöopathische Therapierichtung als Komplementärmedizin einzuordnen. Homöopathie ist damit Teil der integrativen Medizin.

Das Innovative

Die Möglichkeiten einer Add-on-Homöopathie sind letztlich unerschöpflich und lassen sich für viele Indikationen umsetzen. Insofern musste deren Anzahl in diesem Buch auf solche Anwendungsgebiete begrenzt werden, wie sie häufig oder sehr häufig am HV-Tisch thematisiert werden. Durch die Verlinkung des Buches mittels QR-Code auf den online verfügbaren **HVKompass Homöopathie** lassen sich die Indikationsfelder erweitern, bei denen eine integrative Homöopathie angezeigt ist. Dies umfasst auch die Anzahl der Arzneimittel pro Indikation. Denn im HVKompass sind zusätzlich zu den homöopathischen Einzelmitteln auch Komplexmittel, Schüssler-Salze und anthroposophische Arzneimittel bei der jeweiligen Indikation aufgeführt. Die Verlinkung ermöglicht darüber hinaus den Ausdruck einer Patienteninformation zum ausgewählten Arzneimittel mit Nennung seiner Anwendungsgebiete.

HVKompass Homöopathie – Verlinkung

Bei den in **Teil 1** dieses Werks aufgeführten Indikationen finden Sie vielfach QR-Codes. Über diese Codes gelangen Sie mit einem geeigneten Lesegerät zu den entsprechenden Fundstellen des Online-HVKompass. Dieses online Tool ist ein zusätzliches Hilfsmittel, das Sie im Beratungsgespräch mit dem Kunden per Mausklick durch die Differentialdiagnose schließlich zu dem angezeigten homöopathischen Arzneimittel führt. Der HVKompass bietet Ihnen zudem

- Detaillierte Patienteninformationen zum Ausdrucken mit Ihren individuellen Apothekendaten (Logo, Adresse, etc.)
- Einfaches Navigieren durch die Bereiche – Darreichungsform, Hersteller, etc. jederzeit neu auswählbar und weiter eingrenzbar
- Umfassende Fachinformationen zum Einzelmittel (Anwendungsgebiete, Gegenanzeigen, Nebenwirkungen, Wechselwirkungen, Dosierung und Art der Anwendung)
- Suchergebnisse mit Abbildung und passender Spezifikation

Falls Sie noch keine Lizenz zur Nutzung des HVKompasses Homöopathie besitzen, können Sie dieses Tool 30 Tage lang testen, um dessen interaktives Potenzial kennenzulernen. Dazu müssen Sie sich nach dem erstmaligen Scannen eines beliebigen QR-Codes in Teil 1 dieses Werks auf der HVKompass-Webseite registrieren. Wenn Sie sich nach der Testphase für die Lizensierung des HVKompasses entscheiden, erhalten Sie als Originalbezieher dieses Werks einen Nachlass auf die Jahreslizenzgebühr. Wenn Sie den HVKompass-QR-Code-Zugang nach der Testphase nicht weiter nutzen möchten, verfällt die Zugangsmöglichkeit nach der erstmaligen Registrierung.

Aufbau der Homöopathie – Add-on

Teil 1 – Indikationen von A bis Z

In diesem Teil werden die wichtigsten Indikationen alphabetisch aufgelistet und die dafür am häufigsten infrage kommenden Einzelmittel, einschließlich Potenzangabe und Dosierung genannt. Die Auswahl des homöopathischen Einzelmittels erfolgt über die bei jedem Mittel angegebenen diagnostischen Kriterien ‚**Causa/Lokalisation**', ‚**Leitsymptome**' sowie die sog. ‚**Modalitäten**'. Dezidierte Dosierungsempfehlungen stehen hinter jedem Arzneimittel und zudem, ob das Arzneimittel bei der angegebenen Indikation um die **Klassifikation** ‚Akutmittel' und/oder ‚Langzeitmittel' handelt.

Erläuterung der Kriterien/Klassifikationen

„Homöopathisches Arzneimittel mit Potenzangabe und Dosierung"

A = Akutmittel

Bei einem Akutmittel erfolgt der Einnahmebeginn im Stoß: 3-mal im Abstand von ca. 15 Minuten 1 Gabe, danach stündliche Einnahme, am zweiten Tag alle zwei Stunden, ab dem dritten Tag 2–3-mal tägl. Einnahme, bei Besserung weiter reduzieren und bei abgeklungenen Symptomen absetzen.
Verändern sich die Leitsymptome spürbar und sichtbar, ist die Arzneimittelwahl zu überprüfen.
Die homöopathischen Arzneimittel sind für eine längerfristige Behandlung geeignet, demzufolge handelt es sich nicht „zwangsläufig" um sogenannte Akutmittel. Die Dauer der Anwendung orientiert sich an der Häufigkeit und Schwere der Symptomatik, bei Abklingen kann ein Auslassversuch mit der Homöopathie erfolgen.

L = Langzeitmittel

Bei einem Langzeitmittel erfolgt eine 2–3-mal tägl. Einnahme, wobei nach drei Wochen eine einwöchige Pause eingelegt wird, um danach die Einnahme bei Bedarf fortzusetzen.
Möglich ist auch eine so genannte Wochenendpause, wonach die Einnahme am Wochenende ausgesetzt wird.

Je nach Dauer und Schwere der bestehenden Erkrankung ist eine monatelange Einnahme notwendig, um dann einen längeren Auslassversuch zu unternehmen.
Manche Arzneimittel werden sowohl als Akut- wie auch als Langzeitmittel angewendet.

Hintergrund dieser Anwendungsmodi ist das Wirkprinzip der Homöopathie, wonach die Selbstheilungskräfte angestoßen und damit reguliert werden sollen. Dabei ist auf den engen Zusammenhang der Psycho-Neuro-Immunologie hinzuweisen, was die ganzheitliche Wirkung der Homöopathie zumindest nachvollziehbar werden lässt. **Causa/Lokalisation**
Diese beiden Kriterien geben die Ursache bzw. den Auslöser („Folge von") der Erkrankung an sowie das typischerweise erkrankte/betroffene Organ(system).
Oftmals kann schon die Causa ein zielführender Hinweis auf das angezeigte Arzneimittel sein.

Leitsymptome
Hierbei handelt es sich um eine Auflistung subjektiver und objektiver Symptome, sowohl körperlicher als auch seelischer Art.

Modalitäten
↓ Der nach unten weisende Pfeil steht für ‚**Verschlimmerung**' und bedeutet, dass sich die Beschwerden (Leitsymptome) durch die genannten Umstände verschlechtern.
↑ Der nach oben weisende Pfeil steht für ‚**Besserung**' und bedeutet, dass sich die Beschwerden (Leitsymptome) durch die genannten Umstände verbessern.

Hinweis
Eine Tablette entspricht fünf Globuli

Bewährt bei
Hier werden die „bewährten" Anwendungsgebiete des Arzneimittels beschrieben.

Hinweis
Diese machen auf Besonderheiten des Arzneimittels aufmerksam.

Passt zu
Hier wird der Bezug des Arzneimittels zu den konstitutionellen Merkmalen beschrieben.

Diese monographisch/hierarchische Beschreibung der Einzelmittel soll zugleich deren Wertigkeit ausdrücken: denn häufig genügt bereits die Kenntnis von Causa und/oder Lokalisation sowie ein oder zwei typische Leitsymptome, um das zutreffende Einzelmittel bestimmen zu können. Dieses Vorgehen ist zugleich der nachdrückliche Hinweis, wonach die Auswahl eines homöopathischen Arzneimittels gerade am HV-Tisch keines zeitlichen Mehraufwands bedarf.

Teil 2 – Arzneimittelverzeichnis

In diesem Teil werden alle im Buch genannten Arzneimittel alphabetisch aufgeführt und ihre Charakteristika **Causa** und **Lokalisation** sowie insbesondere die **Leitsymptome** und die zur Verschlimmerung oder Besserung der Leitsymptome führenden **Modalitäten** gebündelt dargestellt. Dies ermöglicht zugleich eine Zusammenschau der Anwendungsbreite des jeweiligen Arzneimittels und führt nicht selten dazu, dass sich bislang nicht vom Patienten genannte Leitsymptome im Arzneimittelbild wiederfinden.
Erläuternde Beratungshinweise dienen zur Bestätigung der zutreffenden Anwendung.

Teil 1
Indikationen von A bis Z

Akne

Akne ist eine entzündliche Hauterkrankung, die vor allem in Phasen der Hormonumstellung auftritt (Pubertät, Monatsblutung, Schwangerschaft, Wechseljahre). Grundsätzlich kann Akne auch im Erwachsenenalter auftreten und lang anhaltend sein (Acne vulgaris).
Eine Sonderform ist die Steroid-Akne, ausgelöst durch langdauernde Cortisonanwendungen (lokal, systemisch).
Je nachdem, ob die Haut eher fettig, unrein oder stark entzündet ist, kommen unterschiedliche Arzneimittel infrage.

Hinweis

Zu einer zielführenden Behandlung der verschiedenen Akne-Formen gehören eine regelmäßige medizinische Hautpflege, die als Akne-Toilette bezeichnet wird, auf ausreichende Flüssigkeitszufuhr und regelmäßige Verdauung ist unbedingt zu achten.
Eine Darmsanierung (Probiotikum) zusammen mit einer Ernährungsumstellung ist ein weiterer Therapiebaustein wie unter Hautausschlag (▸ Ekzem) beschrieben.
Akneähnliche Hautausschläge finden sich auch unter
▸ Rosacea oder Couperose
▸ Lichen ruber (Knötchenflechte)

▸ HVKompass Homöopathie

Fettige, unreine Haut

Selenium D12 ▸ 2-mal tgl. 5 Glob.

L

Causa/Lokalisation

- Pubertät, Monatsblutung

Leitsymptome

- Viele dunkle Mitesser, sichtbar gefüllte Talgdrüsen, die beim Drücken weißlichen Talg entleeren
- (Gesichts-)Haut ist ständig fettig, sieht ölig aus, auch die Kopfhaut ist betroffen
- im Gesicht entwickeln sich immer wieder eitrige Entzündungen
- starkes Schwitzen mit übel riechendem Schweiß
- oftmals verstärkt sich die Akne vor und während der Periodenblutung

Modalitäten

↓ Wärme
↑ Am Abend

Mahonia aquifolium D3 ▸ 3-mal tgl. 5 Glob.

L

Causa/Lokalisation

- Pubertät, Leberschwäche

Leitsymptome

- Unreine, mit vielen Mitessern durchsetzte Haut, die stark zu Entzündungen (Papeln) neigen mit Bildung eitriger Hautstellen: Pusteln
- Akne ist oft über viele Jahre anhaltend, auch im Erwachsenenalter

Modalitäten

↓ Bewegung
↑ Ausscheidungen aller Art

Bewährt bei

- Akne bei Männern sowie bei Frauen vom androgynen Typus

Hinweis

- Mahonia aquifolium bewährt sich auch bei trockener, schuppender Haut (Schuppenflechte, Ekzem)

Juglans regia D6 ▸ 3-mal tgl. 5 Glob. L

Causa/Lokalisation

- Pubertät, Verdauungsstörungen

Leitsymptome

- Viele kleine Pickel mit stecknadelkopfgroßer Eiterbildung, im Gesicht, Brust- und Rückenbereich, unter den Achseln
- oft zu früh einsetzender Periode, dunkel-klumpiges Blut

Modalitäten

↓ Monatsblutung

Bewährt bei

- typischer Akne bei Frauen während der Pubertät (Acne juvenilis)

Natrium chloratum D12 ▸ 2-mal tgl. 5 Glob. L

Causa/Lokalisation

- Sonnenbestrahlung, Stress, Wechseljahre

Leitsymptome

- Typischer Befall der „T-Zone" im Gesicht: Vor allem an der Stirn-Haar-Grenze sowie im Nasen- und Kinnbereich fettige Haut, unrein, neigt zu Entzündungen
- Im übrigen Gesicht, vor allem an den Wangen Haut eher trocken und schuppend
- Aufgesprungene, trockene Lippen
- Herpesneigung durch intensive Sonnenbestrahlung (Gebirge, Meer)

Modalitäten

↓ Morgens

↑ Frische Luft

Bewährt bei

- sogenannter Mallorca-Akne und Hitzebläschen (Dermatitis solaris) sowie bei Herpes

Sepia D12 ▸ 2-mal tgl. 5 Glob. L

Causa/Lokalisation

- Hormonelle Umstellung (Pubertät, Monatsblutung, Menopause)

Leitsymptome

- Befall der Mund- und Kinnpartie mit Mitessern und eitrigen Entzündungen, die sich oftmals nicht ausdrücken lassen, weil sie unter der Haut liegen
- fleckige, bräunliche Haut als Zeichen der Pigmentstörung
- oft ausgeprägte dunkle Behaarung der Frau
- unangenehmer, stechender Schweißgeruch
- Hautausschlag tritt oftmals nach Absetzen der Pille auf

Modalitäten

↓ Periodenblutung

↑ Körperliche Bewegung

Bewährt bei

- hormonell bedingter Akne (zyklusbedingt, in Pubertät und Menopause) sowie perioraler Dermatitis

Pulsatilla D12 ▸ 2-mal tgl. 5 Glob.

L

Causa/Lokalisation

- Hormonelle Umstellung (Pubertät, Monatsblutung, Menopause)

Leitsymptome

- Sehr empfindliche Haut, immer wieder neue Mitesser und Pusteln mit wechselndem Verlauf
- vermehrtes Auftreten eitriger Hautentzündungen,
  - nach fettem Essen (Schweinefleisch, Pommes frites)
  - durch hormonelle Störungen wie unregelmäßige oder ausbleibende Periodenblutung
  - vor und während der Wechseljahre
- mit ausgeprägten Stimmungsschwankungen verbunden
- ständiges Frieren, kalte Füße, gehäuft Erkältungskrankheiten
- Neigung zu Reizblase und Harnblasenentzündungen

Modalitäten

↓ Wärme, Periodenblutung

↑ Frische Luft

Sulfur jodatum D12 ▸ 2-mal tgl. 5 Glob. L

Causa/Lokalisation

- Pubertät, Verdauungsstörungen (Obstipation)

Leitsymptome

- Große abgekapselte Hautentzündungen, schwer zu öffnen, eitern längere Zeit, heilen verzögert ab
- entzündete Stellen treten auch auf Brust und am Rücken auf, sind meist berührungsempfindlich, viele Mitesser, oft Narben in Folge chirurgischer Öffnung der Aknepusteln
- Halslymphknoten können schmerzhaft vergrößert sein.
- häufig Verdauungsstörungen mit Obstipation oder unregelmäßigem Stuhlgang

Modalitäten

↓ Wärme

↑ Frische Luft

Bewährt bei

- langwieriger Akne (Acne indurata) bei meist männlichen Patienten, erfahrungsgemäß ist eine mehrmonatige Einnahme notwendig

Bovista D6 ▸ 3-mal tgl. 5 Glob. L

Causa/Lokalisation
- Stress, Anstrengung, Hormonstörungen

Leitsymptome
- Hautreizungen und bläschenartige Entzündungen
- Ausschlag wie Nesselsucht (Urticaria), häufig im Sommer (Hitze) und durch Baden
- zwiebelartiger Schweißgeruch
- oftmals verstärkt sich Hautausschlag mit der Periodenblutung
- Neigung zu Herpes

Modalitäten
↓ Wärme, Hitze

Bewährt bei
- Unverträglichkeitsreaktion auf Kosmetika

Allergien, Unverträglichkeiten

Allergische Erkrankungen sind Ausdruck einer überschießenden Reaktion des Immunsystems. Beim entsprechend disponierten Menschen kann jede Substanz Beschwerden auslösen. Oftmals handelt es sich jedoch nicht um eine Allergie (im Allergietest nachweisbar), sondern um eine Unverträglichkeitsreaktion – die Symptome sind mehr oder weniger identisch und damit auch die Behandlung. Je nachdem, wodurch die Reaktion ausgelöst wird und wie sie sich äußert, unterscheidet man

- Hausstaubmilben- und Schimmelpilzallergie
- Heuschnupfen, Pollenallergie, Tierhaarallergien
- Nahrungsmittelallergien oder -unverträglichkeiten
- Nesselsucht (Urtikaria), allergische Hautreaktion.

Als Basisbehandlung gilt es, die allergieauslösenden Substanzen (Allergene) zu finden (Allergietest) und so weit wie möglich zu meiden. Das gilt auch für Substanzen, die zu Unverträglichkeiten führen. Eine homöopathische Behandlung sollte auch dann durchgeführt werden, wenn keine akuten Beschwerden bestehen, um die Allergieneigung nach und nach zu reduzieren.

▸ HVKompass Homöopathie

Hausstaubmilbenallergie, Schimmelpilzallergie

Acidum formicicum D12 ▸ 2-mal tgl. 5 Glob.

L

Causa/Lokalisation

- Augen, Nase, Bronchien

Leitsymptome

- Juckreiz der Augen mit Tränen, Fließschnupfen
- Hustenanfälle mit erschwertem Atmen
- Atemnot mit hörbarem Pfeifen
- trocken-juckender Hautausschlag
- schmerzhaft juckende Nesselsucht
- Druckgefühl im Oberbauch, brennende Schmerzen
- Übelkeit und Blähungen

Modalitäten

↓ Kälte

↑ Wärme, Ruhe

Bewährt bei

- Atembeschwerden im Wechsel mit Hautausschlägen (sogenannte vikariierende Erkrankung) oder Verdauungsstörungen als Hinweis auf eine Kreuzallergie bzw. Nahrungsmittelallergie (s. dort), die Behandlung muss längerfristig erfolgen im Sinne einer Umstimmungstherapie
- Acidum formicicum (Ameisensäure) wird vergleichbar eingesetzt wie Formica rufa (Ameise)

▸ HVKompass Homöopathie

Sabadilla D6 ▸ 3-mal tgl. 5 Glob.

L

Causa/Lokalisation

- Augen, Nase

Leitsymptome

- Anhaltende Niesanfälle
- sehr geruchsempfindlich
- Brennen und Kitzeln in der Nase
- anfänglich meist dünnflüssiger Schnupfen, zunehmend zähflüssig, behindert Nasenatmung, oft Stirnkopfschmerzen und tränende Augen
- Kreislaufbeschwerden mit Schwindel
- Abgeschlagenheitsgefühl

Modalitäten

↓ Kälte
↑ Wärme

Bewährt bei

- Geruchsüberempfindlichkeit (Blumendüfte, Parfum)

Luffa operculata D6 ▸ 3-mal tgl. 5 Glob.

L

Causa/Lokalisation

- Nase, Nasennebenhöhlen

Leitsymptome

- Zäher Schleim in Nase und Rachen, vor allem morgens und vormittags
- der Schleim reizt zum Räuspern und Hüsteln mit Brennen im Hals
- tagsüber oft sehr trockene Nasenschleimhaut mit Borkenbildung oder zähflüssiger Schleim
- anhaltend verlegte Nasenatmung
- Neigung zu Sinusitis mit verzögertem Heilungsverlauf
- abgeschwächtes Riechvermögen nach Infekt

Modalitäten

↓ Trockene (Zimmer-)Luft

↑ Im Freien

Bewährt bei

- Hausstaubmilbenallergie im dreiwöchigen Wechsel mit Sabadilla, erfahrungsgemäß ist eine mehrmonatige Anwendung notwendig

Pollenallergie, Tierhaarallergie

Galphimia D6 ▸ 3–4–5-mal tgl. 5 Glob.

L

Causa/Lokalisation

- Augen, Nase, Bronchien

Leitsymptome

- Starkes Augentränen mit Brennen und Juckreiz
- häufiges Niesen mit Kribbeln und Juckreiz in der Nase
- dünnflüssiges Nasensekret
- oft erschwertes Atmen

Modalitäten

↓ Wärme, Schwitzen

Bewährt bei

- akuter Pollenallergie (Rhino-Konjunktivitis) als Akutmittel sowie bei allergisch getriggertem Asthma bronchiale als Langzeitmittel

Hinweis

- Galphimia glauca (= Thryallis glauca) wird auch zur Behandlung der allergischen Disposition, d. h. präsaisonal vor Ausbruch der Akutsymptomatik eingesetzt: etwa 6–8 Wochen vor erfahrungsgemäßem Ausbruch der akuten Symptome Galphimia D12 ▸1-mal tgl. 5 Glob.
- Galphimia D12 ▸2-mal tägl. 5 Glob. bewährt sich auch bei Tierhaarallergie

▸ HVKompass Homöopathie

Arundo mauritanica D6 ▸ 3–4–5-mal tgl. 5 Glob. A

Causa/Lokalisation

- Rachenraum, Nase, Gehörgang

Leitsymptome

- Heftiger Juckreiz am Gaumen und im Rachenraum, im Gehörgang sowie der Augen und Nase
- Bedürfnis, sich ständig zu kratzen
- Niesanfälle, Fließschnupfen
- Verlust des Geruchssinns
- Juckreiz der Haut, neigt zu Ekzem

Modalitäten

↓ Wärme

Hinweis

- Arundo mauritanica ist ein Akutmittel und wird auf Grund des raschen Wirkungseintritts als „Antihistaminikum" der Homöopathie bezeichnet

Euphrasia officinalis D6 ▸ 3–5-mal tgl. 5 Glob. L

Causa/Lokalisation

- Augen, Nase

Leitsymptome

- Augen brennen, sind gerötet, anfangs mit Trockenheitsgefühl
- später zunehmender Tränenfluss
- große Lichtempfindlichkeit, muss ständig Blinzeln
- oft auch wässriges Nasensekret mit Niesreiz

Modalitäten

↓ Wind, Wärme
↑ Kühle, Dunkelheit

Bewährt bei

- Neigung zu rezidivierender Konjunktivitis

Hinweis

- Euphrasia officinalis ist das bewährte Arzneimittel (lokal und oral) bei Augenerkrankungen: akute Konjunktivitis, Hornhauttrübung und Augenlidlähmung (fachärztliche Kontrolle!)

Luffa D12 ▸ 2-mal tgl. 5 Glob. L

Causa/Lokalisation

- Nase, Nasennebenhöhlen

Leitsymptome

- Dünnflüssiger Nasenschleim, Niesanfälle
- Brenngefühl im Rachen, Mundtrockenheit
- ständiges Räuspern und Hüsteln
- immer wieder Stirnkopfschmerzen
- mit Druckgefühl über den Augen
- Neigung zu Sinusitis mit verzögertem Heilungsverlauf

Modalitäten

↓ Trockene (Zimmer-)Luft
↑ Im Freien

Bewährt bei

- Tierhaarallergie zur längerfristigen Behandlung.

Hinweis

- Bei zähflüssigem Nasenschleim mit verlegter Nasenatmung sowie trockener Nasenschleimhaut (Rhinitis sicca): Luffa D6 ▸ 3-mal tgl. 5 Globuli
- Luffa D6 bewährt sich auch bei rezidivierender Sinusitis

Kalium jodatum D12, ▸ 2-mal tägl. 5 Glob. L

Causa/Lokalisation

- Pollenallergie, allergisch getriggertes Asthma bronchiale

Leitsymptome

- Wässrig-dünner, scharfer und sich heiß anfühlender Sekretfluss aus der Nase
- Schmerzen über den Augen und an der Nasenwurzel, Mitreaktion der Nasennebenhöhlen
- raues Gefühl im Kehlkopf
- trockener, krampfartiger Husten mit schaumigem Auswurf und erschwertem Atmen

Modalitäten

↓ Nachts, feuchte Wärme

↑ Frische Luft

Bewährt bei

- Heuschnupfen, Asthma bronchiale, Bronchitis

Nahrungsmittelallergien oder -unverträglichkeiten

China D6 ▸ 3-mal tgl. 5 Glob. L

Causa/Lokalisation

- Schwäche, Flüssigkeitsverlust, gestörte Darmflora

Leitsymptome

- Schäumender, stinkender Durchfall, oft kurz nach dem Essen, kann unverdaute Bestandteile enthalten
- übel riechende Blähungen mit Bauchkrämpfen
- lautes Aufstoßen ohne Besserung
- fühlt sich geschwächt und elend
- meist dick belegte Zunge

Modalitäten

↓ Nachts, Flüssigkeitsverlust

↑ Wärme

Bewährt bei

- Chronisch entzündlichen Darmerkrankungen (Morbus Crohn, Colitis ulcerosa) ▸ Darmentzündungen

Cuprum metallicum D12 ▸ 2-mal tgl. 5 Glob. L

Causa/Lokalisation

- Stress, Verspannungen

Leitsymptome

- Schneidende Bauchschmerzen mit heftigem Gurgeln und Rumoren nach dem Essen
- gefolgt von starkem, oft grünlich gefärbtem Durchfall, auch mit Übelkeit und heftigem Erbrechen
- Kältegefühl im ganzen Körper
- juckende, auch bläschenartige Hautausschläge, können im Wechsel mit Durchfällen auftreten

Modalitäten

↓ Nachts

↑ Kalte Getränke, Gegendruck

Bewährt bei

- pathologischer Darmflora

Okoubaka D3 ▸ 3-mal tgl. 5 Glob. L

Causa/Lokalisation

- Lactose- und Fructose-Intoleranz, Antibiose

Leitsymptome

- Trockener Mund mit pappigem Geschmack, weiß-gelblicher oder gräulicher Zungenbelag
- an den Lippen und im Gaumen zunehmender Juckreiz nach dem Essen
- vermehrtes Aufstoßen, Übelkeit, Völlegefühl, starke Blähungen, gefolgt von heftigem Durchfall
- unregelmäßiger, wechselhafter Stuhlgang

Modalitäten

↓ Tabakrauch

↑ Fasten

Bewährt bei

- Reizdarm-Syndrom, was häufig mit Nahrungsmittelunverträglichkeiten assoziiert ist

Urticaria, allergische Hautreaktion

Cardiospermum D3 ▸ 3-mal tgl. 5 Glob. L

Causa/Lokalisation

- Arzneimittelexanthem, allergische Reaktion, Pollenallergie

Leitsymptome

- Extremer Juckreiz der stark geröteten trockenen Haut
- einzelne nässende Stellen
- Niesen, starker Fließschnupfen und erschwertes Atmen

Modalitäten

↓ Wärme

↑ Frische Luft

Hinweis

- Cardiospermum wird als das „Cortison" der Homöopathie bezeichnet mit Bezug zur Haut und zu den Schleimhäuten der Atemwege sowie des Verdauungstrakts
- Zur Lokaltherapie eignet sich Cardiospermum als Salbe oder Creme (Halicar®)

▸ HVKompass Homöopathie

Apis D6 ▸ 3-mal tgl. 5 Glob.

L

Causa/Lokalisation

- Akute allergische Reaktion, Insektenstich, Quincke-Ödem

Leitsymptome

- Haut ist eher hellrot und teigig angeschwollen mit großen Quaddeln
- stechende, brennende Schmerzen
- oft sind betroffene Hautareale sehr berührungsempfindlich
- trotz Hitzegefühl der Haut kein Durst
- ausgeprägte Ruhelosigkeit und Bewegungsdrang
- fruchtlose Aktivität

Modalitäten

↓ Wärme, Berührung

↑ Kälteanwendung

Bewährt bei

- Schwellung der Augenlider infolge einer Kosmetik-Unverträglichkeit

Urtica urens D6 ▸ 3-mal tgl. 5 Glob. L

Causa/Lokalisation

- Allergische Reaktion auf Nahrungsmittel oder Arzneimittel

Leitsymptome

- Viele kleine Entzündungen wie nach Kontakt mit Brennnesseln (Nesselsucht, Frieselausschlag)
- schmerzhaftes Brennen, Juckreiz

Modalitäten

↓ Nässe, Berührung

Bewährt bei

- Nesselsucht nach Genuss von Meeresfrüchten

Hinweis

- Urtica urens kann bei allergischen Reaktionen als Akutmittel eingesetzt werden, bei anhaltenden oder rezidivierenden allergischen Beschwerden bewährt sich die längerfristige Anwendung.

Angina pectoris ▸ Herz-Kreislauf-Erkrankungen
Arteriosklerose ▸ Durchblutungsstörungen

Arthritis

Bei einer rheumatoiden Arthritis sind ein oder mehrere Gelenke entzündet, man spricht auch von einer chronischen Polyarthritis, die oft in Schüben verläuft und häufig mit schmerzhaften Bewegungseinschränkungen einhergeht.

Eine Gelenkentzündung kann auch stoffwechselbedingt sein, beispielsweise bei der Gicht (▸ Gicht, erhöhte Harnsäurewerte

Auch bei einer Borreliose besteht ein Zusammenhang mit entzündeten Gelenken. (▸ Borreliose

Sind Muskeln, Sehnen und Bänder betroffen, spricht man medizinisch von Weichteilrheumatismus (▸ Fibromyalgie).

▸ HVKompass Homöopathie

Cardiospermum D3 ▸ 3-mal tgl. 5 Glob. L

Causa/Lokalisation

- Hochakute Entzündung

Leitsymptome

- Gelenkentzündung mit starken Bewegungsschmerzen
- befallene Gelenke sind schmerzhaft angeschwollen, Haut oft gerötet und heiß
- Sehnen und Bänder können schmerzhaft entzündet sein

Modalitäten

↓ Wärme

↑ Frische Luft

Hinweis

- Cardiospermum kann im dreiwöchigen Wechsel mit einem der nachstehenden Arzneimittel eingesetzt werden

Bryonia D6 ▸ 3-mal tgl. 5 Glob. L

Causa/Lokalisation

- Hochakute Entzündung

Leitsymptome

- Beim akuten Schub sind Schmerzen so extrem, dass betroffene Gelenke nicht bewegt werden können
- leichter Gegendruck bessert die stechenden Gelenkschmerzen
- entzündetes, heißes Gelenk häufig nur leicht angeschwollen
- großer Durst
- gereizt und ärgerlich über die Schmerzen

Modalitäten

↓ Geringste Bewegung, Berührung
↑ Ruhe, leichter Gegendruck

Bewährt bei

- hochakuten bewegungsabhängigen Schmerzen wie z. B. Schulter-Arm-Syndrom (Impingement-Syndrom) oder akutem Bandscheibenvorfall

Ledum D6 ▸ 3-mal tgl. 5 Glob.

L

Causa/Lokalisation

- Akute Entzündung

Leitsymptome

- Entzündung beginnt oft mit Gelenkschmerzen in den Füßen, befällt dann die Finger
- brennendes Gefühl
- angeschwollene Gelenke sind überwärmt und gerötet

Modalitäten

↓ Wärme, Bewegung

↑ Kaltes Wasser

Bewährt bei

- Borreliose bedingten Gelenkschmerzen sowie beim Gichtanfall

Arthrose

Die Arthrose ist eine Abnutzung des Knorpelgewebes in den Gelenken mit Schmerzen und Bewegungseinschränkung. Der natürliche Alterungsprozess des Knorpels wird verstärkt durch Übergewicht, mangelnde Bewegung und Fehlernährung sowie durch hormonelle Umstellung in den Wechseljahren bei Frau und Mann.
Siehe auch ▸ Osteoporose, ▸ Rückenschmerzen

▸ HVKompass Homöopathie

Hekla lava e lava D6 ▸ 3-mal tgl. 1 Tabl. L

Causa/Lokalisation

- Arthrose, Osteoporose

Leitsymptome

- Gelenk- und Rückenschmerzen mit eingeschränkter Beweglichkeit
- Schmerzen in Armen und Beinen beim Tragen und Heben
- schmerzhafte Gelenke (Finger, Hände, Füße) bei Bewegung

Modalitäten

↓ Körperliche Belastung

↑ Im Liegen, Ruhe

Hinweis

- Hekla lava kann je nach Symptomatik auch mit einem der anderen Mittel kombiniert werden: jeweils drei Wochen lang im Wechsel einnehmen, eine solche homöopathische „Gelenkkur" sollte etwa 3–4 Monate lang angewendet werden

Caulophyllum D6 ▸ 3-mal tgl. 5 Glob.

L

Causa/Lokalisation

- Wechseljahre, Monatsblutung

Leitsymptome

- Schmerzanfälle in Finger- und Zehengelenken
- Gelenksteifigkeit, die sich im Tagesverlauf oft bessert
- auffallendes Knacken und Krachen der Gelenke
- kleine Knötchen seitlich an den Fingerendgelenken, die beim Drücken schmerzen (Heberden'sche Knötchen)
- schmerzhaftes Daumensattelgelenk (Rhiz-Arthrose)

Modalitäten

↓ Nachts, Kälte

↑ Wärme

Bewährt bei

- prämenstruellem Syndrom mit Gelenkschmerzen

Cimicifuga D6 ▸ 3-mal tgl. 5 Glob. L

Causa/Lokalisation

- Wechseljahre

Leitsymptome

- Von der Halswirbelsäule und dem Nacken ausgehende Schmerzen
- in die Schulter und den gesamten Arm ausstrahlend
- schmerzende Hand- und Fingergelenke, sind wie steif und geschwollen
- betroffen sind auch Sehnen und Muskeln
- Schmerzen wie elektrische Schläge, die Kopfschmerzen auslösen können

Modalitäten

↓ Kälte, Nässe

↑ Wärme

Bewährt bei

- Schulter-Arm-Syndrom

Harpagophytum D6 ▸ 3-mal tgl. 5 Glob. L

Causa/Lokalisation

- Große Gelenke: Schulter, Hüfte, Knie sowie Wirbelsäule, Gelenkverletzung

Leitsymptome

- Bewegungsabhängige Schmerzen in den Hüft- und Kniegelenken, aber auch in der Schulter
- reißende, ziehende, krampfartige Schmerzen
- oft humpelnder, einseitiger Gang
- schmerzhafte Verspannungen der Rückenmuskulatur
- lang anhaltende Folgen einer Kniegelenkverletzung (Bänderzerrung oder Dehnung, Meniskusverletzung) oder -operation
- immer wieder Gelenkschwellungen und Bewegungsschmerzen, vor allem nach Belastung (Stehen, Gehen, Laufen)
- überlastungsbedingte (Sport) Schmerzen hinter der Kniescheibe

Modalitäten

↓ Wetterumschwung, Feuchtigkeit

↑ Ruhe, im Liegen

Bewährt bei

- Meniskusschaden, Retropatellarsyndrom, Morbus Bechterew sowie Morbus Scheuermann

Hedera helix D6 ▸ 3-mal tgl. 5 Glob. L

Causa/Lokalisation

- Schulter-Arm-Syndrom, Schultersteife

Leitsymptome

- Schmerzen und Steifigkeit in den Gelenken und Muskeln
- Nervenschmerzen mit Ameisenlaufen, vor allem in der linken Schulter, nach rechts ausstrahlend mit Taubheitsgefühl und Kribbeln im ganzen Arm bis zu den Fingern
- Sehnenscheidenentzündung, vor allem der Supraspinatussehne

Modalitäten

↓ Nachts, Morgens

↑ Bewegung in der frischen Luft

Bewährt bei

- anhaltender Sehnenscheidenentzündung

Sanguinaria canadensis D6 ▸ 3-mal tgl. 5 Glob.

L

Causa/Lokalisation

- Wechseljahre, hormonelle Umstellung

Leitsymptome

- Ziehende Schmerzen, von der rechten Schulter und dem Nacken ausgehend in den Arm ausstrahlend
- Finger wie pelzig
- rechtsseitige, migräneartige Kopfschmerzen mit Übelkeit und Schwindel
- erhöhter Blutdruck, Hitzewallungen
- sehr unleidige, gereizte Stimmung

Modalitäten

↓ Morgens, Kälte

Bewährt bei

- rechtsseitigen Schmerzen (Kopf, Schulter)

Asthma bronchiale

Asthma bronchiale zählt zu den häufigsten chronischen Atemwegserkrankungen. Durch Reize wie Pollen, wiederkehrende Infekte, Medikamente oder Schadstoffe ist die Bronchialschleimhaut chronisch entzündet, phasenweise kommt es zu akuter Atemnot (Asthmaanfall).
Diese Situation bedarf sofortiger ärztlicher Hilfe!
Die Add-on Homöopathie trägt dazu bei, Häufigkeit und Schwere akuter Anfälle zu reduzieren. Die genannten Arzneimittel können bei zutreffender Leitsymptomatik auch bei infektbedingter Bronchitis eingesetzt werden sowie als add-on bei Mukoviszidose.

Hinweis

- Bei akuten Beschwerden kann das angezeigte Arzneimittel bis zu 6-mal tägl. angewendet werden, bei Besserung ist die Einnahmehäufigkeit wie jeweils angegeben

▸ HVKompass Homöopathie

Spongia D6 ▸ 3-mal tgl. 5 Glob.

L

Causa/Lokalisation

- Kehlkopfhusten

Leitsymptome

- Trockener Husten, vom Hals-Kehlkopf-Bereich ausgehend, klingt bellend und hohl
- Gefühl wie durch einen Schwamm zu atmen, am Hals wie beengt
- Wundheitsgefühl in Rachen und Luftröhre
- rau klingende Stimme

Modalitäten

↓Im Liegen, Kälte

↑ Wärme, warme Speisen

Bewährt bei

- Pseudokrupp-Husten der Kinder

Lobelia inflata D6 ▸ 3-mal tgl. 5 Glob. L

Causa/Lokalisation

- Überanstrengung

Leitsymptome

- Krampfartiger Husten mit Engegefühl in der Brust, erschwerte Ausatmung
- Atemnot bei Anstrengung und beim Husten, begleitet von Übelkeit
- blasses Aussehen, kaltschweißig
- entwickelt Angstgefühle

Modalitäten

↓ Morgens, im Liegen
↑ Wassertrinken

Hinweis

- Lobelia inflata bewährt sich als Akut- und Langzeitmittel

Kalium jodatum D12 ▸ 2-mal tgl. 5 Glob. L

Causa/Lokalisation

- Allergisch getriggertes Asthma bronchiale

Leitsymptome

- Wässrig-dünner, scharfer und sich heiß anfühlender Sekretfluss aus der Nase
- Schmerzen über den Augen und an der Nasenwurzel, Mitreaktion der Nasennebenhöhlen
- raues Gefühl im Kehlkopf
- trockener, mit weißlichem Auswurf einhergehender Husten und erschwertes Atmen

Modalitäten

↓ Nachts, feuchte Wärme
↑ In frischer Luft

Bewährt bei

- Allergisch bedingtem Asthma bronchiale, Pollenallergie, Bronchitis

Cuprum metallicum D6 ▸ 3-mal tgl. 1 Tabl. L

Causa/Lokalisation

- Muskelverkrampfung

Leitsymptome

- Meist sehr zäher Schleim, reizt zum Husten, führt zu Atemnot
- Gefühl, als schnüre sich die Brust zusammen
- Husten mit Brechreiz und Erbrechen
- oft bläulich verfärbte Lippen, blasse Gesichtsfarbe

Modalitäten

↓ Nachts, durch Aufregung

↑ Kaltes Trinken

Bewährt bei

- nächtlichem Zähneknirschen, Wadenkrämpfe

Natrium sulfuricum D12 ▸ 2-mal tgl. 5 Glob. L

Causa/Lokalisation

- Herbstwetter, feuchte Witterung, Leberbelastung

Leitsymptome

- Trockener oder gelblich-schleimiger Husten mit starken Atembeschwerden
- hörbares Pfeifen und Rasseln in der Lunge
- aufgeschwemmtes Aussehen mit Tränensäcken und geschwollenen Beinen durch Wassereinlagerungen
- morgens gehäuft Durchfälle

Modalitäten

↓ Feucht-kaltes Wetter
↑ Wärme

Bewährt bei

- Leberfunktionsstörungen wie z. B. Fettleber, bei Hyperbilirubinämie Neugeborener

Bandscheibenvorfall

Bei einem akuten Bandscheibenvorfall treten starke, in die Extremitäten ausstrahlende Schmerzen auf, oft verbunden mit einem Taubheitsgefühl in dem betroffenen Bereich, auch Lähmungserscheinungen können vorkommen. Wenn auch meist die Lendenwirbelsäule und damit die Beine betroffen sind, so können diese Symptome auch an den Armen auftreten, wenn der Bandscheibenvorfall sich an der Halswirbelsäule ereignet hat. Der Bandscheibenvorfall, meist handelt es sich um einen teilweisen Vorfall, wird durch Abnutzung der Bandscheiben, verbunden mit körperlicher Belastung, hervorgerufen. Eigentlicher Auslöser ist meist eine ungeschickte Bewegung oder schweres Heben in der falschen Haltung. Zusätzlich zu den üblichen analgetischen und antiphlogistischen Maßnahmen ist die Homöopathie je nach Symptomatik zur Akut- und Langzeitbehandlung geeignet.

Siehe auch ▸ Rückenschmerzen, ▸ Neuralgie

▸ HVKompass Homöopathie

Bryonia D6 ▸ 3-mal tgl. 5 Glob. A

Causa/Lokalisation

- Hochakute Schmerzen

Leitsymptome

- Extreme Schmerzen, Vermeidung jeglicher Bewegung
- leichter Gegendruck bessert die schmerzhafte Muskulatur
- ausgeprägtes Durstgefühl
- gereizte und ärgerliche Stimmungslage

Modalitäten

↓ Geringste Bewegung, Berührung
↑ Ruhe, leichter Gegendruck, kaltes Getränk

Bewährt bei

- hochakuten bewegungsabhängigen Schmerzen wie z. B. Schulter-Arm-Syndrom (Impingement-Syndrom)

Rhus toxicodendron D12 ▸ 2-mal tgl. 5 Glob. L

Causa/Lokalisation

- Überanstrengung, Überforderung

Leitsymptome

- Schmerzen in Armen oder Beinen, schlimmer bei beginnender Bewegung
- Gefühl, als wäre die Wirbelsäule steif
- Verlangen nach Bewegung
- Parästhesien und Taubheitsgefühl
- häufig Folge schwerer körperlicher Arbeit

Modalitäten

↓ Feuchtkaltes Wetter

↑ Wärme, fortgesetzte Bewegung

Hypericum D6 ▸ 3-mal tgl. 5 Glob. L

Causa/Lokalisation

- Nervenverletzung

Leitsymptome

- Anhaltend heftige, stechende oder einschießende Schmerzen mit Missempfindungen, Taubheitsgefühl
- große Empfindlichkeit gegen Berührung
- je nach Befall der Wirbelsäule können die Nervenschmerzen vom Arm bis in die Finger oder vom Bein bis in die Füße ausstrahlen
- häufig Taubheitsgefühl oder Ameisenlaufen

Modalitäten

↓ Kälte, Wetterwechsel, Berührung

↑ Ruhe

Hinweis

- Hypericum kann, je nach Leitsymptomen, mit einem der anderen genannten Arzneimittel kombiniert werden (ein Mittel vor dem Essen, das andere Mittel nach dem Essen)

Paloondo D6 ▸ 3-mal tgl. 5 Glob. L

Causa/Lokalisation

- Bandscheibendegeneration, Osteoporose, Arthrose

Leitsymptome

- Gesamter Rücken schmerzt, ist verspannt
- stark eingeschränkte Bewegung durch Muskelhartspann
- schmerzhaft eingeschränkte Gelenkbeweglichkeit durch Arthrose

Modalitäten

↓ Abends, längeres Stehen

↑ Wärme

Bewährt bei

- den Folgen eines Bandscheibenvorfalls

Calcium fluoratum D12 ▸ 2-mal tgl. 5 Glob. L

Causa/Lokalisation

- Bandscheibendegeneration, Folgen eines Bandscheibenvorfalls

Leitsymptome

- Bandscheiben sind verschmälert
- Rückenschmerzen vor allem nach längerem Stehen, nach Heben und Tragen selbst leichter Gegenstände
- schwaches Bindegewebe mit frühzeitiger Fältchenbildung
- häufig Probleme mit Nägeln, Haaren und Krampfadern

Modalitäten

↓ feucht-heißes Wetter

↑ Wärme

Hinweis

- Calcium fluoratum kann im dreiwöchigen Wechsel mit Paloondo kurmäßig angewendet werden: jeweils ein Mittel drei Wochen lang einnehmen, dann das andere Mittel (je nach Besserung drei bis vier Monate lang)

Bechterew-Krankheit ▸ Arthrose
Blasenentzündung ▸ Harnwegsinfekte
Blasenschwäche ▸ Harninkontinenz

Blutarmut (Anämie)

Blutarmut führt zur Verringerung der Erythrozyten und zur Verminderung des Hämoglobins, dem Sauerstoffträger des Blutes. Die Ursachen sind vielfältig. So können schwere Erkrankungen und anhaltender Blutverlust zu einer Blutarmut führen. Oftmals wird dem Organismus zu wenig Eisen, Folsäure und Vitamin B_{12} zugeführt. Vor deren Substitution ist eine Blutuntersuchung notwendig, zumal eine Anämie sehr unterschiedliche Ursachen haben kann, wozu auch chemisch-synthetische Arzneimittel gehören.

▸ HVKompass Homöopathie

China D6 ▸ 3-mal tgl. 5 Glob. L

Causa/Lokalisation

- Blutverlust durch Operation, Trauma oder Entbindung

Leitsymptome

- Mangelnde Belastbarkeit, seelisch und körperlich rasch erschöpft
- nach dem Essen übel riechende Blähungen mit Bauchkrämpfen
- rasch zunehmender Stuhldrang mit breiigem oder wässrigem, schäumendem Durchfall, gefolgt von ausgeprägtem Schwächegefühl, oft mit Schweißausbruch und Schwindel
- auffallend dick belegte Zunge

Modalitäten

↓ Nachts, Flüssigkeitsverlust

↑ Wärme

Hinweis

- China hat auch einen organotropen Bezug zur Darmschleimhaut und kann deshalb auch bei ▸Darmentzündungen eingesetzt werden

Ferrum metallicum D12 ▸ 2-mal tgl. 5 Glob. L

Causa/Lokalisation

- Häufige Erkältungen, rasches Wachstum, frühzeitige Periodenblutung

Leitsymptome

- Nervös, gereizt und wenig Ausdauer
- Müdigkeit bei niedrigem Blutdruck und raschem Pulsschlag
- pulsierende Kopfschmerzen mit Hitzegefühl
- Schwindel
- rasches Frieren
- Wechsel der Gesichtsfarbe von Rot nach Blass, „durchsichtig" wirkende Haut

Modalitäten

↓ Überanstrengung, nachts, Wärme
↑ Ruhe

Hinweis

- Ferrum metallicum bewährt sich, wenn der Fe-Wert trotz Eisen-Substitution nicht ansteigt
- Das Arzneimittel kann auch im dreiwöchigen Wechsel mit China angewendet werden

Ceanothus americanus D6 ▸ 3-mal tgl. 5 Glob. L

Causa/Lokalisation

- Folgen anhaltender Erkrankung, Medikamente (Chemotherapie), nach durchgemachter Infektionskrankheit

Leitsymptome

- Mangelnde Leistungsfähigkeit
- verstärktes Herzklopfen und Atemnot bei geringster Anstrengung
- Appetitlosigkeit, Bauchraum druckempfindlich, Neigung zu Durchfall
- häufiger Harndrang
- Leber- und Milzvergrößerung

Modalitäten

↓ Nach dem Essen

↑ Ruhe

Hinweis

- Ceanothus americanus ist ein bewährtes Arzneimittel zum Ausleiten von Erregern (z. B. Epstein-Barr-Virus)

Phosphorus D12 ▸ 2-mal tgl. 5 Glob. L

Causa/Lokalisation

- Erkrankungsfolgen

Leitsymptome

- Ausgeprägter Schwächezustand nach Entbindung und Stillzeit, nach Erkrankung und Blutverlust sowie durch Bestrahlungsbehandlung bei Krebserkrankung
- meist schlanke Gestalt
- nervös
- spürbare innere Unruhe
- starker Bewegungsdrang
- wenig ausdauernd
- rasch erschöpft
- braucht immer wieder Ruhepausen, will nur Kleinigkeiten essen
- ausgeprägtes Durstgefühl
- Neigung zu spontanem Nasenbluten
- kleinste Wunden bluten lange

Modalitäten

↓ Abends, nachts, emotionale Ereignisse

↑ Kurze Ruhephasen

Bewährt bei

- erniedrigten Leukozyten und Thrombozyten (nach Klärung der Ursache!) zur Anregung

Borreliose

Durch den Biss einer Zecke können Borrelien auf den Menschen übertragen werden, sofern diese infiziert ist. Bei Entfernung der Zecke innerhalb von 24 Stunden ist die Infektionsgefahr deutlich reduziert. Eine Impfung gegen Borreliose ist nicht möglich. Typische Anzeichen einer Borreliose sind: anhaltende Nervenschmerzen mit lähmungsartiger Schwäche und einseitiger Gesichtslähmung (Fazialislähmung). Auch können immer wieder aufflammende Gelenkentzündungen, Herz-Kreislauf-Beschwerden, anhaltende Lymphknotenschwellungen sowie ein hartnäckiger Hautausschlag auftreten. Das Allgemeinbefinden und die Leistungsfähigkeit sind oft erheblich eingeschränkt.
Eine frühzeitige homöopathische Behandlung trägt dazu bei, dass der Verlauf und damit die Symptomatik nicht chronifiziert.

Hinweis

- Zur Linderung der Beschwerden Dipsacus-Urtinktur (Kardendistel) zusätzlich zur Homöopathie: einmal täglich drei Tropfen einnehmen

▸ HVKompass Homöopathie

Wanderröte (Erythema migrans)

Belladonna D6 ▸ 3-mal tgl. 5 Glob.

A

Causa/Lokalisation

- Hochakute Hautentzündung

Leitsymptome

- Hochrot entzündete Haut in der Umgebung der Einstichstelle
- Brennschmerz und Hitzegefühl

Modalitäten

↓ Berührung, Wärme
↑ Ruhe

Hinweis

- Belladonna sollte bei den ersten Anzeichen einer Wanderröte eingesetzt werden, gleichzeitig ist ärztliche Hilfe zwingend notwendig

Begleit- und Nachbehandlung einer Antibiose

Okoubaka D3 ▸ 3-mal tgl. 5 Glob. L

Causa/Lokalisation

- Antibiotikum

Leitsymptome

- Vermehrtes Aufstoßen, Übelkeit, Völlegefühl und starke Blähungen
- gefolgt von starkem Durchfall durch die Einnahme eines Antibiotikums
- unregelmäßiger, wechselhafter Stuhlgang
- meist trockener Mund mit pappigem Mundgeschmack
- weiß-gelblich belegte Zunge
- Juckreiz nach dem Essen an den Lippen und im Gaumen
- Antibiotisch bedingte Vaginalmykose mit Juckreiz und Brennschmerz

Modalitäten

↓ Tabakrauch

↑ Fasten

Bewährt bei

- Reizdarm-Syndrom, Nahrungsmittelunverträglichkeit und -allergie, stabilisiert das Mikrobiom und damit das Immunsystem

Ledum D6 ▸ 3-mal tgl. 5 Glob.

L

Causa/Lokalisation

- Gelenksentzündung und Gelenkerguss

Leitsymptome

- Wochen oder Monate nach dem Zeckenbiss auftretende Gelenksschmerzen
- in Füßen und Knien, heiße, geschwollene Gelenke ein- oder beidseitig
- auch Finger und Handgelenke können betroffen sein
- brennendes Gefühl

Modalitäten

↓ Wärme, Bewegung

↑ Kaltes Wasser

Bewährt bei

- Borreliose-bedingten Gelenkschmerzen

Hypericum D6 ▸ 3-mal tgl. 5 Glob.

L

Causa/Lokalisation

- Neuroborreliose

Leitsymptome

- Anhaltende heftige, stechende oder einschießende Schmerzen
- mit Missempfindungen und Taubheitsgefühl
- große Berührungsempfindlichkeit

Modalitäten

↓ Kälte, Wetterwechsel, Berührung
↑ Ruhe

Hinweis

- Hypericum kann auch im dreiwöchigen Wechsel mit Mezereum längerfristig eingenommen werden

Mezereum D6 ▸ 3-mal tgl. 5 Glob.

L

Causa/Lokalisation

- Neuroborreliose

Leitsymptome

- Blitzartig auftretende, heftige, brennende oder stechende Schmerzen
- Taubheitsgefühl und Juckreiz
- Überempfindlichkeit gegen Berührung
- Nervenschmerzen durch eine auch länger zurückliegende Borrelien-Infektion

Modalitäten

↓ Nachts, Kauen, Sprechen, feuchtkaltes Wetter

↑ Wärme, warme Anwendungen

Lähmungserscheinungen

Gelsemium D6 ▸ 3-mal tgl. 5 Glob. L

Causa/Lokalisation

- Lähmungserscheinung

Leitsymptome

- Lähmungsartige Schwäche der Augenlider, Herabhängen des Augenlids
- kann die Augen kaum offen halten (ein- oder beidseitig)
- bei wechselnder Entfernung von Gegenständen ist die Sehschärfe vermindert (Akkommodationsschwäche)
- Gegenstände werden doppelt gesehen (Doppelbilder)
- vom Nacken ausgehende Kopfschmerzen
- Gefühl wie betäubt und gelähmt

Modalitäten

↓ Abends, Wärme, emotionale Ereignisse
↑ Frische Luft

Bewährt bei

- lähmungsartiger Schwäche, die psychosomatisch bedingt sein kann

Causticum D12 ▸ 2-mal tgl. 5 Glob. L

Causa/Lokalisation

- Lähmungserscheinung

Leitsymptome

- Hängendes Augenlid mit unvollständigem Lidschluss
- mangelnde Befeuchtung des Auges
- Taubheitsgefühl im betroffenen Gesichtsbereich, auch mit Lähmung: hängende Gesichtshälfte, Mundwinkel schlaff mit Speichelfluss
- lähmende Müdigkeit
- melancholische Stimmungslage

Modalitäten

↓ Kälte, Zugluft
↑ Wärme

Hinweis

- Im Hinblick auf die neurologische Symptomatik wird Causticum längerfristig eingesetzt und kann im dreiwöchigen Wechsel mit Hypericum gegeben werden

Cholesterin, erhöhtes ▸ Fettstoffwechselstörung
Colitis ulcerosa ▸ Darmentzündung

COPD

Unter einer COPD (chronic obstructive pulmonal disease) versteht man eine chronische Bronchitis mit zähem Auswurf und Schwellung der Bronchialschleimhaut, was zur Obstruktion (Verengung) führt, verbunden mit Atemnot und Sauerstoffmangel.
Eine homöopathische Begleittherapie führt erfahrungsgemäß zu einer subjektiven Verbesserung und einem Rückgang akuter Schübe.
Die homöopathischen Arzneimittel werden längerfristig eingesetzt

Hinweis

- Auch die durch die Erbkrankheit Mukoviszidose hervorgerufenen Atembeschwerden lassen sich begleitend zur chemisch-synthetischen Medikation homöopathisch behandeln

▸ HVKompass Homöopathie

Senega D6 ▸ 3-mal tgl. 5 Glob. L

Causa/Lokalisation

- Erschwertes Atmen

Leitsymptome

- Rau klingender Husten
- pfeifende Atemgeräusche
- zäher Schleim, der sich nur schwer löst
- Atemnot
- Wundheitsgefühl in der Brust

Modalitäten

↓ Morgens, kalte Luft
↑ Durch Schwitzen

Grindelia D6 ▸ 3-mal tgl. 5 Glob. L

Causa/Lokalisation

- Überanstrengung, Infektneigung

Leitsymptome

- Atemnot mit pfeifenden Atemgeräuschen
- oft schnarchende Atmung
- nächtliche Atemaussetzer
- zäher, meist schaumiger Auswurf

Modalitäten

↓ Nachts, im Liegen
↑ Durch Aufsitzen

Hinweis

- Grindelia kann unterstützend zur nächtlichen Atemmaske oder bei Sauerstoff-Insufflation angewendet werden

Ammonium carbonicum D6 ▸ 3-mal tgl. 5 Glob. L

Causa/Lokalisation

- Schwerlöslicher Schleim

Leitsymptome

- Anhaltender Husten mit reichlich Schleimauswurf, der sich jedoch schwer löst
- Atemnot und Beklemmungsgefühl in der Brust
- Kreislaufprobleme und Herzschwäche
- Schweißausbrüche bei geringer Anstrengung, bläulich verfärbte Lippen und Fingernägel

Modalitäten

↓ Nachts, Nässe, Kälte, Nebel

↑ Wärme, in Seitenlage

Cuprum metallicum D6 ▸ 3-mal tgl. 1 Tabl.

L

Causa/Lokalisation

- Verkrampfung der Atemmuskulatur

Leitsymptome

- Krampfartige Hustenanfälle
- Empfinden, als schnüre sich die Brust zusammen
- Gefühl, keine Luft mehr zu bekommen
- meist sehr zäher Schleim, der immer wieder zum Husten reizt und zu Atemnot führt
- oft verbunden mit Brechreiz und Erbrechen
- bläuliche Lippen und blasse Gesichtsfarbe

Modalitäten

↓ Um Mitternacht, durch Aufregung

↑ Kalte Getränke

Bewährt bei

- Asthma bronchiale auf Grund der broncho-spasmolytischen Wirkung, Cuprum metallicum hat auch muskelrelaxierende Eigenschaften und ist bei Muskel- und Wadenkrämpfen bewährt

Darmentzündung (Colitis ulcerosa, Morbus Crohn, Proktitis), Divertikulitis

Der Darm kann in seinem Verlauf an einem oder mehreren Abschnitten entzündet sein. Dabei kommt es phasenweise zu akuten Schüben, verbunden mit schleimigen oder blutigen Durchfällen. Ist der Enddarm entzündet, spricht man von einer Proktitis.
Es besteht ein ausgeprägtes Krankheitsgefühl. Die eigentliche Ursache ist bislang unbekannt, vermutet werden allergische Reaktionen an der Darmschleimhaut, eine pathologische Darmflora (Mikrobiom) sowie psychische Probleme.
Bei einer Divertikulitis kommt es zu einer hochakuten schmerzhaften Schleimhautentzündung in den Divertikeln.
Siehe auch ▸ Divertikulose, ▸ Reizdarm-Syndrom

▸ HVKompass Homöopathie
▸ Colitis ulcerosa

▸ HVKompass Homöopathie
▸ Morbus Crohn

▸ HVKompass Homöopathie
▸ Divertikulitis

Mercurius sublimatus corrosivus D12 ▸ 3-mal tgl. 5 Glob. A

Causa/Lokalisation

- Hochakute Entzündung, Antibiose

Leitsymptome

- Heftige Bauchschmerzen, übel riechende Durchfälle mehrfach am Tag, meist mit Schleim- und Blutbeimengung
- Erhöhte Temperatur, ausgeprägtes Krankheitsgefühl mit Schwäche
- Nächtliche, die Wäsche oft gelb färbende Schweiße

Modalitäten

↓ Nachts

↑ Kalte Getränke, Ruhe

Hinweis

- Mercurius sublimatus corrosivus ist ein bewährtes Add-on, um den akuten Schub zu verkürzen

Okoubaka D3 ▸ 3-mal tgl. 5 Glob. L

Causa/Lokalisation

- Antibiose, pathologisches Mikrobiom

Leitsymptome

- Immer wieder weicher Stuhl wie Brei oder Durchfall, oft mit Schleim vermengt
- Abgang von Winden
- Durchfall im Wechsel mit Verstopfung ohne Stuhldrang, dann wieder normaler, geformter Stuhl
- häufiges Aufstoßen, oft verbunden mit Übelkeit
- Mundgeruch, ausgeprägter Zungenbelag meist gräulich-gelblich

Modalitäten

↓ Nikotingenuss

↑ Nahrungsverzicht

Hinweis

- Okoubaka bewährt sich während der Antibiose und insbesondere nach Abklingen der Akutbehandlung, da es zur Stabilisierung der Darmflora beiträgt (nach dreiwöchiger Einnahme eine einwöchige Pause einlegen, insgesamt dreimal, um danach zu einem anderen Mittel zu wechseln, falls erforderlich)

Aloe D6 ▸ 3-mal tgl. 5 Glob.

L

Causa/Lokalisation

- Stuhlinkontinenz

Leitsymptome

- Heftige, sehr übel riechende Blähungen
- Kann den Stuhlgang nicht beherrschen
- häufig geht mit der Luft etwas Stuhl ab, der mit Schleim oder Blut durchsetzt sein kann
- starke Gurgelgeräusche im Bauchraum

Modalitäten

↓ Morgens, Wärme
↑ Kälte

Bewährt bei

- Stuhlinkontinenz

China D6 ▸ 3-mal tgl. 5 Glob.

L

Causa/Lokalisation

- Schwächezustand

Leitsymptome

- Starkes Rumoren im Bauch mit viel Gluckern und Glucksen
- aufgetriebener, stark geblähter Bauchraum
- heftiger rasch zunehmender Stuhldrang und Entleerung von breiig oder wässrig schäumendem Durchfall, gefolgt von ausgeprägtem Schwächegefühl
- oft verbunden mit Schweißausbruch und Schwindel
- mangelnde seelische und körperliche Belastungsfähigkeit

Modalitäten

↓ Ausscheidungen (Stuhlgang, Schweiß)

↑ Wärme, Ruhe

Bewährt bei

- Nahrungsmittelunverträglichkeit (▸Allergien, Unverträglichkeiten)

Podophyllum D6 ▸ 3-mal tgl. 5 Glob.

L

Causa/Lokalisation

- Anhaltende Durchfälle

Leitsymptome

- Morgendliches Erwachen mit heftigem Rumoren und Gluckern im Bauch
- heftiger Stuhldrang
- explosionsartige Entleerung wässriger, übelriechender Durchfälle mit Unverdautem und Beimengung von Schleim und Blut, oft auch mehrfach am Morgen

Modalitäten

↓ Morgens, nach dem Essen
↑ Abends, Wärmeanwendung

Bewährt bei

- erschöpfenden Durchfällen auch als Folge von Leber-Galle-Leiden (▸ Lebererkrankungen)

Aethiops antimonialis D12 ▸ 2-mal tgl. 5 Glob. L

Causa/Lokalisation
- Anhaltende Entzündung

Leitsymptome
- Weicher, teilweise auch dünnflüssiger Stuhl mit Schleimfetzen, vereinzelt mit Blutspuren
- Immer wieder krampfartige Bauchschmerzen
- vermehrter Stuhldrang, wobei sich nur Luft und Schleim entleeren

Modalitäten

↓ Emotionale Ereignisse

↑ Entspannung

Bewährt bei
- Proktitis (Enddarm-Entzündung)

Demenz-Erkrankung und Hirnleistungsstörungen

Von Demenz spricht man bei einem krankhaften Verlust geistiger, emotionaler und sozialer Fähigkeiten. Betroffen ist vor allem das Kurzzeitgedächtnis, aber auch Denkvermögen, Sprache und Motorik. Bei einigen Demenzformen kommt es zu Veränderungen der Persönlichkeitsstruktur. Bekannt sind verschiedene Formen der Demenz, die bekannteste ist die Alzheimer-Krankheit.

Eine homöopathische Add-on Behandlung kann das Leben für die Betroffenen und ihre Angehörigen erträglicher machen. Die Auswahl des homöopathischen Arzneimittels orientiert sich an der vorherrschenden Symptomatik des Patienten.

Hinweis

- Ideal sind Tabletten, diese können zusammen mit den anderen Medikamenten in die Tablettenbox gelegt werden. Das homöopathische Arzneimittel sollte monatelang eingenommen werden, wobei immer wieder Therapiepausen eingelegt werden sollten, beispielsweise am Wochenende
- Bei typischer Leitsymptomatik kann das Arzneimittel auch als ▸C30, 2-mal pro Woche 1 Tabl. gegeben werden.
- Eine wesentliche Allgemeinmaßnahme bei älteren Menschen ist die Flüssigkeitszufuhr

▸ HVKompass Homöopathie

Barium carbonicum D12 ▸ 2-mal tgl. 1 Tabl. L

Causa/Lokalisation

- Alterungsprozess

Leitsymptome

- Auffallend „kindisches" läppisches Verhalten
- misstrauisch, unentschlossen und ängstlich, in den Bewegungen verlangsamt
- deutlich verzögertes Auffassungsvermögen
- zunehmende Erinnerungslücken und Verwirrtheit: „baut immer mehr ab"
- meist bestehen auch typische Zeichen der Arteriosklerose mit Bluthochdruck, Schwindel und Fallneigung
- ausgeprägter Appetit bei meist kräftiger Statur

Modalitäten

↓ Kälte, kalte Luft

↑ Gehen im Freien

Bewährt bei

- alten Menschen, die zunehmend vergesslich und „abwesend" wirken

Aurum metallicum D12 ▸ 2-mal tgl. 1 Tabl. L

Causa/Lokalisation

- Depressive Stimmungslage

Leitsymptome

- Der Betroffene leidet unter seinem persönlichen Schicksal
- entwickelt Ängste, dass er immer mehr von anderen abhängig wird
- klagt über zunehmende Vergesslichkeit
- spürt, dass er versagt, was die Stimmung merkbar drückt
- oft unbeherrschtes und aggressives Verhalten, wenn es nicht nach seinen Vorstellungen geht
- der Umgang mit ihm wird ständig schwieriger
- auch emotional bedingter Bluthochdruck mit Kopfschmerzen und Schwindel
- Lufthunger und Druck auf der Brust mit Beklemmungsgefühl
- dunkelrotes Gesicht und untersetzte Statur
- Hoffnungslosigkeit und Lebensüberdruss

Modalitäten

↓ Nachts, am frühen Morgen, Kälte

↑ Wärme

Bewährt bei

- Demenz mit Depressionen

Plumbum metallicum D12 ► 2-mal tgl. 1 Tabl. L

Causa/Lokalisation

- Erhöhter Muskeltonus

Leitsymptome

- Ängstliche Verwirrtheit, bedrückte Stimmung
- wirkt energielos, ungelenke Bewegungen
- versteinerte Mimik
- Muskelverkrampfungen mit Zittern und Zucken von Armen und Beinen
- Schwindelanfälle und Kopfschmerzen
- blasse, trocken-faltige (Gesichts-)Haut mit Neigung zu Hautauschlägen
- schmerzhafte Berührungsempfindlichkeit der Haut

Modalitäten

↓ Nachts, in Bewegung
↑ Durch Druck

Bewährt bei

- Parkinsons-Syndrom ►Parkinson-Krankheit

Arsenicum album D12 ▶ 2-mal tgl. 1 Tabl. L

Causa/Lokalisation

- Angst- und Unruhezustände

Leitsymptome

- Extreme innere Unruhe
- panische Angstzustände: „fürchtet um sein Leben"
- nächtliches Umherirren
- hektisches, unmotiviertes Verhalten
- übersteigerte Pedanterie: alles muss zweimal gesäubert werden
- Ekel vor Küchengerüchen
- Gewichtsabnahme durch schwere Krankheit (z. B. Krebsleiden)
- Haarausfall
- Zungenbrennen
- wiederkehrende brennende Schmerzen auch als Folge der Chemotherapie

Modalitäten

↓ Kälte, um Mitternacht

↑ Wärme, warme Getränke

Bewährt bei

- nächtlichen Unruhe- und Angstzuständen

Hyoscyamus D12 ▸ 2-mal tgl. 1 Tabl. L

Causa/Lokalisation

- Inadäquates Verhalten (eifersüchtig, exhibitionistisch)

Leitsymptome

- Argwöhnisches, eifersüchtiges Verhalten
- obszönes Benehmen, Trotzreaktion wie beim Kind
- „sieht Gespenster", entwickelt Wahnzustände
- motorische Unruhe mit Zittern von Armen und Beinen
- oft Harn- und Stuhlinkontinenz

Modalitäten

↓ Essen, Trinken, emotionale Ereignisse

↑ Aufsitzen

Depressionen

Depressionen sind Verstimmungszustände, die sich mit unterschiedlichen psychosomatischen Beschwerden zeigen können, beispielsweise durch Niedergeschlagenheit, ausgeprägte Lust- und Antriebslosigkeit, ständige Müdigkeit, Kopfschmerzen, Verdauungsstörungen und Rückenschmerzen.
Meist kommen als Ursache unterschiedliche Komponenten zusammen durch eine dauerhafte Überforderung, Trennung vom Partner, Sorgen um Kinder oder Arbeitsplatz.

Helonias dioica D6 ▸ 3-mal tgl. 5 Glob. L

Causa/Lokalisation

- Überforderung, Überanstrengung

Leitsymptome

- Starke Erschöpfung, fühlt sich überlastet und überarbeitet, hat keine Kraft mehr, wie ausgelaugt
- Überforderung durch Familie und Beruf
- zu hohe Ansprüche an sich selbst
- Neigung zu Unterleibsschmerzen und Senkungsbeschwerden ohne organische Ursache
- mangelnde Libido
- Schmerzen beim Intimverkehr

Modalitäten

↓ Daran denken
↑ Ablenkung

▸ HVKompass Homöopathie

Bewährt bei

- überforderten, oft auch alleinerziehendem Elternteil

Haplopappus D6 ▸ 3-mal tgl. 5 Glob.

L

Causa/Lokalisation

- Wetterumschwung, niedriger Blutdruck

Leitsymptome

- Gedrückte Stimmungslage
- mangelnde Konzentrations- und Leistungsfähigkeit
- anhaltende Müdigkeit
- Erschöpfung, vor allem im Frühjahr und Herbst
- Kopfschmerzen, oft auch Kopfdruck mit Benommenheitsgefühl, Schwindel und Schwarzwerden vor Augen beim längeren Stehen
- Kreislaufschwäche mit heftigem Herzklopfen

Modalitäten

↓ Vormittags, Wetterumschwung

↑ Ruhe

Bewährt bei

- jahreszeitlich bedingten Depressionen (im Frühjahr und Herbst)

Causticum D12 ▸ 2-mal tgl. 5 Glob. L

Causa/Lokalisation

- Verlustängste, Kummersituation

Leitsymptome

- Gedrückte, melancholische Stimmung
- übersensibel
- ausgeprägtes Mitleid, kann sich von Ereignissen nicht abgrenzen, ist wie gelähmt vor Kummer
- ausgeprägter Gerechtigkeitssinn
- häufiger Harndrang, verstärkt durch seelische Ereignisse oder Belastungen in der Familie oder am Arbeitsplatz

Modalitäten

↓ Kälte, Zugluft vor der Periode

↑ Wärme

Bewährt bei

- Menschen, die sich „innerlich" nicht abgrenzen können

Hinweis

- Causticum kann bei Vorhandensein typischer Leitsymptome auch als ▸LM VI, 2–3-mal pro Woche 3 Tropfen oder 3 Globuli angewendet werden

Staphisagria D12 ▸ 2-mal tgl. 5 Glob.

L

Causa/Lokalisation

- Kränkung, Demütigung

Leitsymptome

- Fühlt sich tief verletzt, ist sehr empfindsam
- fühlt sich als emotionaler Müllschlucker
- angestaute Wut entlädt sich wie Explosion
- Emotionales äußert sich bei Kindern in Bauchweh
- bei Frauen als Unterleibsschmerzen

Modalitäten

↓ Kälte, morgens, nach emotionalen Ereignissen

↑ Ruhe

Bewährt bei

- psychosomatischen Folgen von ständigem Mobbing

Hinweis

- Staphisagria kann bei Vorhandensein typischer Leitsymptome auch als ▸LM VI, 2–3-mal pro Woche 3 Tropfen oder 3 Globuli angewendet werden.

Natrium chloratum D12 ▸ 2-mal tgl. 5 Glob. L

Causa/Lokalisation

- Trennung, Kummer

Leitsymptome

- Gefühl von Hoffnungslosigkeit und Resignation
- stiller Kummer
- Weinen fällt schwer
- Trost kann kaum angenommen werden
- zurückhaltend
- nachtragend
- in sich gekehrt
- psychosomatische Reaktionen, auch in Form von Hautausschlägen
- Neigung zu Migräne aufgrund bedrückender emotionaler Ereignisse
- meist fahlblasse Hautfarbe
- Verlangen nach salzigen, gut gewürzten Speisen
- großer Appetit, ohne zuzunehmen
- starkes Durstgefühl

Modalitäten

↓ Morgens, Sonne, Stress
↑ Frische Luft

Bewährt bei

- Menschen in Situationen, die Vergangenes nicht oder nur schwer verarbeiten

Hinweis

- Natrium chloratum kann bei Vorhandensein typischer Leitsymptome auch als ▸LM VI, 2–3-mal pro Woche 3 Tropfen oder 3 Globuli angewendet werden

Diabetes mellitus

Die Homöopathie kann die konventionelle Therapie des Diabetes mellitus nicht ersetzen, jedoch ergänzen im Hinblick auf Reduzierung möglicher Nebenwirkungen oder stark schwankenden Blutzuckerwerten (▸ Metabolisches Syndrom).
Auch kann eine frühzeitige Behandlung wie beim Prä-Diabetes oder Gestationsdiabetes den Verlauf günstig beeinflussen.

Propolis D12 ▸ 2-mal tgl. 5 Glob. L

Causa/Lokalisation

- Immunreaktion auf Umwelttoxine, Impffolgen, Virusinfektion

Leitsymptome

- Fühlt sich nicht leistungsfähig, unerklärliche Müdigkeit
- häufige Zahnfleischentzündungen, Aphthen und Lippenherpes
- immer wieder Hautentzündungen mit akneähnlichem Ausschlag oder Neurodermitis

Modalitäten

↓ Körperliche Anstrengung

↑ Ruhephasen, nach dem Schlaf

Bewährt bei

- Diabetes mellitus Typ I

▸ HVKompass Homöopathie

Acidum sulfuricum D12 ▸ 2-mal tgl. 5 Glob. L

Causa/Lokalisation

- Stoffwechselstörung

Leitsymptome

- Phasenweise zittrig und geschwächt, fühlt sich müde und überfordert, dann wieder ungeduldig, hektisch und gereizt
- morgendliche Übelkeit, oft mit Brechreiz, Magenschmerzen und Sodbrennen
- gefolgt von anhaltendem Hustenreiz mit erschwerter Atmung und Schleimauswurf
- Neigung zu unreiner, entzündlicher Haut
- säuerlich riechende starke Schweißausbrüche, auch Hitzewallungen

Modalitäten

↓ Morgens, Kälte, Nässe

↑ Wärme

Bewährt bei

- schwer einstellbarem Diabetes mellitus

Phosphorus D12 ▸ 2-mal tgl. 5 Glob. L

Causa/Lokalisation

- Degenerative Entzündung: Leber, Pankreas

Leitsymptome

- Phasenweise Heißhunger und starkes Durstgefühl, auch nachts
- Verlangen nach Zwischenmahlzeiten
- braucht immer wieder Ruhepausen, wenig ausdauernd und rasch erschöpft
- schlanke Gestalt
- nervös und sichtbare innere Unruhe
- starker Bewegungsdrang: Geringste emotionale Ereignisse bringen das seelische und körperliche Gleichgewicht durcheinander
- saurer Mundgeschmack
- brennende Schmerzen, auch in Speiseröhre und Magen

Modalitäten

↓ Abends, Nachts

↑ Erholungsphasen

Hinweis

- Phosphorus bewährt sich insbesondere zur Add-on Behandlung bei Typ-I-Diabetes von Kleinkindern und Heranwachsenden, sofern die wesentlichen Leitsymptome zutreffen

Hinweis

Wenn die Beschwerden nicht zu den Leitsymptomen der oben genannten Mittel passen, können folgende zwei Mittel jeweils im dreiwöchigen Wechsel über Monate eingenommen werden.

Datisca cannabina D2 ▸ 3-mal tgl. 1 Tabl. L

Leitsymptome

- Erhöhte Blutzuckerwerte, deutliche Neigung zu Übergewicht

Syzygium jambolanum D2 ▸ 3-mal tgl. 5 Glob. L

Leitsymptome

- Erhöhte Blutzuckerwerte, oft juckender Hautausschlag und Hitzegefühl am Körper

Divertikulose

Bei einer Divertikulose bilden sich in der Darmwand Ausstülpungen (Divertikel), sodass der Stuhl nur unzureichend weitertransportiert wird. Es kommt zu starken Blähungen und Völlegefühl mit häufigem Wechsel von Durchfall und Verstopfung.
Verbleibt der Stuhl zu lange in einer Ausstülpung, besteht die Gefahr einer Entzündung. Eine solche Divertikulitis kann sich zu einem lebensbedrohlichen Zustand entwickeln, der sich meist durch heftigste Bauchschmerzen, verbunden mit Fieber, zeigt.
Unterstützend können die unter Darmentzündung genannten Mittel angewendet werden (▸ Darmentzündung).
Bei einer Divertikulose trägt die Homöopathie zur geregelten Darmtätigkeit bei, dadurch wird zugleich die Entzündungsneigung abgebaut. Wichtig ist ausreichendes Trinken (kohlensäurefreies Wasser) sowie eine ballaststoffreiche Ernährung (▸ Reizdarm-Syndrom).

▸ HVKompass Homöopathie
▸ Divertikulitis

▸ HVKompass Homöopathie
▸ Divertikulose

Silicea D12 ▸ 2-mal tgl. 5 Glob. L

Causa/Lokalisation

- Anhaltende Entzündung, Bindegewebsschwäche

Leitsymptome

- Verzögert abklingende Divertikulitis
- die Divertikulose besteht schon längere Zeit bei schwachem Bindegewebe
- Magendrücken
- Aufstoßen
- Blähungen, meist anhaltende Verstopfung oder wenig Stuhlgang
- anhaltende Zahnfleischentzündung, neigt zur Bildung von Zahntaschen bei Parodontose

Modalitäten

↓ Kälte

↑ Warme Anwendungen

Hinweis

- Bei bekannter Divertikulose und aufgetretener Divertikulitis bewährt sich eine mehrmonatige Behandlung mit Silicea im dreiwöchigen Wechsel mit Lycopodium zur Vermeidung von Rezidiven

Lycopodium D12 ▸ 2-mal tgl. 5 Glob.

L

Causa/Lokalisation

- Verdauungsschwäche, Leberfunktionsstörung

Leitsymptome

- Starkes Völlegefühl mit kolikartigen Schmerzen
- Überempfindlichkeit des Bauchraums gegen Kleiderdruck oder Berührung
- saures Aufstoßen und Sodbrennen
- Heißhunger mit raschem Sättigungsgefühl
- Abneigung gegen Fleisch, Brot und kalte Getränke
- ausgeprägtes Verlangen nach Süßigkeiten und warmen Speisen (wie Suppe)
- oft besteht eine Leberbelastung oder -störung

Modalitäten

↓ Spätnachmittags, Wärme

↑ Frische Luft, Kühle

Bewährt bei

- anhaltenden Divertikulose bedingten Verdauungsbeschwerden

Carbo vegetabilis D6 ▸ 3-mal tgl. 1 Tabl. L

Causa/Lokalisation
- Dysbakterie, pathologische Darmflora

Leitsymptome
- Völlegefühl
- häufiges Aufstoßen
- Sodbrennen
- heftige, sehr übel riechende Blähungen
- krampfartige oder zusammenschnürende Schmerzen, die in die Brust oder zum Rücken ausstrahlen, mit Atembeschwerden, oft auch Kreislaufschwäche
- Abneigung gegen Fett, Milch und Fleisch

Modalitäten
↓ Nach dem Essen, warmer Raum
↑ Aufstoßen, Abgang von Blähungen, Luft

Bewährt bei
- Römheld-Syndrom

Asa foetida D6 ▸ 3-mal tgl. 5 Glob.

L

Causa/Lokalisation

- Dysbakterie, Antidiabetika

Leitsymptome

- Ständiges, lautes Aufstoßen mit ranzigem oder fauligem Geruch
- zusammenschnürende Schmerzen im Magen und in der Speiseröhre: Gefühl, als steige eine Kugel vom Magen in den Rachen auf
- aufgetriebener Bauch mit extrem übel riechenden Blähungen
- wässrige, schleimige, stinkende Durchfälle, auch abwechselnd mit Verstopfung

Modalitäten

↓ Sitzen, Stehen

↑ Nach dem Stuhlgang, Bewegung

Bewährt bei

- Beschwerden durch Antidiabetika

Durchblutungsstörungen

Die Ursache für Durchblutungsstörungen sind meist Plaques in den Arterien. Ursächlich sind Nikotinabusus, Stoffwechselstörungen (metabolisches Syndrom), Diabetes mellitus sowie ungesunde Ernährungsweise und Bewegungsarmut.

Die über Jahre sich entwickelnden Stenosen in den Blutgefäßen führen zu lebensbedrohlichen Krankheitsbildern führen, insbesondere Myokardinfarkt und Apoplex mit oft anhaltenden Folgeerscheinungen (▸ Herz-Kreislauf-Erkrankungen).

Sind die Blutgefäße der Beine betroffen, spricht man von peripheren Durchblutungsstörungen (pAVK), auch „Schaufenster-Krankheit“ genannt: Der Betroffene muss aufgrund starker Schmerzen in den Beinen immer wieder stehen bleiben.

Funktionell bedingte, vorübergehende Durchblutungsstörungen an Händen und Fingern sind bedingt durch eine mangelnde Blutgefäßregulation, beispielsweise durch Stress oder Kälte: Finger und Hände schmerzen und zeigen eine weiß-bläuliche Verfärbung (Raynaud-Syndrom). In gewisser Hinsicht gehören auch Wadenkrämpfe zu dem Beschwerdekomplex.

▸ HVKompass Homöopathie

Espeletia grandiflora D6 ▸ 3-mal tgl. 5 Glob. L

Causa/Lokalisation

- Durchblutungsstörungen, koronare Herzkrankheit

Leitsymptome

- Stechende Schmerzen in den Beinen nach kurzer Wegstrecke zwingen zum häufigen Stehenbleiben
- Kribbeln in den Beinen
- Engegefühl im Brustbereich, insbesondere durch körperliche Anstrengung
- Magendrücken mit Aufstoßen, was die Herzbeschwerden verstärkt

Modalitäten

↓ Kälte, Anstrengung

↑ Ruhepausen

Bewährt bei

- Angina pectoris Beschwerden (▸Koronare Herzkrankheit (KHK), Angina pectoris)

Tabacum D6 ▸ 3-mal tgl. 5 Glob.

L

Causa/Lokalisation

- Kreislaufbeschwerden

Leitsymptome

- Kribbeln, Kältegefühl und Muskelkrämpfe an Händen und Füßen, auch mit lähmungsartiger Schwäche
- Kreislaufstörung mit Sehstörungen, Ohrensausen, Schwindel und Erbrechen

Modalitäten

↓ Geringste Anstrengung, Bewegung

↑ Frische Luft, Ruhe

Bewährt bei

- akuten Kreislaufbeschwerden durch überwärmte, schlecht gelüftete Räume sowie bei Reiseübelkeit (▸Schwindel)

Secale cornutum D6 ▸ 3-mal tgl. 5 Glob. L

Causa/Lokalisation

- Verengte Blutgefäße

Leitsymptome

- Taubheitsgefühl, Missempfindungen wie Kribbeln und Brennen bis zu schmerzhaftem Empfinden
- wie von Nadeln gestochen
- weißlich-bläuliche Verfärbung der Haut, Kältegefühl
- Hände und Füße fühlen sich meist eiskalt an

Modalitäten

↓ Bewegung, Berührung

↑ Ruhe

Bewährt bei

- Spinalkanalstenose (▸Spinalkanalstenose)

Viscum album D6 ▸ 3-mal tgl. 5 Glob.

L

Causa/Lokalisation

- Hypertonie, Plaquebildung

Leitsymptome

- Erhöhter Blutdruck ohne Beschwerden oder mit hämmernden Kopfschmerzen, Ohrensausen und Schwindel
- Neigung zu Herzbeschwerden mit unregelmäßigem Puls
- Gefühl, sich nicht orientieren zu können, Gefühl wie verwirrt

Modalitäten

↓ Kälte, Sturm, Liegen

↑ Im Freien

Bewährt bei

- Arthrose

Dysmenorrhö, Endometriose

Eine schmerzhafte Monatsblutung kann sowohl funktionell wie auch organisch bedingt sein, letztere Ursache ist meist hormonell bedingt.
Der homöopathische Behandlungsansatz verfolgt das Ziel, zunächst die Dosis dabei eingesetzten Analgetika zu reduzieren, längerfristig eine schmerzarme bzw. schmerzlose Monatsblutung zu ermöglichen.
Das angezeigte Arzneimittel kann bereits drei Tage vor dem Blutungseintritt eingenommen werden (2–3-mal tägl. 5 Glob.), am ersten Periodentag stündlich, am zweiten Periodentag alle zwei Stunden und ab dem dritten Tag bis Blutungsende 3-mal tägl. 5 Globuli.
Bei einer Endometriose siedelt sich aus bislang ungeklärten Gründen die Gebärmutterschleimhaut außerhalb des Uterus an ganz unterschiedlichen Stellen an, auch sie unterliegt dem weiblichen Zyklus, sodass stark schmerzhafte Periodenblutungen sowie kolikartige Bauchschmerzen auftreten.
Bei beiden Indikationen sollte die Anwendungsdauer wenigstens drei Zyklen betragen.
Bei Beschwerden in der zweiten Zyklushälfte sind die unter ▸Prämenstruelles Syndrom genannten Arzneimittel zu berücksichtigen.

▸HVKompass Homöopathie
▸Dysmenorrhö

▸HVKompass Homöopathie
▸Endometriose

Colocynthis D6 ▸ 3-mal tgl. 5 Glob.

A

Causa/Lokalisation

- Aufregung, Zorn, Ärger

Leitsymptome

- Krampfartige Unterleibsschmerzen, beginnend oft vor Eintritt der Blutung
- quälende Schmerzen mit Übelkeit und Brechreiz
- Zusammenkrümmen und Wärmeanwendung wirkt schmerzlindernd
- meist lassen die Schmerzen im Verlauf der Periodenblutung nach
- geblähter Bauch mit Übelkeit
- gereizte Stimmungslage selbst auf Kleinigkeiten

Modalitäten

↓ Bewegung, Essen, Ärger
↑ Wärme

Hinweis

- Colocynthis ist in seiner Anwendung vergleichbar dem in der Schüßler-Therapie verwendeten Magnesium phosphoricum
- Das Arzneimittel kann daher auch bei Krampfzuständen der Gallenblase, des Magen-Darmtrakts und der Nieren add-on zu einem Spasmo-Analgetikum eingesetzt werden

Chamomilla D12 ▸ 2-mal tgl. 5 Glob. L

Causa/Lokalisation

- Gereizte Stimmungslage, PMS, Endometriose

Leitsymptome

- Gereizt, unleidig, unwirsch und sehr schmerzempfindlich in der zweiten Zyklushälfte
- wehenartige Schmerzen unmittelbar vor und während der Periodenblutung
- schweißiges Gesicht vor Schmerzen
- aufgetriebener Bauch
- oft übel riechende Blähungen und Durchfall

Modalitäten

↓ Nachts, Aufregung

↑ Warme Auflagen

Bewährt bei

- prämenstruellem Syndrom

Viburnum opulus D3 ▸ 3-mal tgl. 5 Glob.

A

Causa/Lokalisation

- Prämenstruelle Krämpfe

Leitsymptome

- Oft verspätet einsetzende Periodenblutung, die sich mit krampfartigen, vom Rücken bis zu den Oberschenkeln ausstrahlende Schmerzen ankündigt
- zusätzlich meist Übelkeit, Brechreiz und Durchfall

Modalitäten

↓ Wärme

↑ Bewegung, im Freien

Bewährt bei

- Endometriose

Ekzem, Neurodermitis

Hautausschläge können unterschiedlichste Ursachen haben oder Ausdruck bestimmter Hauterkrankungen sein. Ein Ausschlag oder Ekzem steht oftmals mit Erkrankungen der Verdauungsorgane wie Leber oder Darm in Zusammenhang. Vielfach bleibt die eigentliche Ursache unklar, zumal emotionale Ereignisse sich auf der Haut widerspiegeln. Nicht umsonst wird die Haut als „Spiegel der Seele“ bezeichnet.

- HVKompass Homöopathie
  - Ekzem, nässend

- HVKompass Homöopathie
  - Ekzem, trocken

- HVKompass Homöopathie
  - Neurodermitis

Hinweis

Zusätzlich zur Homöopathie ist es wichtig, ausreichend zu trinken und auf regelmäßige Verdauung zu achten. Eine Darmsanierung (Probiotikum) zusammen mit einer Ernährungsumstellung ist ein wesentlicher Therapiebaustein für eine meist längerfristig notwendige Behandlung. Externa haben eine unterstützende Funktion, wobei sich die Auswahl des Präparats am Hautbild orientiert:

- stark juckende, entzündliche Hauterkrankungen und Ausschläge: Cardiospermum (enthalten in Halicar-Creme® und -Salbe®)
- sehr schuppende, trockene, rissige Hauterkrankung: Mahonia aquifolium (enthalten in Rubisan-Creme® und -Salbe®)
- Therapieziel des angezeigten Präparats ist eine Reduzierung der chemisch-synthetischen Externa in Form einer sogenannten Schaukeltherapie: auf die eine Körperseite wird das Homöopathikum, auf die anderer Körperseite das chemisch-synthetische Externum angewendet
- dabei werden die Körperseiten täglich gewechselt

Siehe auch ▸Akne, ▸Allergien, ▸Lichen ruber, ▸Rosacea, Couperose, ▸Schuppenflechte

Okoubaka D3 ▸ 3-mal tgl. 5 Glob.

L

Causa/Lokalisation

- Infekt, Allergie, Antibiose, pathologisches Mikrobiom

Leitsymptome

- Hautausschlag mit Entzündung, Rötung und Juckreiz
- Mundgeruch, ausgeprägter Zungenbelag meist gräulich-gelblich
- häufig weicher Stuhl wie Brei oder Durchfall, oft mit Schleim vermengt
- Durchfall im Wechsel mit Verstopfung ohne Stuhldrang, dann wieder normaler, geformter Stuhl
- häufiges Aufstoßen, verbunden mit Übelkeit, Abgang von Winden
- neigt zu wiederkehrender Vaginalmykose

Modalitäten

↓ Nikotingenuss

↑ Nahrungsverzicht

Hinweis

- Okoubaka trägt zur Stabilisierung der Darmflora bei (nach dreiwöchiger Einnahme eine einwöchige Pause einlegen, insgesamt dreimal, um danach zu einem anderen Mittel zu wechseln, falls erforderlich).

Natrium chloratum D12 ▸ 2-mal tgl. 5 Glob. L

Causa/Lokalisation

- Seelische Konflikte, intensive Sonnenbestrahlung, Meeresfrüchte

Leitsymptome

- An der Stirn-Haar-Grenze sowie im Nasen- und Kinnbereich ist die Haut fettig, unrein, neigt zu Entzündungen
- sonst eher trockene und schuppende Haut
- Ausschlag vor allem in Gelenkbeugen, Kniekehlen, an Ohr und Hals
- anhaltend trockene, rissige Lippen
- Herpes durch intensive Sonnenbestrahlung (Meer, Gebirge)
- psychosomatische Reaktion der Haut auf ständige Kummersituationen

Modalitäten

↓ Morgens

↑ Frische Luft

Bewährt bei

- „Mallorca-Akne" (Dermatitis solaris) sowie bei Neurodermitis

Anagallis D12 ▸ 2-mal tgl. 1 Tabl.

L

Causa/Lokalisation

- Hände, Finger

Leitsymptome

- Bläschenartiger Hautausschlag
- nässend oder trocken
- extrem juckend
- meist an oder zwischen den Fingern, oft an der Handinnenfläche oder auf dem Handrücken

Modalitäten

↓ Kratzen

↑ In Ruhe

Bewährt bei

- Warzen an den Händen

Clematis erecta D6 ▸ 3-mal tgl. 5 Glob.

L

Causa/Lokalisation

- Körper, Genitalbereich

Leitsymptome

- Flächenhaft gerötete Haut, die nässt, juckt und brennt
- immer wieder auftretende Bläschen und kleine Entzündungen, die platzen und verkrusten, danach starker Juckreiz
- Neigung zu wiederkehrenden Infekten mit Schnupfen und Halsweh, dadurch schmerzhafte Lymphdrüsenschwellung
- sehr kälteempfindlich

Modalitäten

↓ Kaltes Waschen

↑ Frische Luft

Bewährt bei

- Wundsein im Genitalbereich (Windeldermatitis), Behandlung von Säuglingen und bettlägerigen Patienten

Graphites D12 ▸ 2-mal tgl. 5 Glob. L

Causa/Lokalisation

- Schilddrüsenfunktionsstörung, Stoffwechselstörung

Leitsymptome

- Hautausschlag mit gelblicher, sehr übel riechender Absonderung: klebrig, juckend und Krusten bildend
- auch trockene Haut
- Verdickungen und Verhärtungen
- Neigung zu wulstiger Narbenbildung (Keloid)
- rissige Nägel, verfärbt durch Pilzbefall
- gestörter Blutzucker- und Fettstoffwechsel
- Verdauungsschwäche mit krampfartigen Magenschmerzen
- übel riechende Blähungen
- meist hartnäckige Verstopfung mit knotigem Stuhl, Hämorrhoiden

Modalitäten

↓ Nach dem Schlaf, morgens

↑ Frische Luft

Bewährt bei

- Ekzemen mit gelblichen Absonderungen

Calcium carbonicum D12 ▸ 2-mal tgl. 5 Glob. L

Causa/Lokalisation

- Infektanfälligkeit, Allergie

Leitsymptome

- Trockener oder nässender Hautausschlag, juckend
- Hautpilzbefall unter den Brüsten, im Genital- und Pobereich: wunde, nässende Haut
- säuerlich riechender Schweiß an Kopf, Nacken und Oberkörper
- ausgeprägte Neigung zu Übergewicht
- Verlangen nach reichlichem Essen, vor allem nach Eiergerichten und Süßspeisen, wobei Milch und Fettes schlecht vertragen werden
- Sodbrennen, aufgetriebener Leib
- Verstopfung im Wechsel mit sauer riechenden Durchfällen, „aufgeschwemmtes" Gewebe
- Erkältungsneigung
- rasches Ermüden bei körperlicher Anstrengung
- häufige Albträume

Modalitäten

↓ Anstrengung, Kälte, Nässe

↑ Wärme, trockenes Wetter

Bewährt bei

- Hautpilzbefall sowie Säuglingsakne und lang anhaltendem Milchschorf (oft Frühzeichen einer sich entwickelnden Neurodermitis)

Sulfur D12 ▸ 1-mal tgl. 5 Glob. L

Causa/Lokalisation

- Cortison, Stoffwechselerkrankung, Adipositas

Leitsymptome

- Unreine großporige Haut mit Neigung zu schlecht heilenden Entzündungen, die immer wieder eitern und einen dunkelroten Hof aufweisen
- große, schwer entfernbare Mitesser
- trocken-schuppende oder fettige Haut mit starkem Juckreiz
- Hitzegefühl, vor allem an den Füßen
- sehr unangenehmer Mund- und Körpergeruch
- übel riechende Schweißbildung bei nächtlichem Schwitzen
- das Allgemeinbefinden verschlechtert sich am späten Vormittag und abends
- Heißhunger gegen 11 Uhr
- ausgeprägtes Verlangen nach Süßspeisen und Alkohol, die nicht vertragen werden
- wechselhafter Stuhlgang mit übel riechenden Blähungen

Modalitäten

↓ Morgens, (Bett-)Wärme

↑ Abkühlung

Bewährt bei

- Patienten mit einer längerfristige Cortison-Behandlung (systemisch, lokal), um deren Ausschleichen/Absetzen zu unterstützen

Hinweis

- Sollten sich die Beschwerden unter der Einnahme von Sulfur zunächst verstärken, wird das Arzneimittel abgesetzt und nur noch jeden 2. oder 3. Tag eingenommen

Petroleum D12 ▸ 2-mal tgl. 5 Glob. L

Causa/Lokalisation

- Kälte, Abwehrschwäche

Leitsymptome

- Blutig gekratzte, rissig-schrundige oder nässende, übel riechende Hautausschläge, meist an Haut-Schleimhaut-Übergängen (Augenlid, Nase, Mund, After)
- Einrisse an den Ohrläppchen
- rissige Hände, eingerissene Fingerkuppen
- tiefe, schmerzhafte Schrunden an den Fersen
- Emotionales wie Aufregung und Ärger können die Hautprobleme verstärken
- eher gedrückte Stimmung

Modalitäten

↓ Kälte, Winter

↑ Wärme, trockenes Wetter

Bewährt bei

- Fingerrhagaden

Borax D6 ▸ 3-mal tgl. 5 Glob. L

Causa/Lokalisation

- Trockene, schuppende Haut

Leitsymptome

- Juckende, trocken, schuppende Haut mit Eiterungstendenz
- verzögert abheilend
- verkrustete Kopfhaut, stark schuppende Kopfhaut

Modalitäten

↓ Kälte, Winter

↑ Im Freien

Bewährt bei

- Milchschorf, Neurodermitis, trockenem Ekzem, Kopfschuppen

Hinweis

- Borax ist ein Langzeitmittel, die Lokalisation sind die Haut und die Schleimhäute, das Arzneimittel wird bei rezidivierenden Aphthen und Soor zur Stabilisierung der Mundschleimhäute sowie bei rezidivierender Candida-Infektion im Vaginalbereich angewendet

Siehe auch ▸ Dysmenorrhö, Endometriose

Fettstoffwechselstörung, erhöhte Blutfettwerte

Zu hohe Blutfett- und Cholesterinwerte stellen eine Gefahr für die Blutgefäße dar. In der Folge kommt es zu Ablagerungen in den Gefäßen (Plaques), was zu einer Arteriosklerose führt. Falsche Ernährung, mangelnde Bewegung, Alkohol und Nikotin verstärken das Arteriosklerose-Risiko.

Siehe auch ▸ Metabolisches Syndrom

▸ HVKompass Homöopathie

Sulfur D12 ▸ 1-mal tgl. 5 Glob. L

Causa/Lokalisation

- Stoffwechselerkrankung, Adipositas

Leitsymptome

- Ausgeprägtes Verlangen nach Süßspeisen und Alkohol, die nicht vertragen werden
- sehr unangenehmer Mund- und Körpergeruch
- übel riechende Schweißbildung bei nächtlichem Schwitzen
- Neigung zu unreiner Haut mit vielen kleinen eitrigen Entzündungen und Warzen, oft mit starkem Juckreiz
- wechselhafter Stuhlgang mit übel riechenden Blähungen
- Hitzegefühl, vor allem an den Füßen
- das Allgemeinbefinden verschlechtert sich am späten Vormittag und abends
- Heißhunger gegen 11 Uhr

Modalitäten

↓ Morgens, (Bett-)Wärme
↑ Abkühlung

Hinweis

- Da Sulfur die Selbstheilungskräfte anregt, kann es zunächst drei Wochen lang eingenommen werden, um dann zu einem der anderen genannten Mittel zu wechseln
- Sollten sich die Beschwerden zunächst verschlimmern – insbesondere im Bereich der Haut –, das Arzneimittel absetzen und nur noch jeden 2. oder 3. Tag einnehmen

Adlumia fungosa D3 ▸ 3-mal tgl. 5 Glob. L

Causa/Lokalisation
- Blutfette, Harnsäure

Leitsymptome
- Erhöhte Cholesterin-, Leber- und oft auch Harnsäurewerte
- weißlich belegte Zunge
- Völlegefühl
- Druck im Oberbauch sowie Blähungen
- Schmerzen in den Gelenken nach Gichtanfall

Hinweis
- Das Mittel muss viele Monate eingenommen werden, um den Stoffwechsel zu regulieren: Jeweils nach dreiwöchiger Einnahme kann es im Wechsel mit Cholesterinum genommen werden, falls die individuelle Symptomatik passt

Cholesterinum D12 ▸ 2-mal tgl. 5 Glob. L

Causa/Lokalisation
- Blutfette

Leitsymptome
- Erhöhte Cholesterin- und Fettstoffwechselwerte
- auch Leber- und Gallebeschwerden mit Aufstoßen und Übelkeit
- brennendes Gefühl unterhalb des rechten Rippenbogens

Modalitäten

↓ Erschütterung

↑ In Ruhe

Hinweis

- Das Mittel kann auch im dreiwöchigen Wechsel mit Adlumia fungosa eingenommen werden, falls erforderlich

Acidum sarcolacticum D12 ▸ 2-mal tgl. 5 Glob. L

Causa/Lokalisation

- Statin-Nebenwirkungen

Leitsymptome

- Schwächegefühl in den Muskeln, die bei der geringsten Anstrengung schmerzen
- Gefühl wie bei Muskelkater: zerschlagen und schlapp
- Sodbrennen mit saurem Aufstoßen und Magendrücken, häufig Blähungen
- Folge von Cholesterinsenkern („Statine")

Modalitäten

↓ Bewegung, Berührung

↑ In Ruhe

Bewährt bei

- durch Statinen ausgelösten Muskelschmerzen (Myalgie) sowie bei ▸Fibromyalgie

Fibromyalgie

Die Fibromyalgie ist gekennzeichnet durch stark druckempfindliche Schmerzen an Sehnenansätzen und Muskeln. Typisch sind auch die belastenden Begleiterscheinungen wie Müdigkeit, Niedergeschlagenheit und mangelnde Leistungsfähigkeit. Zusätzlich können Verdauungsbeschwerden wie anhaltende Übelkeit und Brechreiz auftreten. Die eigentliche Ursache der Erkrankung ist nicht bekannt, wobei Stress und Überforderung die Beschwerden spürbar verstärkt.
Die Mittelwahl erfolgt nach denjenigen Beschwerden, die am meisten belasten (Leitsymptome).

▸ HVKompass Homöopathie

Rhus toxicodendron D12 ▸ 2-mal tgl. 5 Glob. L

Causa/Lokalisation

- Überforderung, Überanstrengung

Leitsymptome

- Starke Schmerzen an Sehnen und Sehnenansätzen (Trigger-Points) mit Ausstrahlung in Muskeln oder Gelenke
- auffallende Schmerzzunahme bei Bewegungsbeginn
- innere Unruhe mit Verlangen, sich ständig zu bewegen

Modalitäten

↓ Feuchtkaltes Wetter Überanstrengung
↑ Wärme, fortgesetzte Bewegung

Bewährt bei

- Zerrungen, Prellungen und nach ▸Bandscheibenvorfall

Cimicifuga D6 ▸ 3-mal tgl. 5 Glob.

L

Causa/Lokalisation

- Menopause

Leitsymptome

- Von der Halswirbelsäule und dem Nackenbereich ausgehende Schmerzen mit Ausstrahlung in die Schulter und in den gesamten Arm
- schmerzhafte Hand- und Fingergelenke: wie steif und geschwollen
- Schmerzen wie elektrische Schläge
- Schwindel, Herzbeschwerden mit Druckgefühl in der Brust
- starke Hitzewallungen trotz anhaltenden Frierens
- Unverträglichkeit von Kälte
- bedrückte Stimmung, oft niedergeschlagen und verzweifelt
- ausgeprägte Redseligkeit und Mitteilungsbedürfnis
- sehr erregt und gereizt

Modalitäten

↓ Feuchtigkeit, Kälte

↑ Wärme

Bewährt bei

- Fibromyalgie in den Wechseljahren

Nux vomica D12 ▸ 2-mal tgl. 5 Glob.

L

Causa/Lokalisation

- Verdauungsbeschwerden

Leitsymptome

- Gesamte Muskulatur ist schmerzhaft verspannt, auch Nervenschmerzen
- Spannungskopfschmerzen mit druckschmerzhaftem Nacken- und Schulterbereich
- bretthharte Muskeln: kann sich im Bett kaum umdrehen vor Schmerzen
- hoher Verbrauch allopathischer Schmerzmittel
- ausgeprägtes Verlangen nach Genussmitteln (Nikotin, Kaffee, Alkohol)
- Beschwerden durch emotionale Belastung wie Stress
- starke innere Anspannung
- Überforderung
- gehetzte Lebensweise
- völlig überarbeitet

Modalitäten

↓ Nach dem Essen, morgens, Kälte

↑ Wärme

Bewährt bei

- Fibromyalgie, die mit Psychopharmaka und Prokinetika behandelt wird

Acidum sarcolacticum D12 ▸ 2-mal tgl. 5 Glob. L

Causa/Lokalisation
- Statine-Nebenwirkungen

Leitsymptome
- Schwächegefühl in den Muskeln, die bei geringster Anstrengung schmerzen
- häufig auch Empfinden wie bei Muskelkater: zerschlagen und schlapp
- Sodbrennen mit saurem Aufstoßen und Magendrücken
- Blähungen

Modalitäten

↓ Bewegung, Berührung

↑ In Ruhe

Bewährt bei
- Sport bedingten Muskelschmerzen

Fluor vaginalis

Scheidenausfluss ist meist Zeichen einer Entzündung, vor allem dann, wenn er verfärbt ist und mit Juckreiz oder Schmerzen einhergeht. Zu den häufigsten Auslösern gehören Pilze oder Bakterien. Das homöopathische Arzneimittel ersetzt nicht das Antimykotikum oder Antibiotikum. Die Indikation ist die Begleit- und Nachbehandlung, um Rezidive zu verhindern.

Zur Vorbeugung

- Allium sativum D2 (Knoblauch): ▸abends im Liegen zwei Tabletten tief in die Scheide einführen, was die Physiologie der Vaginalschleimhaut stabilisiert.

▸HVKompass Homöopathie

Lilium tigrinum D6 ▸ 3-mal tgl. 5 Glob.

L

Causa/Lokalisation

- Trichomonaden-Infektion, Menopause

Leitsymptome

- Unangenehm riechender Ausfluss, meist gelbgrünlich und stark juckend
- Senkungsgefühl
- Brustschmerzen vor Beginn der unregelmäßigen Monatsblutung
- Symptome beginnender Wechseljahre mit funktionellen Herzbeschwerden, Angstgefühle

Modalitäten

↓ Abends, in warmen Räumen
↑ Im Freien, Bewegung

Borax D6 ▸ 3-mal tgl. 5 Glob.

L

Causa/Lokalisation

- Candida-Infektion, Mundsoor

Leitsymptome

- Der Ausfluss ist eher zäh, weißlich-milchig, oft auch klebrig
- weißliche Beläge auf der Vaginalschleimhaut
- mitunter schmerzhafte Periodenblutung
- Blut ist meist dunkelrot und klumpig
- Weißliche Flecken auf der Mundschleimhaut, rezidivierende Aphthen
- juckender, anhaltend trockener und schuppender Haut (endogenes Ekzem)

Modalitäten

↓ Kälte, nach der Periode
↑ Nach dem Stuhlgang

Hinweis

- Die Wirkungsrichtung von Borax sind die Haut und die Schleimhäute

Natrium chloratum D12 ▸ 2-mal tgl. 5 Glob.

L

Causa/Lokalisation

- Menopause

Leitsymptome

- Dünner, wässriger, wundmachender Ausfluss
- Schamlippen sind entzündlich gereizt und schmerzhaft
- Schmerzen bei der Intimhygiene
- bei Nachlassen des Ausflusses entwickelt sich eine sehr trockene Vaginalschleimhaut

Modalitäten

↓ Morgens, Sonne, Stress

↑ Frische Luft

Bewährt bei

- trockener Vaginalschleimhaut

Hydrastis D6 ▸ 3-mal tgl. 5 Glob.

L

Causa/Lokalisation

- Gebärmuttermundentzündung („Portioerosion")

Leitsymptome

- Pathologischer PAP-Abstrich
- häufig gelb-grünlicher Ausfluss durch entzündete Schleimhäute an Gebärmuttermund- und -hals
- unregelmäßige Monatsblutung
- Juckreiz im Genitalbereich

Modalitäten

↓ Kälte

↑ Ingangkommen der Absonderungen

Bewährt bei

- nicht-operationsbedürftiger Entzündung am Gebärmuttermund

Hinweis

- Hydrastis ist ein die Schleimhäute regenerierendes Arzneimittel, es ist beispielsweise auch bei der Mukositis angezeigt (▸ Krebserkrankungen)

Fructoseintoleranz ▸ Allergien, Unverträglichkeiten

Gebärmuttersenkung

Senkungsbeschwerden treten häufig nach einer Entbindung auf und deuten auf eine Bindegewebsschwäche hin. Beckenbodenmuskulatur und bindegewebige Haltebänder der Gebärmutter sind geschwächt. Durch häufiges schweres Heben und Tragen kann es mit zunehmendem Alter zu einer Gebärmuttersenkung oder sogar zum Gebärmuttervorfall kommen. Letzterer wird in aller Regel operativ behandelt.

▸ HVKompass Homöopathie

Calcium fluoratum D12 ▸ 2-mal tgl. 5 Glob. L

Causa/Lokalisation

- Bindegewebsschwäche

Leitsymptome

- Mangelnde Bindegewebsfestigkeit
- nach der Entbindung zunehmende Senkungsbeschwerden
- Wirbelsäulenbeschwerden
- Neigung zu Venenschwäche mit Bildung von Krampfadern
- schmerzhafte, auch angeschwollene Beine
- rissige spröde Nägel
- Haarausfall
- dünner Haarwuchs

Modalitäten

↓ Feucht-heißes Wetter
↑ Wärme

Hinweis

- Das Mittel kann auch im dreiwöchigen Wechsel mit einem der anderen Mittel angewendet werden, je nach individuellem Beschwerdebild

Fraxinus americanus D6 ▸ 3-mal tgl. 5 Glob. L

Causa/Lokalisation

- Entbindung, Wechseljahre

Leitsymptome

- Druckgefühl im Unterbauch
- nach unten ziehende Schmerzen, die bis in die Oberschenkel ausstrahlen
- tief sitzende Rückenschmerzen, als ob das Kreuz brechen würde
- immer wieder klopfenden Schmerzen im Hinterkopf mit dem Gefühl einer heißen Stelle am Kopf

Modalitäten

↓ Nachmittags, Nachts

↑ Schonung

Aletris farinosa D6 ▸ 3-mal tgl. 5 Glob. L

Causa/Lokalisation

- Entbindung, Menopause, Bindegewebsschwäche

Leitsymptome

- Senkungsbeschwerden nach schwächender Entbindung mit verzögerter Erholung
- Bindegewebsschwäche in zunehmendem Lebensalter
- Druckgefühl im Unterleib, bei starkem Harndrang kann der Urin nicht lange gehalten werden
- harter Stuhlgang, der die Senkungsbeschwerden verstärkt
- oft weißlicher, fadenziehender Ausfluss
- fühlt sich nicht leistungsfähig

Sepia D12 ▸ 2-mal tgl. 5 Glob.

L

Causa/Lokalisation

- Überforderung, Menopause

Leitsymptome

- Vermehrter Harndrang in Stresssituationen
- hat das Gefühl die Beine kreuzen zu müssen
- unwillkürlicher Harnabgang beim Tragen, Joggen oder Husten
- Neigung zu Harnblasenentzündungen und Ausfluss
- oft gereizte Stimmung: Alles ist Ihnen zu viel

Modalitäten

↓ Kälte, Nässe, Wetterwechsel

↑ Körperliche Bewegung

Bewährt bei

- Folgen einer Entbindung oder Gebärmutterentfernung

Gewichtsprobleme, Fastentherapie

Bei Gewichtsproblemen sowie während einer Fastentherapie kann die Homöopathie zusammen mit einem gezielten Ernährungsprogramm sinnvoll eingesetzt werden. Sie dient dabei auch zur Entschlackung und Ausleitung, um körpereigene Regulationsvorgänge zu unterstützen und die Ausscheidungsfunktionen anzuregen (▸ Metabolisches Syndrom)

▸ HVKompass Homöopathie

Sulfur D12 ▸ 1-mal tgl. 5 Glob. L

Causa/Lokalisation

- Stoffwechselerkrankung, Adipositas

Leitsymptome

- Ausgeprägtes Verlangen nach Süßspeisen und Alkohol, die nicht vertragen werden
- sehr unangenehmer Mund- und Körpergeruch
- übel riechende Schweißbildung bei nächtlichem Schwitzen
- Neigung zu unreiner Haut mit vielen kleinen eitrigen Entzündungen und Warzen, oft mit starkem Juckreiz
- wechselhafter Stuhlgang mit übel riechenden Blähungen
- Hitzegefühl, vor allem an den Füßen

Modalitäten

↓ Morgens,(Bett-)Wärme
↑ Abkühlung

Hinweis

- Um das Stoffwechselgeschehen zu aktivieren und die Eigenregulation anzuregen, empfiehlt sich vor Beginn des Fastens eine etwa zehntägige Anwendung von Sulfur. Ansonsten kann das Mittel auch längerfristig eingenommen werden. Sollten sich die Beschwerden zunächst verschlimmern – insbesondere im Bereich der Haut –, das Arzneimittel absetzen und nur noch jeden 2. oder 3. Tag einnehmen

Berberis vulgaris D6 ▸ 3-mal tgl. 5 Glob. L

Causa/Lokalisation

- Anregung der Ausscheidung

Leitsymptome

- Neigung zur Bildung von Grieß oder Steinen in Nieren und Gallenblase
- Übelkeit, Bauchschmerzen, wechselnder Stuhlgang (Verstopfung oder Durchfall)
- anhaltende Rückenschmerzen mit Schwächegefühl

Modalitäten

↓ Bewegung, Erschütterung

↑ Ausscheidungen und Absonderungen

Hinweis

- Bewährtes Mittel zur Funktionsanregung der Entgiftungs- und Ausscheidungsorgane (Leber-Galle, Nieren-Blase) während des Fastens und bei Maßnahmen der Gewichtsreduktion, zumal es auch den Säure-Basen-Haushalt regulieren hilft (▸Solidago)

Solidago D3 ▸ 3-mal tgl. 5 Glob. L

Causa/Lokalisation
- Nieren- und Blasenschwäche

Leitsymptome
- Wiederkehrende Probleme mit zu geringer Urinausscheidung von dunklem Urin
- wenig Harndrang
- Neigung zu Harnwegsinfekten und zu Grieß- und Steinbildung der Nieren
- drückende Schmerzen in der Nierenregion

Modalitäten

↓ Häufige Mahlzeiten

↑ Viel Trinken

Bewährt bei
- nachlassender Nierenfunktion

Hinweis
- Das Mittel regt insbesondere die Ausscheidungsfunktion von Nieren und Harnwegen an. Eine Kombination mit Berberis vulgaris (oben) ist sinnvoll, wobei die beiden Mittel zeitversetzt eingenommen werden sollten

Antimonium crudum (Stibium sulfuratum nigrum) L
D12 ▸ 2-mal tgl. 5 Glob.

Causa/Lokalisation

- Übergewicht, Stoffwechselstörungen

Leitsymptome

- Hastiges Essen großer Nahrungsmengen
- Völlegefühl und Übelkeit, oft auch Brechreiz und Erbrechen, ohne dass sich die Beschwerden bessern
- auffallend dick-weiß belegte Zunge
- abweisendes Verhalten

Modalitäten

↓ Saure Speisen, Wein
↑ Ruhe, frische Luft

Gicht, erhöhte Harnsäurewerte

Bei der Gicht handelt es sich um eine akut schmerzhafte Gelenkentzündung, vor allem des Großzehengrundgelenks, denn dort lagern sich die Harnsäurekristalle am ehesten ab.
Erhöhte Harnsäurewerte können zwar genetisch bedingt sein, meist sind sie jedoch die Folge einer ungesunden Ernährungsweise mit einem hohen Anteil purinhaltiger Nahrungsmittel (Fleisch, Alkohol). Möglich wären auch eine eingeschränkte Nierenfunktion und eine zu geringe Flüssigkeitszufuhr. Beim Fasten steigt ebenfalls der Harnsäurespiegel, weshalb eine ärztliche Unterstützung sinnvoll ist.

Hinweis
Neben der Ernährungsumstellung und ausreichendem Trinken vor allem von stillem Wasser, kann die Homöopathie dazu beitragen, die Stoffwechselfunktion zu regulieren und damit die Rezidivrate von Gichtanfällen senken

▸ HVKompass Homöopathie

Ledum D6 ▸ 3-mal tgl. 5 Glob.

A

Causa/Lokalisation

- Akuter Gichtanfall

Leitsymptome

- Entzündung beginnt oft mit Gelenkschmerzen in den Füßen und kann dann die Finger befallen
- brennendes Gefühl
- Gelenk ist heiß und geschwollen, schmerzt beim Bewegen
- typische Gichtknoten an den Gelenken, reagieren auf Druck schmerzhaft

Modalitäten

↓ Wärme, Bewegung
↑ Kaltes Wasser

Hinweis

- Neben Ledum D6 bewährt sich auch Apis mellifica D6 als Add-on beim Gichtanfall infrage (▸Arthritis)

Berberis vulgaris D6 ▸ 3-mal tgl. 5 Glob. L

Causa/Lokalisation

- Stoffwechselstörung

Leitsymptome

- Neigung zu Grieß oder Steinen in Nieren und Gallenblase
- Übelkeit, Bauchschmerzen, wechselnder Stuhlgang (Verstopfung oder Durchfall)
- anhaltende Rückenschmerzen im Nierenbereich mit Schwäche und Zerschlagenheitsgefühl
- die Schmerzen wechseln schnell Ort und Charakter

Modalitäten

↓ Bewegung, Erschütterung

↑ Durch Ausscheidungen und Absonderungen

Bewährt bei

- „Verschlackung" (= Grieß- und Steinbildung, sog. Lithiasis), zumal es auch den Säure-Basen-Haushalt regulieren hilft ▸Metabolisches Syndrom

Perilla ocymoides D3 ▸ 3-mal tgl. 5 Glob. L

Causa/Lokalisation

- Erhöhte Harnsäurewerte

Leitsymptome

- Immer wieder Gichtanfälle in der Vergangenheit
- Wechselnde Gelenke sind anhaltend schmerzhaft bei eingeschränkter Bewegung

Hinweis

- Perilla ocymoides kann im dreiwöchigen Wechsel mit Berberis vulgaris längerfristig eingenommen werden

Adlumia fungosa D3 ▸ 3-mal tgl. 5 Glob. L

Causa/Lokalisation

- Erhöhte Harnsäure-, Cholesterin- und Leberwerte

Leitsymptome

- Völlegefühl, Druck im Oberbauch sowie Blähungen
- weißlich belegte Zunge
- oft schmerzhafte Gelenke
- immer wieder Gichtanfälle

Hinweis

- Das Mittel muss langfristig genommen werden, um den Stoffwechsel zu regulieren. Nach dreiwöchiger Einnahme eine einwöchige Pause einlegen.

Gingivitis ▸ Zahnfleischentzündung

Hämorrhoiden

Die knotenartigen Verdickungen der Venen am After werden als Hämorrhoiden bezeichnet. Vergleichbar den Krampfadern sind Bindegewebsschwäche sowie sitzende Tätigkeiten und Stuhlverstopfung die wesentlichsten Ursachen, wobei sich das Pressen beim Stuhlgang besonders ungünstig auswirkt. Auch infolge von Schwangerschaft und Geburt können Hämorrhoiden auftreten.

Siehe auch ▸ Obstipation („Darmträgheit")

Eine ärztliche Untersuchung ist zwingend erforderlich. Zu den Allgemeinmaßnahmen gehören ausreichende Flüssigkeitszufuhr, regelmäßig Obst und Gemüse essen sowie tägliche Bewegung in frischer Luft.

▸ HVKompass Homöopathie

Nux vomica D6 ▸ 3-mal tgl. 5 Glob.

L

Causa/Lokalisation

- Stress, Genussmittel, Laxanzienabusus

Leitsymptome

- Neigung zu Hämorrhoiden, die jucken und stechen
- erfolgloser anhaltender Stuhldrang
- nimmt sich keine Zeit für den Toilettengang
- oft morgendliche Übelkeit mit Brechreiz
- hoher Verbrauch allopathischer Arzneimittel (Schmerz- oder Abführmittel)
- ausgeprägtes Verlangen nach Genussmitteln (Nikotin, Kaffee, Alkohol)
- Beschwerden als Folge emotionaler Belastung (Stress, starke innere Anspannung)
- überfordert und überarbeitet
- gehetzte Lebensweise

Modalitäten

↓ Nach dem Essen, morgens, Kälte

↑ Wärme

Bewährt bei

- nervösen, reizbaren Menschen, die einer sitzenden Tätigkeit nachgehen und die ständig unter Strom stehen – nicht abschalten können

Aesculus D6 ▸ 3-mal tgl. 5 Glob.

L

Causa/Lokalisation

- Schwangerschaftsfolgen, Venen- und Bindegewebsschwäche

Leitsymptome

- Gefühl wie von einem Fremdkörper im After
- splitterartige Schmerzen im Enddarmbereich, die mitunter bis in den Rücken ausstrahlen
- Brennen im Anus
- Verstopfungsneigung, bedingt durch Schwangerschaft oder hormonelle Umstellung in den Wechseljahren
- Hämorrhoiden treten schmerzhaft hervor und können bluten
- Schweregefühl in den Beinen
- stark hervortretende, schmerzhafte Krampfadern
- anhaltende Kreuzschmerzen, die in die gesamte Wirbelsäule und in die Beine ausstrahlen können

Modalitäten

↓ Morgens, mangelnde Bewegung

↑ Frische Luft

Hinweis

- Bewährtes Arzneimittel zur Behandlung von Venenschwäche: ▸Krampfadern

Collinsonia D6 ▸ 3-mal tgl. 5 Glob. L

Causa/Lokalisation
- Obstipation, Schwangerschaft

Leitsymptome
- Hartnäckiger Stuhlgang mit knolligem, trockenem Stuhl
- stechende Schmerzen
- brennendes und juckendes Gefühl am After
- blutende Hämorrhoiden
- unregelmäßiger, wechselnder Stuhlgang mit Verstopfung oder Durchfall und krampfartigen Bauchschmerzen
- schwangerschaftsbedingte Verdauungsbeschwerden

Modalitäten

↓ Kälte

↑ Heiße Anwendungen

Hinweis
- Collinsonia canadensis bewährt sich auch bei ▸Obstipation („Darmträgheit").
- Dabei wirkt das homöopathische Arzneimittel regulierend und hat dementsprechend keine Sofortwirkung

Paeonia D6 ▸ 3-mal tgl. 5 Glob.

L

Causa/Lokalisation

- Analekzem, Marisken

Leitsymptome

- Juckreiz und Nässen am After, Hautausschlag
- angeschwollene, entzündete Hämorrhoiden
- Brennschmerz während und nach dem Stuhlgang
- Neigung zu bräunlichem, breiigem, übel riechendem Stuhl, oft mit Schwächegefühl im Bauchraum

Modalitäten

↓ Berührung, Stuhlgang

Bewährt bei

- Proktitis (▸ Enddarmentzündung)

Harninkontinenz

Unfreiwilliger Harnabgang kann Frauen und Männer gleichermaßen betreffen. Ursachen können Operationen (Entfernung der Gebärmutter oder Prostata), Geburt, schwaches Bindegewebe, Wechseljahre oder Stress (Stress- oder Belastungsinkontinenz) sein.
Beim Husten, Niesen, Lachen, Heben oder Hüpfen geht Urin ab, oft nur wenige Tropfen. Die Dranginkontinenz macht sich durch rasch zunehmenden Druck in der Blase bemerkbar, sodass die Toilette oft kaum erreicht wird. Es gibt auch Mischformen (▸ Reizblase).

▸ HVKompass Homöopathie

Causticum D12 ▸ 2-mal tgl. 5 Glob. L

Causa/Lokalisation

- Schließmuskelschwäche, Kummersituation

Leitsymptome

- Häufiger Harndrang, verstärkt durch seelische Ereignisse (Kummer, Mitleid)
- unfreiwilliger Urinabgang oft nur weniger Tropfen bei körperlicher Belastung (Heben und Tragen) sowie bei Erschütterungen (Husten, Lachen und Joggen)
- Blasenschwäche infolge Entbindung oder Operation
- oft gedrückte, kummervolle Stimmung, übersensibel

Modalitäten

↓ Kälte, Zugluft

↑ Wärme

Bewährt bei

- Einnässen der Kinder wegen emotionaler Überforderung („Weinen aus der Blase“)

Equisetum D6 ▸ 3-mal tgl. 5 Glob.

L

Causa/Lokalisation

- Ständiger Harndrang

Leitsymptome

- Gefühl einer vollen Harnblase, wobei auch nach der Entleerung keine Erleichterung eintritt
- das Wasserlassen geht häufig einher mit brennenden Schmerzen
- unfreiwilliger Urinabgang, der trotz entleerter Blase nicht gehalten werden kann
- auch Schmerzen in der Nierengegend

Modalitäten

↓ Kälte, langes Sitzen

↑ Hinlegen, Wärme

Bewährt bei

- nächtlichem Einnässen von Kindern

Sepia D12 ▸ 2-mal tgl. 5 Glob.

L

Causa/Lokalisation

- Entbindung, Operation, Stress

Leitsymptome

- Senkungsbeschwerden nach Entbindung oder Gebärmutterentfernung
- allgemeine Bindegewebsschwäche
- vermehrter Harndrang in Stresssituationen
- unfreiwilliger Urinabgang beim Joggen oder Husten
- Neigung zu Harnblasenentzündungen und Ausfluss
- gereizte Stimmung, emotional überfordert, fühlt sich missbraucht

Modalitäten

↓ Kälte, Nässe, Wetterwechsel

↑ Körperliche Bewegung

Hinweis

- Sepia hat einen engen Bezug zur sexuellen Identität und ihrer Psychosomatik

Beim Mann

Conium maculatum D6 ▸ 3-mal tgl. 5 Glob. L

Causa/Lokalisation

- Prostataerkrankung

Leitsymptome

- Nachträufeln wegen vergrößerter Prostata oder nach Prostata-Operation
- spontaner Urinabgang beim älteren Mann
- schwacher, unterbrochener Harnstrahl bei häufigem nächtlichen Wasserlassen
- zieht sich immer mehr zurück, schottet sich ab, verfällt ins Grübeln
- ist teilnahmslos, nichts interessiert mehr

Modalitäten

↓ Kälte, nachts, Anstrengung
↑ Wärme

Bewährt bei

- altersbedingter Prostatahyperplasie und körperlichem Abbau (▸ Demenz-Erkrankung)

Harnwegsinfekte, rezidivierend

Häufig wiederkehrende Blasenentzündungen sowie Harnwegsinfekte, bei denen auch das Nierenbecken entzündet ist, können verschiedene Ursachen haben. Meist handelt es sich um Bakterien, insbesondere um Escherichia coli (Darmbakterien). Anatomisch bedingt treten Harnblasenentzündungen bei Frauen häufiger auf, durch die hormonellen Veränderungen in den Wechseljahren haben viele Frauen eine trockene Vaginalschleimhaut, was die Entzündungsneigung verstärkt.
Beim Mann kommt es mit zunehmender Vergrößerung der Prostata (Vorsteherdrüse) oft zu Prostata-Entzündungen (Prostatitis), was Harnwegsinfekte ebenfalls begünstigt. Durch derartige Abflussstörungen des Urins bildet sich häufig Restharn, der Infektionen ebenfalls fördert. Ursächlich können auch Grieß- und Steinbildung sein.
Deshalb sollte grundsätzlich auch in der Phase des abklingenden Harnwegsinfektes eine Nachbehandlung erfolgen mit dem Ziel der Ausheilung und damit Rezidivprophylaxe (▸ Prostataerkrankungen, ▸ Reizblase).

▸ HVKompass Homöopathie

Solidago D3 ▸ 3-mal tgl. 5 Glob. L

Causa/Lokalisation

- Abklingender Harnwegsinfekt

Leitsymptome

- Vermehrter oder verminderter Harndrang
- Missempfindung beim Wasserlassen: „spürt die Harnblase"
- Druckgefühl im Nierenbereich
- mehrere Harnwegsinfekte innerhalb kurzer Zeit

Modalitäten

↓ Häufige Mahlzeiten

↑ Wärme

Bewährt bei

- verzögert abklingendem Harnwegsinfekt

Fabiana imbricata D6 ▸ 3-mal tgl. 5 Glob.

L

Causa/Lokalisation

- Rezidivierende Infekte der Harnwege und Prostata

Leitsymptome

- Ständige Beschwerden beim Wasserlassen, die sich zu brennenden, stechenden oder splitterartigen Schmerzen steigern, gefolgt von anhaltendem Wundheitsgefühl
- dunkler, übel riechender, auch blutiger Urin
- oft drückende Schmerzen in der Nierengegend

Modalitäten

↓ Kälte

↑ Wärme im Nieren- und Blasenbereich

Bewährt bei

- chronischer Prostatitis (▸ Prostataerkrankungen)

Thuja D12 ▸ 2-mal tgl. 5 Glob.

L

Causa/Lokalisation

- Rezidivierende Infekt: Atemwege, Harnwege

Leitsymptome

- Ständiger Harndrang, auch schneidende Schmerzen
- Gefühl wie wenn Tropfen in der Harnröhre zurückbleiben
- Druckgefühl am Damm, in den Genitalbereich ausstrahlend

Modalitäten

↓ Kälte, Nässe

↑ Wärme

Bewährt bei

- anhaltenden Entzündungen im Genitalbereich, bei der Frau mit Fluor vaginalis, beim Mann mit chronischer Prostatitis

Hinweis

- Thuja C30, ▸1–2-mal wöchentlich, an den anderen Tagen eines der anderen in diesem Kapitel genannten Arzneimittel (je nach Causa)

Berberis vulgaris D6 ▸ 3-mal tgl. 5 Glob.

L

Causa/Lokalisation

- Grieß- und Steinbildung, mangelnde Ausscheidung

Leitsymptome

- Stechende Schmerzen im Nierenbereich mit Ausstrahlung zur Blase, in die Leistengegend oder in die Oberschenkel
- die Schmerzen wechseln häufig die Lokalisation
- Harndrang
- brennende, schießende, stechende und schneidende Schmerzen beim Wasserlassen
- Urin mit ziegelrotem Satz
- rheumatische Schmerzen mit Steifigkeits- und Zerschlagenheitsgefühl bei allgemeiner Schwäche
- Neigung zu, oft im Zusammenhang mit erhöhten Harnsäurewerten

Modalitäten

↓ Druck, Bewegung, Erschütterung
↑ Absonderungen (Schweiß, Urin)

Bewährt bei

- Ausschwemmung von Nierengrieß und Ausscheidung von Giftstoffen sowie Stoffwechselstörungen (▸Gicht, erhöhte Harnsäurewerte)

Terebinthina D6 ▸ 3-mal tgl. 5 Glob. L

Causa/Lokalisation

- Rezidivierende Entzündungen, Oxalatsteine

Leitsymptome

- Brennende Schmerzen beim Wasserlassen, oft auch ziehende Schmerzen in der Nierengegend
- auffallender Uringeruch, oft nach Veilchen riechend
- glänzend rote Zunge
- unregelmäßiger Stuhlgang mit aufgeblähtem Bauch
- oft blasses Aussehen und Schwächegefühl

Modalitäten

↓ Kälte
↑ Wärme

Bewährt bei

- Nephritis und entzündungsbedingter Niereninsuffizienz

Helicobacter-pylori-Befall ▸ Magenkrankheiten

Herpes labialis, Herpes zoster

Herpes labialis ist eine Infektion mit dem Herpes-simplex-Virus. Das Auftreten ist bedingt durch eine Schwächung des Immunsystems: akute Infekte, Sonnenbestrahlung, hormonelle Umstellung (Menstruation), psychische Belastungen sowie chemisch-synthetische Arzneimittel.
Das angezeigte Arzneimittel sollte so früh wie möglich angewendet werden, d. h. bei den ersten Anzeichen eines beginnenden Herpes.
Siehe auch Post-Zoster-Neuralgie (▸ Neuralgie, Zoster-Neuralgie)

▸ HVKompass Homöopathie
▸ Herpes labialis

▸ HVKompass Homöopathie
▸ Herpes zoster

Natrium chloratum D12 ▸ 2-mal tägl. 5 Glob.

L

Causa/Lokalisation

- Stress, Wechseljahre, Sonnenbestrahlung

Leitsymptome

- Typische Herpesbläschen durch Hitze und Sonne
- aufgesprungene, rissige Lippen
- oft unreine, fettige Haut im Nasen-Kinn-Bereich (T-Zone)

Modalitäten

↓ Anstrengung
↑ Frische Luft

Rhus toxicodendron D12 ▸ 2-mal tägl. 5 Glob.

L

Causa/Lokalisation

- Überanstrengung, Abwehrschwäche

Leitsymptome

- Kleine Bläschen auf stark geröteter Haut einzeln oder in Gruppen
- schmerzhaft juckend und brennend
- Bläschen platzen, Flüssigkeit hell

Modalitäten

↓ Feuchtkaltes Wetter, Ruhe
↑ Wärme, fortgesetzte Bewegung

Bewährt bei

- akuter Gürtelrose und Hand-Mund-Fußkrankheit

Sepia D12 ▸ 2-mal tägl. 5 Glob.

L

Causa/Lokalisation

- Ekel, Abneigung, Hormonumstellung

Leitsymptome

- Bläschenbildung an den Lippen
- Hautausschlag um den Mund, am Kinn
- oft verstärkt nach Absetzen der Pille
- Fleckige, bräunliche Haut, Pigmentstörungen
- unreine Haut mit Leberflecken, Muttermale, Warzen
- Neigung zu starkem, übelriechenden Schwitzen

Modalitäten

↓ Periodenblutung, Wetterwechsel, Kälte, Nässe
↑ Bewegung, körperliche Tätigkeit

Mezereum D6 ▸ 3-mal tägl. 5 Glob.

L

Causa/Lokalisation

- Lippenherpes, Gürtelrose: Bauch, Rücken, Gesäß

Leitsymptome

- Bläschen eintrocknend, Juckreiz der abheilenden Haut
- Blitzartig auftretende, heftige, brennende oder stechende Schmerzen
- Taubheitsgefühl oder Überempfindlichkeit gegen Berührung
- Folge einer Gürtelrose, vor allem an Rücken, Bauch und Gesäß
- auch bei Nervenschmerzen durch eine (länger zurückliegende) Borrelien-Infektion (Neuroborreliose)

Modalitäten

↓ Nachts, Kauen, Sprechen, feuchtkaltes Wetter
↑ Wärme, warme Anwendungen

Herz-Kreislauf-Erkrankungen

Herz-Kreislauf-Erkrankungen können unterschiedlichste Ursachen haben, aber auch mit Erkrankungen der Wirbelsäule oder dem Magen-Darm-Trakt zusammenhängen. Bei Herzinfarkt und Schlaganfall kann die Homöopathie bereits in der Rehabilitationsphase und in der Folgezeit im Sinne einer Sekundärprävention eingesetzt werden.
Siehe auch ▸Hypertonie, ▸Schlaganfall

Herzinfarkt-Nachsorge

Nach der stationären Akutbehandlung erfolgt die Rehabilitation (Kur), bei welcher der Patient mit gesundheitsfördernden Maßnahmen (Ernährung, Bewegung) vertraut gemacht wird, längerfristig empfiehlt sich die Teilnahme an einer Koronarsport-Gruppe, unter ärztlicher Anleitung. Das passende homöopathische Mittel unterstützt und stabilisiert den Heilungsverlauf und trägt somit zur Gesundung bei.

▸HVKompass Homöopathie

Arnica D12 ▸ 2-mal tgl. 5 Glob.

L

Causa/Lokalisation
- Herzinfarkt-Folgen

Leitsymptome
- Rötliches, aufgedunsen wirkendes Gesicht, durchzogen mit sichtbar bläulichen Äderchen
- Blutandrang zum Kopf mit Hitzegefühl
- drückende Herzbeschwerden mit Beklemmungsgefühl, starkes Herzklopfen
- Neigung zu Übergewicht und ausgeprägter Muskulatur
- oft Kopfschmerzen
- Schwindel
- Ohrensausen
- Nasenbluten
- auffallend ist das oft ablehnende Verhalten

Modalitäten

↓ Berührung, Bewegung

↑ Ruhe

Bewährt bei
- Folgen (!) eines Herzinfarkts oder Schlaganfalls

Hinweis
- Arnica ist ein klassisches Add-on nach einem Herzinfarkt oder Schlaganfall, im weiteren Verlauf kann unter Berücksichtigung der Leitsymptome auf eines der nachstehend genannten Arzneimittel gewechselt werden

Myrtillocactus D2 ▸ 3-mal tgl. 1 Tabl. L

Causa/Lokalisation

- Herzinfarkt-Folgen, Angina pectoris

Leitsymptome

- Immer wieder Druckgefühl und Enge im Brustbereich
- ziehende Schmerzen, verstärktes Herzklopfen
- Atemnot durch jegliche körperliche Anstrengung

Modalitäten

↓ Wetterumschwung
↑ Ruhe

Bewährt bei

- längerfristigen Nachbehandlungen, auch nach Einsetzen eines Koronar-Stents

Latrodectus mactans D12 ▸ 2-mal tgl. 5 Glob. L

Causa/Lokalisation
- Angina pectoris

Leitsymptome
- Anfallsweise stechende Herzschmerzen, oft mit starken Angstgefühlen
- Gefühl der Herzenge, erschwertes Atmen
- in den Arm ausstrahlende Schmerzen mit Kribbeln in den Fingern
- Kältegefühl der oft weiß-rot gefleckten Haut
- kreislaufbedingte Schwäche

Modalitäten

↓ Geringste Bewegung, Schlafmangel

↑ Ruhe

Bewährt bei
- akuten und anhaltenden Beschwerden

Naja D12 ▸ 2-mal tgl. 5 Glob.

L

Causa/Lokalisation

- Angina pectoris, Ängste

Leitsymptome

- Krampfartige, auch stechende Herzschmerzen, häufig nachts
- in den linken Arm, die Schulter und den Nacken ausstrahlende Schmerzen
- starkes Herzklopfen mit Beklemmungsgefühl in der Brust
- unregelmäßiger Pulsschlag
- oft Hustenanfälle mit schleimigem Auswurf
- allgemein eingeschränkte Leistungsfähigkeit mit Ängsten

Modalitäten

↓ Bewegung, Anstrengung, Wetterumschwung

↑ Frische Luft

Bewährt bei

- Angstbesetzten Angina pectoris-Beschwerden (▸ Koronare Herzkrankheit (KHK), Angina pectoris) und Hexenschuss (Lumbalgie, ▸ Rückenschmerzen)

Koronare Herzkrankheit (KHK), Angina pectoris

Bei einer koronaren Herzkrankheit verengen sich die Herzkranzgefäße. Häufigste Ursachen sind Ablagerungen in den Blutgefäßen (Plaques), aber auch Stress. Dies führt zu verminderter Durchblutung, wodurch der Herzmuskel zu wenig Sauerstoff bekommt. Die Folge sind Druck und Engegefühl in der Brust (Angina pectoris) mit der Gefahr eines Herzinfarkts.

Bei bereits erfolgten Angina-pectoris-Anfällen kann die Homöopathie entscheidend dazu beitragen, dass die Häufigkeit akuter Anfälle rückläufig ist, man spricht dann von einer stabilen Angina pectoris.

Nach einer operativen Erweiterung der Herzkranzgefäße (Ballondilatation, Koronar-Stent) bewährt sich eine homöopathische Begleitbehandlung, wodurch es zu einer Verbesserung der zuvor eingeschränkten cardialen Leistungsfähigkeit kommt.

▸ HVKompass Homöopathie

Espeletia grandiflora D6 ▸ 3-mal tgl. 5 Glob. L

Causa/Lokalisation

- Durchblutungsstörungen, koronare Herzkrankheit

Leitsymptome

- Engegefühl im Brustbereich, insbesondere durch körperliche Anstrengung
- Stechende Schmerzen in den Beinen nach kurzer Wegstrecke zwingen zum häufigen Stehenbleiben
- Kribbeln in den Beinen
- oft Magendrücken mit Aufstoßen, was die Herzbeschwerden verstärkt

Modalitäten

↓ Kälte, Anstrengung

↑ Ruhepausen

Bewährt bei

- Plaques-Bildung und ▸Durchblutungsstörungen (periphere arterielle Verschlusskrankheit, „Schaufenster-Krankheit")

Latrodectus mactans D12 ▸ 2-mal tgl. 5 Glob. L

Causa/Lokalisation

- Angina pectoris

Leitsymptome

- Anfallsweise auftretende, stechende Herzschmerzen, oft mit Beklemmungsgefühl und erschwertem Atmen
- bis in den Arm ausstrahlende Schmerzen, auch mit Kribbeln in den Fingern
- Kältegefühl der weiß-rot gefleckten Haut
- belastendes Angstgefühl

Modalitäten

↓ Geringste Bewegung, Schlafmangel
↑ Ruhe

Bewährt bei

- Angina pectoris mit Angst besetzter Ruhelosigkeit

Cactus D6 ▸ 3-mal tgl. 5 Glob. A

Causa/Lokalisation
- Anstrengung

Leitsymptome
- Krampfartige Herzschmerzen
- Wundheitsgefühl in der Brust
- in den linken Arm ausstrahlende Schmerzen
- Bandgefühl um die Brust, oft Blutandrang zum Kopf mit Schwindel
- beschleunigter Pulsschlag
- geblähter Bauch mit Völlegefühl

Modalitäten

↓ Liegen auf der linken Seite, Anstrengung

↑ Frische Luft

Bewährt bei
- pectanginösen Beschwerden, auch zur Akutbehandlung

Kalium carbonicum D12 ▸ 2-mal tgl. 5 Glob.

L

Causa/Lokalisation

- Herzinsuffizienz, koronare Herzerkrankung

Leitsymptome

- Schnelles Ermüden
- rasch sich einstellende Atemnot
- Herzjagen und starkes Schwitzen bei Bewegung und Belastung
- angeschwollene Beine und Augenlider
- Kreuzschmerzen

Modalitäten

↓ Zwischen 3 und 5 Uhr nachts, Kälte

↑ Wärme

Bewährt bei

- älteren Menschen, die auf chemisch-synthetische Herzmedikamente eingestellt sind

Laurocerasus D3 ▸ 3-mal tgl. 5 Glob.

L

Causa/Lokalisation

- Herzinsuffizienz

Leitsymptome

- Krampfartige, stechende Herzschmerzen, die immer wieder auftreten
- Herzklopfen mit Angst und Beklemmungsgefühl in der Brust, auch mit unregelmäßigem Puls
- erschwertes Atmen mit schleimigem Husten
- kalte, meist feuchte Haut, bläulich verfärbte Lippen und Fingernägel

Modalitäten

↓ Wärme, Anstrengung

↑ Frische Luft

Bewährt bei

- Rechtsherzinsuffizienz, auch im dreiwöchigen Wechsel mit Kalium carbonicum

Sumbulus D6 ▸ 3-mal tgl. 5 Glob.

L

Causa/Lokalisation

- Funktionelle Herzbeschwerden, Klimakterium

Leitsymptome

- Herzschmerzen mit starkem Herzklopfen nach Aufregung
- Neigung zu Kreislaufschwäche
- Hitzewallungen
- nervös bedingtes Asthma
- Schlaflosigkeit
- Nervosität mit starken Stimmungsschwankungen
- Wechseljahresbeschwerden

Modalitäten

↓ Kälte, beim Daran denken

↑ Wärme

Bewährt bei

- Herzbeschwerden im Zusammenhang mit den Wechseljahresbeschwerden

Herzrhythmusstörungen

Häufig werden Herzrhythmusstörungen im Rahmen einer routinemäßigen Herzuntersuchung entdeckt oder aber der unregelmäßige Puls geht mit allgemeinem Unwohlsein und nachlassender Leistungskraft einher und führt die Betroffenen zum Arzt.

Heutzutage treten Rhythmusstörungen viel häufiger auf als früher. Das gilt vor allem für das Vorhofflimmern oder -flattern. Das Herz und damit der Mensch ist „aus dem Takt geraten", oft infolge von seelischen Belastungen, Stress und/oder Überarbeitung. Auch können Rhythmusstörungen nach einem Infekt oder einer fieberhaften Erkältung auftreten. Und oft bleibt die eigentliche Ursache im Dunklen.

Die homöopathischen Arzneimittel zeigen keine Interaktionen mit den chemisch-synthetischen Antikoagulanzien.

▸ HVKompass Homöopathie

Aconitum D12 ▸ 2-mal tgl. 5 Glob. A

Causa/Lokalisation

- Akutes Herzrasen

Leitsymptome

- Plötzliches Auftreten heftigen Herzklopfens mit Blutdruckerhöhung
- panische Angst mit starker innerer Unruhe
- Beschwerden schaukeln sich immer mehr auf, verstärken sich nachts und in engen Räumen
- negative Erlebnisse tauchen immer wieder vor dem geistigen Auge auf und lösen Herzbeschwerden aus

Modalitäten

↓ Nachts

↑ Schweißausbruch

Bewährt bei

- anfallsweisem schnellem Puls als Akutmittel (▸ 3-mal im Abstand von wenigen Minuten 5 Glob.)

Spartium scoparium D3 ▸ 3-mal tgl. 5 Glob.

L

Causa/Lokalisation

- Extrasystolen

Leitsymptome

- Unregelmäßiger Herzschlag: verlangsamt oder beschleunigt, auch anfallsweise
- Gefühl von Herzstolpern
- immer wieder Druckgefühl auf der Brust und erschwertes Atmen, vor allem bei Belastung
- geschwollene Beine (Ödeme)
- gehäuftes nächtliches Wasserlassen
- bei Herzrasen rasche Ermüdung und wenig Ausdauer

Modalitäten

↓ Im Liegen
↑ Ruhe

Bewährt bei

- Vorhofflimmern (VHF), Extrasystolen, anfallsweisem Herzrasen als Akut- und Langzeitmittel, auch als Add-on zu Antikoagulanzien

Lycopus virginicus D6 ▸ 3-mal tgl. 5 Glob.

L

Causa/Lokalisation

- Hyperthyreose

Leitsymptome

- Unregelmäßiger, beschleunigter Pulsschlag
- Herzschmerzen, auch mit Angst, Zittern und Unruhe
- starkes Schwitzen
- Hämorrhoiden

Modalitäten

↓ Wärme, Bewegung

↑ Kühle Luft

Bewährt bei

- Herzrhythmusstörungen infolge einer Schilddrüsenüberfunktion

Kalmia latifolia D6 ▸ 3-mal tgl. 5 Glob.

L

Causa/Lokalisation

- Myokarditis-Folgen

Leitsymptome

- Immer wieder beschleunigter Pulsschlag
- stechende oder drückende Herzschmerzen, die in den linken Arm bis zur Hand ausstrahlen können
- Beklemmungsgefühl in der Brust bei ängstlicher Stimmung, Schwächegefühl
- rheumatische Schmerzen in Gelenken und Rückenmuskulatur

Modalitäten

↓ Liegen auf der linken Seite, Bewegung, Bücken, Vornüberbeugen

↑ Rückenlage

Bewährt bei

- abklingender Myokarditis zur Ausheilung

Adonis vernalis D6 ▸ 3-mal tgl. 5 Glob.

L

Causa/Lokalisation

- Virusinfekt-Folgen

Leitsymptome

- Immer wieder heftiges Herzrasen
- oft anhaltend zu schneller oder zu langsamer Puls, kann auch für einen Schlag aussetzen
- Subjektives Gefühl, als sei der Puls unregelmäßig
- Druckgefühl über dem Brustbereich, wie zusammengeschnürt
- Schwindelanfälle
- Schmerzen vom Hinterkopf ausgehend bis in Schläfen und Augen ausstrahlend
- Neigung zu geschwollenen Beinen

Modalitäten

↓ Kälte, im Liegen

↑ Körperliche Anstrengung

Bewährt bei

- funktionellen Herzbeschwerden nach fieberhaftem Infekt sowie wechselnder Pulsfrequenz

Argentum nitricum D12 ▸ 2-mal tgl. 5 Glob. L

Causa/Lokalisation

- Nervosität, Vorahnungen

Leitsymptome

- Anfallsweise Herzjagen, vor allem durch emotionale Ereignisse und Vorahnungen (Prüfungsangst)
- Schwindel und Kopfweh
- zittriges, unruhiges, hektisches Verhalten
- Neigung zu Durchfall und häufigem Wasserlassen durch Aufregung
- Magendrücken mit Aufstoßen
- anhaltende Blähungen mit gurgelnden Geräuschen im Bauchraum

Modalitäten

↓ Nachts, Wärme, enge Räume

↑ Im Freien

Bewährt bei

- nervös bedingten Herzbeschwerden

Histaminintoleranz ▸ Allergien, Unverträglichkeiten

Hypertonie

Erhöhter Blutdruck muss konsequent behandelt werden (▸ Herz-Kreislauf-Erkrankungen). Die Homöopathie kann zur Senkung des Blutdrucks beitragen, zumal bei häufig wechselnden Blutdruckwerten.
Bei erhöhtem Blutdruck (Hypertonie) liegen die Werte dauerhaft über 140/90 mm Hg. Obwohl viele Menschen davon betroffen sind, bleibt der Bluthochdruck oft lange Zeit unentdeckt, weil er zunächst kaum oder keine Beschwerden macht. Regelmäßig den Blutdruck kontrollieren lassen, ist sinnvoll, insbesondere die Zeit der Wechseljahre – bei Frau und Mann (!) – sind Lebensphasen, in denen durch die hormonelle Umstellung der Blutdruck oft steigende Werte zeigt.

▸ HVKompass Homöopathie

Rotes Gesicht

Arnica D12 ▸ 2-mal tgl. 5 Glob.

L

Causa/Lokalisation

- Roter Bluthochdruck

Leitsymptome

- Auffallend hochrotes Gesicht, durchsetzt mit bläulich schimmernden Äderchen
- das Gesicht wirkt wie aufgedunsen
- rasches Schwitzen bei geringster Anstrengung
- Neigung zu Übergewicht und ausgeprägter Muskulatur
- Gehäuft Kopfschmerzen, Schwindel, Ohrensausen und spontanes Nasenbluten
- ablehnend gegenüber jeglichen Behandlungsmaßnahmen, mangelnde Compliance

Modalitäten

↓ Berührung, Bewegung

↑ Ruhe

Bewährt bei

- Langzeitfolgen von Herzinfarkt oder Schlaganfall

Lachesis D12 ▸ 2-mal tgl. 5 Glob.

L

Causa/Lokalisation

- Wechseljahre, Hormontherapie

Leitsymptome

- Eher dunkelrotes, leicht bläuliches Gesicht
- Enges, insbesondere am Hals und am Körper wird nicht vertragen
- immer wieder Beklemmungsgefühl in der Brust mit heftigem Herzklopfen
- meist linksseitige Kopfschmerzen
- ausgeprägte Hitzewallungen mit starken Schweißausbrüchen, aber auch Frieren
- heftige emotionale Reaktionen wie Misstrauen und Eifersucht
- gereizte Stimmung
- sehr redefreudig und mitteilsam
- Ruhelosigkeit

Modalitäten

↓ Nach dem Schlaf, Wärme, Wechseljahre

↑ Abkühlung

Sanguinaria canadensis D6 ▸ 3-mal tgl. 5 Glob. L

Causa/Lokalisation

- Wechseljahre, Hormontherapie

Leitsymptome

- Rötliches Gesicht
- Hitzewallungen zum Kopf
- Hände und Füße mit brennendem Hitzegefühl
- oft rechtsseitige, migräneartige Kopfschmerzen mit Übelkeit und Schwindel, Ohrensausen
- oft sehr gereizte Stimmungslage

Modalitäten

↓ Morgens, Kälte, Wechseljahre

Blasses Gesicht

Plumbum metallicum D12 ▸ 2-mal tgl. 5 Glob. L

Causa/Lokalisation

- Verengte Blutgefäße

Leitsymptome

- Blasse Gesichtsfarbe
- eher trockene, faltige Haut
- Schwindelanfälle und drückende Kopfschmerzen
- Angina-pectoris-Beschwerden mit Engegefühl in der Brust
- Verkrampfungen in Händen und Beinen (Wadenkrämpfe)
- eher schlanke Statur, normalgewichtig
- sehr kälteempfindlich

Modalitäten

↓ Kälte, körperliche und geistige Anstrengung

↑ Wärme, Drücken auf die Brust

Hinweis

- Plumbum metallicum bewährt sich insbesondere bei erhöhten diastolischen Werten, die trotz hypertensiver Therapie sich nicht oder nur wenig senken lassen

Unregelmäßiger Puls

Viscum album D6 ▸ 3-mal tgl. 5 Glob.

L

Causa/Lokalisation

- Verengte Blutgefäße

Leitsymptome

- Erhöhter Blutdruck ohne Beschwerden („Zufallsbefund“)
- hämmernde Kopfschmerzen, Ohrensausen und Schwindel
- Gefühl, sich nicht zurechtzufinden, wie verwirrt
- Herzbeschwerden mit unregelmäßigem Puls
- schmerzende Muskeln, steife Glieder und Gelenke

Modalitäten

↓ Kälte, Sturm, Liegen auf der linken Seite

↑ Im Freien

Hypercholesterinämie ▸ Fettstoffwechselstörung
Klimakterium ▸ Wechseljahresbeschwerden
Knötchenflechte ▸ Lichen ruber

Impfungen, Impffolgen

Impfungen können lokale und systemische Akutreaktionen in einem Zeitraum bis zu etwa drei Wochen auslösen und über Wochen anhalten. Auch bei einer Auffrischimpfung sind erstmalige Impfreaktionen möglich bzw. können verstärkt auftreten, wenn es bei der Grundimmunisierung zu Reaktionen gekommen war.

Unabhängig von der Impfung bieten sich folgende Behandlungsmöglichkeiten an:

- Impfbegleitung, um eine optimale Verträglichkeit zu erreichen
- Impfreaktionen abmildern, ohne die Immunantwort abzuschwächen (**Cave:** COX-Hemmer)
- Impfzusatzstoffe ausleiten, um die immunologische Reaktionsfähigkeit zu erhalten

Impfbegleitung

Eine Impfbegleitung kann bereits drei Tage vor dem geplanten Impftermin beginnen; nach der Impfung wird die Behandlung für 10–14 Tage fortgesetzt.

Sollte eine akute Impfreaktion auftreten, wird das bislang eingesetzte Arzneimittel abgesetzt und je nach Leitsymptomatik das angezeigte Akutmittel gegeben.

▸ HVKompass Homöopathie

Silicea D12 ▸ 2-mal tgl. 3 Glob.

Causa/Lokalisation

- Impfung, Haut

Leitsymptome

- Panische Angst vor Spritzen
- Reagiert auf Erlebnisse sehr empfindsam, oft auch mit Abwehrhaltung
- Ekzem als anhaltende Impfreaktion, gerötet, nässend oder trockenschuppig
- Ekzem als anhaltende Impfreaktion, mit Infektionsgefahr

Modalitäten

↓ Kälte
↑ warme Anwendungen

Bewährt bei

- Impfungen im Säuglings- und Kindesalter

Hinweis

- Wenn nach der Grundimmunisierung eine anhaltende Hautreaktion sich entwickelt, sollte Silicea längerfristig gegeben werden

Thuja D12 ▸ 2-mal tgl. 5 Glob.

Causa/Lokalisation

- Impfung, Schleimhäute

Leitsymptome

- Ausgeprägte Infektanfälligkeit an Atemwegen und Harnwegen
- Flüssiger oder zäher gelb-grünlicher Schleim aus Nase, Rachen, Bronchien
- Wiederkehrende und anhaltende Entzündungen an Harnblase, Prostata

Modalitäten

↓ Kälte, Nässe

↑ Wärme

Bewährt bei

- Impfungen insbesondere gegen Influenza, Pneumokokken, humane Papillom-Viren, Corona-Viren

Hinweis

- Thuja gilt als das klassische Arzneimittel zur besseren Impfverträglichkeit

Impfreaktionen abmildern

Akute Impfreaktionen sollten frühzeitig behandelt werden; die Auswahl des Arzneimittels orientiert sich an Leitsymptomatik und wird in der Akutdosierung angewendet.

Ledum D6 ▸ 3-mal tgl. 5 Glob.

Causa/Lokalisation

- Stichverletzung: Impfung

Leitsymptome

- Nach der Injektion entwickeln sich anhaltende Schmerzen mit Bewegungseinschränkung des Armes
- An der Einstichstelle entwickelt sich keine oder eine leichte Schwellung, die auch zu jucken beginnt

Modalitäten

↓ Wärme; Bewegung
↑ kaltes Wasser

Bewährt bei

- schmerzhaften Stichverletzungen z. B. nach einer zahnärztlichen Lokalanästhesie oder durch Dornen, Nägel u. ä.

Hinweis

- Ledum ist ein wichtiges Akutmittel nach einem Zeckenbiss sowie zur Begleitbehandlung einer ▸ Borreliose

Apis mellifica D6 ▸ 3-mal tgl. 5 Glob.

Causa/Lokalisation

- Allergische Reaktion

Leitsymptome

- Teigig-pralle Schwellung an der Injektionsstelle
- blassrote Haut, stechende Schmerzen
- schmerzhafte Bewegungseinschränkung des Armes mit Hitzegefühl

Modalitäten

↓ Wärme; Berührung

↑ Kälteanwendung

Bewährt bei

- hochakuter Entzündung mit Schwellung

Siehe auch ▸ Urticaria, allergische Hautreaktion

Aconitum D12 ▸ 2-mal tgl. 5 Glob.

Causa/Lokalisation
- Akutes Herzrasen

Leitsymptome
- Frösteln und Frieren, das sich bis zum Schüttelfrost steigert
- auffallend blasse Gesichtsfarbe
- Angst mit starker innerer Unruhe
- plötzliches Auftreten von Herzrasen, auch mit Blutdruckerhöhung

Modalitäten

↓ nachts

↑ Schweißausbruch

Hinweis
- Die Reaktion kann unmittelbar nach der Impfung oder erst zeitverzögert nach Stunden auftreten

Belladonna D6 ▸ 3-mal tgl. 5 Glob.

Causa/Lokalisation

- Hochakute fieberhafte Entzündungsreaktion

Leitsymptome

- Heißes, schweißiges hochrotes Gesicht
- Temperatur rasch ansteigend
- pulsierende Kopfschmerzen
- Hochrot entzündete Haut in der Umgebung der Einstichstelle
- Brennschmerz und Hitzegefühl

Modalitäten

↓ Berührung; Wärme

↑ Ruhe

Hinweis

- Bei einer beginnenden Entzündungsreaktion mit erhöhter Temperatur empfiehlt sich die frühzeitige Anwendung von Belladonna

Sarsaparilla D6 ▸ 3-mal tgl. 5 Glob.

Causa/Lokalisation

- Pustelbildung

Leitsymptome

- Rötliche, angeschwollene und nässende Haut an der geimpften Hautstelle
- durch ständiges Kratzen entzündete, nässende Haut
- die verkrusteten Hautstellen heilen nur langsam ab

Modalitäten

↓ Kälte, Feuchtigkeit
↑ Wärme; Bewegung

Bewährt bei

- akuter Impfreaktion der Haut

Gelsemium D6 ▸ 3-mal tgl. 5 Glob.

Causa/Lokalisation

- Schwächezustand, Kopfschmerzen

Leitsymptome

- Extrem müde und matt, Gefühl wie gelähmt zu sein
- allmählicher Temperaturanstieg mit dem Gefühl einer „schweren Grippe"
- vom Nacken ausgehende Kopfschmerzen

Modalitäten

↓ abends, Wärme, emotionale Ereignisse

↑ frische Luft

Bewährt bei

- anhaltender Impfreaktion mit Schwäche, vergleichbar einem postinfektiösen Syndrom

Hinweis

- Gelsemium ist ein bewährtes Add-on bei Lähmungserscheinungen als Impfreaktion (neurologische Diagnostik!)

Acidum sarcolacticum D12 ▸ 2-mal tgl. 5 Glob.

Causa/Lokalisation

- Muskelschmerzen

Leitsymptome

- Schwächegefühl in den Muskeln, die bei der geringsten Anstrengung schmerzen
- Gefühl wie bei Muskelkater: zerschlagen und ohne Kraft
- Bei der geringsten Anstrengung: erschwertes Atmen, beschleunigter Puls

Modalitäten

↓ Bewegung, Berührung

↑ in Ruhe

Bewährt bei

- bei Herzmuskelschwäche als Folge einer Infektion oder Impfung als Add-on

Impfzusatzstoffe ausleiten

Eine Ausleitung erfolgt erst nach Abklingen von akuten Impfreaktionen. Erfahrungsgemäß wird das angezeigte Arzneimittel zweimal drei Wochen lang angewendet.

Okoubaka D3 ▸ 3-mal tgl. 5 Glob

Causa/Lokalisation

- Ausleitung

Leitsymptome

- Allgemeines Unwohlsein
- Mundgeruch, ausgeprägter Zungenbelag meist gräulich-gelblich
- häufiges Aufstoßen, auch Übelkeit
- Abgang von Winden
- Durchfall im Wechsel mit Verstopfung ohne Stuhldrang, dann wieder normaler, geformter Stuhl

Modalitäten

↓ Nikotingenuss
↑ Nahrungsverzicht

Bewährt bei

- Ausleitung der Begleitstoffe des Impfstoffs

Ceanothus americanus D6 ▸ 3-mal tgl. 5 Glob.

Causa/Lokalisation

- Folgen einer anhaltenden Impfreaktion, nach durchgemachter Infektionskrankheit

Leitsymptome

- Mangelnde Leistungsfähigkeit
- verstärktes Herzklopfen und Atemnot bei geringster Anstrengung
- Appetitlosigkeit, Bauchraum druckempfindlich, Neigung zu Durchfall
- häufiger Harndrang

Modalitäten

↓ nach dem Essen

↑ Ruhe

Bewährt bei

- Leber- und Milzvergrößerung nach Infektionskrankheit

Hinweis

- Ceanothus americanus ist auch ein bewährtes Arzneimittel zum Ausleiten von Erregern (z. B. Epstein-Barr-Virus)

Propolis D12 ▸ 2-mal tgl. 5 Glob.

Causa/Lokalisation

- Immunreaktion auf Impfung, Virusinfektion

Leitsymptome

- Fühlt sich nicht leistungsfähig, unerklärliche Müdigkeit
- allgemeine Abwehrschwäche, „Kränkeln" nach Impfung oder Infektion
- häufige Zahnfleischentzündungen, Aphthen und Lippenherpes
- immer wieder Hautentzündungen mit Akne ähnlichem Ausschlag oder Ekzem

Modalitäten

↓ körperliche Anstrengung
↑ Ruhephasen, nach dem Schlaf

Bewährt bei

- anhaltender Immunreaktion

Kopfschmerzen

Kopfschmerzen können sehr unterschiedliche Ursachen haben wie Wirbelsäulenerkrankungen (HWS, Skoliose), muskuläre Verspannungen, ein bislang unerkannter Bluthochdruck, wobei auch ein anhaltend zu niedriger Blutdruck ursächlich sein kann.
Zu berücksichtigen sind auch eine chronische Entzündung der Zahnwurzel oder der Nasennebenhöhlen sowie eine Gehirnerschütterung.
Weitere Auslöser für Kopfschmerzen können eine ungesunde Ernährungs- und Lebensweise sowie Flüssigkeitsmangel und Verstopfung sein, oft auch im Zusammenhang mit hohem Analgetika-Verbrauch.
Die längerfristige Begleitbehandlung mit Homöopathie soll das Auftreten akuter Schmerzzustände reduzieren helfen. Insofern sind die genannten Arzneimittel nicht primär für eine Akutbehandlung geeignet.
Je nach Causa und Leitsymptomen sind auch die unter ▸Migräne genannten Arzneimittel zu berücksichtigen.

Hinweis

- Oftmals kann schon die Causa (Folge von) ein zielführender Hinweis auf das angezeigte Arzneimittel sein

▸HVKompass Homöopathie

Nux vomica D6 ▸ 3-mal tgl. 5 Glob.

L

Causa/Lokalisation

- Anspannung, Stress, ungesunde Lebensweise

Leitsymptome

- Kopfschmerzen mit Übelkeit und Brechreiz als Folge von Stress, Anspannung, ungesunder Ernährung oder Schmerzmittelmissbrauch
- auch bedingt durch Verdauungsstörungen mit krampfartigen Magenschmerzen und Verstopfung
- Spannungskopfschmerzen infolge muskulärer Verspannungen, was
- häufig durch nächtliches Zähneknirschen bedingt ist

Modalitäten

↓ Morgens Kälte

↑ Abends Wärme

Bewährt bei

- Kopfschmerzen infolge von emotionalen Ursachen (Stress, Anspannung) als D12

Hinweis

- Nux vomica D6 kann bei beginnenden Kopfschmerzen auch als Akutmittel eingesetzt werden

Natrium sulfuricum D12 ▸ 2-mal tgl. 5 Glob. L

Causa/Lokalisation

- Gehirnerschütterung (Sturz, Schlag)

Leitsymptome

- Bei körperlicher oder seelischer Anstrengung auftretende Kopfschmerzen
- oft mit Schwindel, Übelkeit und Sehstörungen
- ausgeprägte Wetterempfindlichkeit
- oft melancholische, niedergeschlagene Stimmung, missgelaunt und gereizt

Modalitäten

↓ Feucht-kaltes Wetter
↑ Wärme

Bewährt bei

- Kopfschmerzen, auch wenn das Unfallgeschehen schon Jahre zurückliegt, dabei bewähren sich höhere Potenzen (C30, C200) in einzelnen Gaben

Haplopappus D6 ▸ 3-mal tgl. 5 Glob. L

Causa/Lokalisation

- Orthostase, Wetterfühligkeit

Leitsymptome

- Kopfweh, oft auch Kopfdruck mit Benommenheitsgefühl
- Schwindel und Schwarzwerden vor den Augen bei längerem Stehen
- anhaltende Kreislaufschwäche mit heftigem Herzklopfen
- gedrückte Stimmung
- Konzentrationsschwäche
- anhaltende Müdigkeit
- nicht leistungsfähig
- erschöpft

Modalitäten

↓ Vormittags, Wetterumschwung
↑ Ruhe

Bewährt bei

- den oft im Frühjahr und Herbst auftretenden psychosomatischen Beschwerden (Frühjahrsmüdigkeit und Herbstdepression)

Cimicifuga D6 ▸ 3-mal tgl. 5 Glob.

L

Causa/Lokalisation

- Wechseljahre, HWS-Degeneration

Leitsymptome

- Migräneartige Kopfschmerzen, von der Halswirbelsäule und dem Nackenbereich ausgehende Schmerzen
- die in Schulter und Arm ausstrahlen
- schmerzhafte Hand- und Fingergelenke wie steif und geschwollen
- betroffen sind auch Sehnen und Muskeln
- Schmerzen wie elektrische Schläge, die migräneartige Kopfschmerzen auslösen können
- Beschwerden in den Wechseljahren mit Hitzewallungen trotz ständigem Frieren
- bedrückte Stimmungslage, dann wieder sehr gereizt und erregt
- sehr mitteilsam, nervöse Überempfindlichkeit

Modalitäten

↓ Kälte, Nässe

↑ Wärme

Bewährt bei

- HWS-Syndrom und ▸Arthrose

Hinweis

- Cimicifuga gehört zu den wichtigsten Arzneimittel zur Behandlung von Wechseljahresbeschwerden, zur Behandlung der psychischen Beschwerden kann auch die D12 eingesetzt werden

Scutellaria lateriflora D6 ▸ 3-mal tgl. 5 Glob.

L

Causa/Lokalisation

- Schlafstörungen, emotionale Ereignisse

Leitsymptome

- Anfallsweise, migräneartige Kopfschmerzen mit schmerzenden Augen
- saures Aufstoßen
- häufiges Wasserlassen
- Ein- und Durchschlafstörungen trotz Erschöpfung
- unruhiger Schlaf mit heftigen Albträumen
- schlimmer durch seelische Ereignisse oder Krankheit
- pessimistische Grundstimmung
- körperliche Unruhe

Modalitäten

↓ Sinneseindrücke

↑ Ruhe

Bewährt bei

- Kopfschmerzen infolge Schlafmangel, ausgelöst durch problematische Lebensumstände

Krampfadern, Venenleiden

Venenschwäche ist teilweise vererbt, entwickelt und verstärkt sich jedoch durch stehende oder sitzende Tätigkeit, mangelnde Bewegung und Übergewicht sowie Bindegewebsschwäche.
Das Blut staut sich in den venösen Blutgefäßen und wird nur unzureichend zum Herzen zurückgepumpt (Veneninsuffizienz). Die Venen weiten sich und bilden Aussackungen, die als Krampfadern sichtbar werden und Beschwerden verursachen: Schmerzen, Entzündungen. Zudem besteht ein Thromboserisiko, weil das geronnene Blut das entsprechende Gefäß verstopfen kann. Entstehen die knotigen Venenveränderungen im After, spricht man von Hämorrhoiden, dabei sind die dort genannten Mittel zu berücksichtigen (▸ Hämorrhoiden).

▸ HVKompass Homöopathie

Sabdariffa D6 ▸ 3-mal tgl. 5 Glob. L

Causa/Lokalisation

- Thromboserisiko, Venenschwäche

Leitsymptome

- Besenreiser an unterschiedlichen Stellen (Knöchelregion, Knie)
- Entwicklung deutlich sichtbarer Venen
- zunehmend geschwollene Beine mit schmerzhaften Krampfadern
- die Knöchelregion schwillt nach längerem Stehen deutlich an, im weiteren Verlauf entwickelt sich ein Beinödem
- bräunliche Verfärbung der Haut über den Venen nach Venenentzündung mit Tendenz zu Verletzungen
- Neigung zu Venenthrombosen

Modalitäten

↓ Sitzen, Stehen
↑ Bewegung

Bewährt bei

- postthrombotischem Syndrom und Lymphödem (▸Krebserkrankung: Folgen der Bestrahlungstherapie)

Aesculus D6 ▸ 3-mal tgl. 5 Glob.

L

Causa/Lokalisation

- Schwangerschaft, Wechseljahre

Leitsymptome

- Schwere Beine
- stark hervortretende, schmerzhafte Krampfadern
- Hämorrhoiden nach hartem Stuhl, Schwangerschaft oder hormoneller Umstellung in den Wechseljahren
- Neigung zu Venenentzündungen und zum „offenen Bein" (Ulcus cruris varicosum)

Modalitäten

↓ Morgens, mangelnde Bewegung
↑ Frische Luft

Bewährt bei

- Krampfaderbeschwerden in der Schwangerschaft, in Verbindung mit ▸Rückenschmerzen, Kreuzschmerzen

Calcium fluoratum D12 ▸ 2-mal tgl. 5 Glob. L

Causa/Lokalisation

- Schwaches Bindegewebe, Venenoperation

Leitsymptome

- Schmerzhafte, oft auch geschwollene Beine mit Hitze- und Schweregefühl
- beginnende Bildung von Krampfadern mit Neigung zu Venenentzündung
- unschöne Narbenbildung
- häufig Rückenschmerzen, insbesondere durch längeres Stehen
- hektisches Verhalten
- immer schwitzig

Modalitäten

↓ Feucht-heißes Wetter

↑ Wärme

Bewährt bei

- Nachbehandlung einer Venenoperation, dabei kann Calcium fluoratum längerfristig im dreiwöchigen Wechsel mit Sabdariffa D6 angewendet werden.

Silicea D12 ▸ 2-mal tgl. 5 Glob.

L

Causa/Lokalisation

- Schwaches Bindegewebe, Entzündungsneigung

Leitsymptome

- Zunehmende Entwicklung von Krampfadern, die zu Entzündungen neigen
- dicke, bläuliche, sehr berührungsempfindliche Vene
- nur langsam abklingende Venenentzündung, anhaltend berührungsempfindlich
- nach einer Venenoperation: schlecht heilende Narbe, die wieder aufgeht, Flüssigkeit absondert und schmerzt
- schmerzhaftes Narbengewebe, reagiert auf Wetterwechsel
- allgemein sehr kälteempfindlich bei ausgeprägter Erkältungsneigung insbesondere der Bronchien

Modalitäten

↓ Kalte Anwendungen, kaltes Wetter

↑ Wärme, warme Anwendungen

Bewährt bei

- Menschen mit Bindegewebsschwäche

Hinweis

- Bei Bindegewebsschwäche kann Silicea im dreiwöchigen Wechsel mit Calcium fluoratum angewendet werden (wenigstens drei Monate lang).

Krebserkrankungen (supportive Therapie)

Die durch eine Tumorbehandlung assoziierten Symptome lassen sich mit Homöopathie unterstützend behandeln. Damit können die Nebenwirkungen der konventionellen Therapie (Chemo- und Strahlentherapie) reduziert, der Heilungsprozess unterstützt, Schmerzen verringert und die Lebensqualität gesteigert werden.
Diese als supportive Therapie bezeichnete Vorgehensweise kann mit weiteren Maßnahmen der Naturheilkunde kombiniert werden. Je nach Tumorart sind eine parenterale Behandlung mit Mistel und Christrose geeignet, auch um die Langzeitfolgen der konventionellen Therapie zu reduzieren.
Homöopathische Arzneimittel zeigen keine Interaktionen mit den in der Onkologie eingesetzten Substanzen!
Das Kapitel ist nach den typischen onkologischen Behandlungsphasen aufgebaut, auf die Notwendigkeit einer psycho-onkologische Betreuung des Patienten und seiner Angehörigen wird ausdrücklich hingewiesen, wozu auch homöopathische Arzneimittel gehören.
Siehe auch ▸ Depressionen

Nach der Krebsoperation

Unmittelbar nach der Operation kann die Homöopathie die Wundheilung und Schmerzlinderung unterstützen.
Eine Narkose-Ausleitung ist bewährt, um ein sogenanntes Durchgangs-Syndrom zu vermeiden bzw. abzuschwächen.

▸ HVKompass Homöopathie

Nux vomica D6 ▸ 3-mal tgl. 5 Glob. L

Causa/Lokalisation

- Narkoseausleitung

Leitsymptome

- Verwirrt bis aggressiv nach dem Aufwachen aus der Narkose
- Benommenheit, Kopfschmerzen, Übelkeit mit Brechreiz und Erbrechen
- schmerzhafte Muskelverspannungen, kann sich im Bett vor Schmerzen kaum umdrehen

Modalitäten

↓ Nach dem Essen, morgens, Kälte
↑ Wärme

Hinweis

- Nux vomica kann unmittelbar nach Erwachen aus der Narkose wie folgt dosiert werden: ▸ 3-mal im Abstand von ca. 15 Minuten 5 Glob.i

Staphisagria D6 ▸ 3-mal tgl. 5 Glob. L

Causa/Lokalisation

- Wundheilung, Hauttransplantat

Leitsymptome

- Schmerzen und große Berührungsempfindlichkeit im Bereich der Operationswunde
- fühlt sich durch den Eingriff auch seelisch verletzt
- nach Darm-OP zur Anregung der Darmtätigkeit

Modalitäten

↓ Kälte, morgens, nach emotionalen Ereignissen

↑ In Ruhe

Hinweis

- Zur optimalen Verheilung der Wundnaht, auch nach dem Ziehen der Fäden sowie nach einer Darmoperation zur Anregung der Verdauungstätigkeit. Sinnvoll ist die Kombination mit Arnica (unten): ▸ein Mittel vor und das andere Mittel nach dem Essen

Arnica D6 ▸ 3-mal tgl. 5 Glob. L

Causa/Lokalisation

- Operationsfolgen

Leitsymptome

- Um die frische Operationsnarbe hat sich ein großflächiger Bluterguss gebildet
- starke Schmerzen durch die Operation
- unruhig und abwehrend, möchte für sich sein

Modalitäten

↓ Berührung, Bewegung
↑ Ruhe

Calendula D6 ▸ 3-mal tgl. 5 Glob. L

Causa/Lokalisation

- Großflächige Wunde, Hauttransplantat

Leitsymptome

- Anhaltende Wundheilungsstörung: Neigung zu Entzündung und Eiterung
- schlecht heilende Wunde, die wieder aufgeht oder nicht zuheilt
- neigt zur Bildung wulstiger Narben (Keloid) mit Rötung

Modalitäten

↓ Kälte, Bewegung
↑ In Ruhe

Folgen der Bestrahlungstherapie

Eine Bestrahlungstherapie kann unterschiedliche Beschwerden auslösen – sowohl im bestrahlten Bereich als auch im Allgemeinbefinden

Belladonna D6, ▸ 5-mal tgl. 5 Glob. A

Causa/Lokalisation

- Hochakute Hautentzündung

Leitsymptome

- Stark gerötete, heiße Haut wie bei einem Sonnenbrand
- Brennende auch klopfende Schmerzen im entzündeten Hautareal bei großer Berührungsempfindlichkeit

Modalitäten

↓ Berührung, Geräusche, Licht

↑ In Ruhe

Hinweis

- Bei abklingenden Beschwerden ▸ 3-mal tgl. 5 Glob.

Calcium fluoratum D12 ▸ 2-mal tgl. 5 Glob. L

Causa/Lokalisation

- Hautschäden, Lymphödem

Leitsymptome

- Juckende und schuppende Haut im bestrahlten Bereich sowie an der Narbe
- die Haut wirkt wie Papier: dünn und durchscheinend
- Bildung eines Lymphödems an Hand, Arm oder Bein

Modalitäten

↓ Feucht-heißes Wetter

↑ Wärme

Bewährt bei

- Hautschäden als Bestrahlungsfolgen und durch Langzeitanwendung von Cortison-Salben zur Regeneration der Hautläsionen

Hinweis

- Bei einem Lymphödem sollte frühzeitig Calcium fluoratum D12 im dreiwöchigen Wechsel mit Sabdariffa D6 eingesetzt werden, unterstützend kann die Sabdariffa-Salbe angewendet werden.
- Maßnahme unterstützt eine Lymphdrainage.

Sabdariffa D6 ▸ 3-mal tgl. 5 Glob. L

Causa/Lokalisation

- Venenreizung, Lymphstau

Leitsymptome

- Venenentzündung mit Schmerzen durch Infusionen
- Anschwellung und Stauung im operierten Bereich mit Lymphschwellungen
- Arm-Hand-Lymphödem mit schmerzhafter Bewegungseinschränkung

Modalitäten

↓ Sitzen, Stehen

↑ Bewegung

Bewährt bei

- postthrombotischem Syndrom (▸Krampfadern, Venenleiden)

Phosphorus D12 ▸ 2-mal tgl. 5 Glob. L

Causa/Lokalisation

- Blutbild, Leberbelastung

Leitsymptome

- Ausgeprägter Schwächezustand
- wenig ausdauernd
- rasch erschöpft
- Schwindel und Leeregefühl im Kopf
- anhaltender Hustenreiz nach Bestrahlungen
- innerliche Hitze mit Verlangen nach Kaltem
- schmerzhaft brennende Hautempfindungen
- spontan auftretende kleine Blutergüsse („blaue Flecken") oder Nasenbluten
- Verlangen nach emotionaler Zuwendung: will nicht alleine sein

Modalitäten

↓ Abends, nachts, Emotionales

↑ Kurze Ruhephasen

Bewährt bei

- erniedrigter Leukozytenzahl durch Bestrahlung

Hydrastis D6 ▸ 3-mal tgl. 5 Glob. L

Causa/Lokalisation
- Mukositis

Leitsymptome
- Schleimhautreizung im Mund-Rachen-Raum
- in der Nase mit Trockenheitsgefühl oder zäher Verschleimung
- entzündliche, oft weißlich-blasse Stellen im Bereich der Mundschleimhaut
- mit Entwicklung von Aphthen und Schleimhauterosionen

Modalitäten

↓ Kälte, Wind

↑ Ingangkommen der Absonderungen

Hinweis
- Hydrastis ist ein die Schleimhäute regenerierendes Arzneimittel und bewährt sich auch bei Schleimhautirritationen im Darm und Harnblasenbereich durch Chemo- und Bestrahlungsbehandlung

Folgen von Chemotherapie

Die Auswahl des homöopathischen Arzneimittels orientiert sich an der Leitsymptomatik, die den Patienten am meisten belassen.
Erfahrungsgemäß lassen sich mit diesem Vorgehen die unerwünschten Wirkungen einer Chemotherapie spürbar reduzieren.
Dabei können auch zwei angezeigte Arzneimittel eingesetzt werden, diese werden dann im Abstand von etwa 15 Minuten eingenommen.

Nux vomica D6, 6-mal tgl. 5 Glob. A

Causa/Lokalisation

- Übelkeit, Erbrechen

Leitsymptome

- Anhaltende Übelkeit mit ständigem Brechreiz und wiederholtem Erbrechen
- berührungsempfindliche Magengrube
- meist harter Stuhlgang
- saurer oder bitterer Mundgeschmack
- überempfindlich gegen Sinnesreize
- starke innere Anspannung
- oft gereizte Stimmungslage

Modalitäten

↓ Nach dem Essen, morgens, Kälte
↑ Wärme

Hinweis

- Bei nachlassenden Beschwerden ▸ 3-mal tgl. 5 Glob.

Arsenicum album D12 ▸ 4-mal tgl. 5 Glob. A

Causa/Lokalisation

- Erbrechen, Durchfall, körperlicher Abbau

Leitsymptome

- Brennende Schmerzen, auch in Mund, Magen und am After
- starke Übelkeit, dunkles Erbrechen nach geringster Nahrungszufuhr
- heftige, anhaltende wässrige Durchfälle
- ausgeprägte Schwäche, innere Unruhe und körperliche Ruhelosigkeit
- nimmt sichtbar an Körpergewicht ab
- zunehmender Haarausfall

Modalitäten

↓ Kälte, um Mitternacht

↑ Wärme, warme Getränke

Hinweis

- Bei nachlassenden Beschwerden ▸ 2-mal tgl. 5 Glob.

Phosphorus D12, 4-mal tägl. 5 Glob. A

Causa/Lokalisation

- Erbrechen

Leitsymptome

- Ausgeprägtes Verlangen nach kalten Getränken trotz Übelkeit, die nach etwa zehn Minuten erbrochen werden
- körperlich extrem geschwächt
- innerliche Hitze
- schmerzhaft brennende Hautempfindungen
- spontan auftretende kleine Blutergüsse („blaue Flecken") oder Nasenbluten
- Verlangen nach emotionaler Zuwendung, will nicht alleine sein

Modalitäten

↓ Abends, nachts, Emotionales

↑ Kurze Ruhephasen

Hinweis

- Bei nachlassenden Beschwerden ▸ 2-mal tgl. 5 Glob.

Okoubaka D3 ▸ 3-mal tgl. 5 Glob. L

Causa/Lokalisation

- Mikrobiom

Leitsymptome

- Appetitlosigkeit, Aufstoßen, Völlegefühl und starke Blähungen
- unregelmäßiger, wechselhafter Stuhlgang
- stark belegte Zunge

Modalitäten

↓ Tabakrauch
↑ Fasten

Hinweis

- Okoubaka bewährt sich zur Stabilisierung der Darmflora sowie nach einer Darm-OP

Borax D6 ▸ 3-mal tgl. 5 Glob. L

Causa/Lokalisation

- Soor, Aphthen

Leitsymptome

- Weißliche Bläschen mit rötlichem Hof im Mundraum
- Brennschmerz
- empfindliche, leicht blutende Mundschleimhaut

Modalitäten

↓ Kälte, nach der Periode
↑ Nach dem Stuhlgang

Picrorhiza D6 ▸ 3-mal tgl. 5 Glob.

L

Causa/Lokalisation

- Leberbelastung

Leitsymptome

- Allgemeine Schwäche und Müdigkeit
- Appetitlosigkeit
- Druckschmerzen im Oberbauch
- Verstopfung
- Hautjucken
- trockene Haut
- trocken-rissige Hautausschläge

Modalitäten

↓ Körperliche Belastungen
↑ Ruhe

Hinweis

- Picrorhiza trägt zur Stabilisierung der Leberfunktion bei und sollte auch nach Beendigung der Chemotherapie weiter eingenommen werden.

Folgen einer Hormontherapie

Unter einer Hormontherapie (endokrine Therapie) können sich sowohl bei der Frau (z. B. Mammakarzinom) als auch beim Mann (z. B. Prostatakarzinom) wechseljahresähnliche Beschwerden entwickeln. Diese Nebenwirkungen können durch die Homöopathie gemildert werden. Je nach Symptomatik kommen differentialtherapeutisch auch die unter ▸ Wechseljahresbeschwerden genannten Arzneimittel infrage.

Hinweis

- Je nach vorherrschenden Beschwerden sind die unter dem jeweiligen Stichwort genannten Arzneimittel zu berücksichtigen

Calcium phosphoricum D12 ▸ 2-mal tgl. 5 Glob. L

Causa/Lokalisation

- Knochenschmerzen

Leitsymptome

- Schmerzen entlang der Wirbelsäule
- schmerzhaft verspannte Rückenmuskulatur
- Folgen eines metastasebedingten Knochenbruchs
- nachlassende Knochendichte und beginnende Osteoporose

Modalitäten

↓ Kälte, Wetterwechsel

↑ Warmes Wetter

Bewährt bei

- schlecht mineralisierten Knochen

Conium maculatum D6 ▸ 3-mal tgl. 5 Glob.

L

Causa/Lokalisation

- Brustdrüse, Schilddrüse, Prostata, Lymphknoten

Leitsymptome

- Bei Befall der genannten Organe nach einer Chemotherapie und Bestrahlungsbehandlung
- Stabilisierung der Organfunktion, Unterstützung des Lymphabflusses zur Vermeidung von Ödembildung

Modalitäten

↓ Kälte, nachts, Anstrengung

↑ Wärme

Bewährt bei

- längerfristiger Nachbehandlung der betroffenen Organe, insbesondere auch der Prostata (▸ Prostataerkrankungen)

Acidum sulfuricum D12 ▸ 2-mal tgl. 5 Glob. L

Causa/Lokalisation

- Schweißausbrüche

Leitsymptome

- Säuerlich riechende, starke Schweißausbrüche, die oft anfallsartig auftreten und schwächen
- heftige, lang anhaltende Hitzewallungen
- ungeduldiges, hektisches und gereiztes Verhalten
- phasenweise müde, geschwächt und überfordert
- innerliches Zittergefühl

Modalitäten

↓ Morgens, Kälte, Nässe

↑ Wärme

Bewährt bei

- endokriner Therapie insbesondere beim Mann

Lachesis D12 ▸ 2-mal tgl. 5 Glob. L

Causa/Lokalisation

- Schweißausbrüche

Leitsymptome

- Ständige Hitzewallungen mit starken Schweißausbrüchen
- Gefühl wie in den Wechseljahren
- kann überhaupt nichts Enges vertragen, weder am Hals noch am Körper
- Beklemmungsgefühl in der Brust
- Herzklopfen, auch erhöhter Blutdruck
- Findet keine Ruhe, oft gereizte Stimmung
- sehr redefreudig und mitteilsam

Modalitäten

↓ Nach dem Schlaf, Wärme

↑ Abkühlung

Bewährt bei

- endokriner Therapie bei der Frau und beim Mann

Nachsorge

Ein bewährtes Anwendungsgebiet der Homöopathie ist die Nachsorge, wenn die konventionelle Krebsbehandlung abgeschlossen ist. Die homöopathischen Arzneimittel tragen sowohl zur seelischen als auch zur körperlichen Stabilisierung und damit zur Lebensqualität bei. Auch kann damit eine notwendige Schmerztherapie und Palliativtherapie unterstützt werden.

Je nach vorherrschender Leitsymptomatik wird das Arzneimittel ausgewählt, wobei auch die in anderen Kapiteln genannten berücksichtigt werden. Auf die Behandlung pflegender Angehöriger wird ausdrücklich hingewiesen.

Acidum phosphoricum D12 ▸ 2-mal tgl. 5 Glob. L

Causa/Lokalisation

- Überanstrengung, Überforderung, Fatigue-Syndrom

Leitsymptome

- Bedingt durch die vergangenen Ereignisse und die Behandlung seelisch und körperlich völlig erschöpft
- anhaltende Müdigkeit, Schläfrigkeit auch tagsüber
- apathisch, fühlt sich kraftlos
- Schweißausbrüche bei der geringsten Anstrengung

Modalitäten

↓ Kälte, Lärm, Anstrengung

↑ Wärme, Ruhe

Hinweis

- Bewährtes Mittel auch für die Angehörigen

Nux vomica D6 ▸ 3-mal tgl. 5 Glob.

L

Causa/Lokalisation

- Schmerztherapie: Nebenwirkungen

Leitsymptome

- Spannungskopfschmerz
- Schmerzen im Nacken-Schulter-Bereich
- schmerzhaft verspannte Muskulatur, kann sich im Bett kaum umdrehen vor Schmerzen
- krampfartige Schmerzen im Magenbereich, saures, bitteres Aufstoßen, Übelkeit, Brechreiz und Verstopfung
- zunehmende Entwicklung von Hämorrhoiden
- Stimmungslage gereizt

Modalitäten

↓ Nach dem Essen, morgens, Kälte

↑ Wärme

Bewährt bei

- Verringerung der Nebenwirkungen der konventionellen Medikation

Hypericum D6 ▸ 3-mal tgl. 5 Glob.

L

Causa/Lokalisation

- Neuropathie

Leitsymptome

- Anhaltende heftige, stechende oder einschießende Nervenschmerzen mit Missempfindungen und Taubheitsgefühl, große Berührungsempfindlichkeit der operierten, vernarbten Region
- Schwächegefühl in den Armen, kann Gegenstände nicht halten
- Schwäche in den Beinen mit Gangunsicherheit
- schmerzhafte Narben
- deutliche Schmerzzunahme bei Wetterwechsel

Modalitäten

↓ Kälte, Wetterwechsel, Berührung

↑ Ruhe

Bewährt bei

- Sensibilitätsstörungen als Folge einer Chemotherapie zur Behandlung der Neurotoxizität

Causticum D12 ▸ 2-mal tgl. 5 Glob.

L

Causa/Lokalisation

- Narben, Lähmungsfolgen

Leitsymptome

- Wundheilungsstörung bei Narben, auch als Bestrahlungsfolge
- narbige Schrumpfung der Haut, auch mit schuppend-trockenem, rissigem Ausschlag
- Gefühl von Brennen, Wundsein
- lähmungsartige Schwäche im Bereich der Narbe und der Gliedmaße
- emotional übersensibel, ängstliche Vorahnungen
- ausgeprägtes Mitleid, ist wie gelähmt vor Kummer
- ausgeprägter Gerechtigkeitssinn

Modalitäten

↓ Kälte, Zugluft

↑ Wärme

Bewährt bei

- Bestrahlungsschäden der Haut sowie bei lähmungsartige Schwäche als Operationsfolge oder nach ▸Schlaganfall

Hinweis

- Causticum ist ein psychosomatisch wirkendes Arzneimittel und bei passender psychischer Leitsymptomatik auch für Angehörige geeignet (▸Depressionen)

Lactoseintoleranz ▸ Allergien, Unverträglichkeiten

Lebererkrankungen

Die Leber ist ein wichtiges Stoffwechsel- und Entgiftungsorgan. Eine typische Erkrankung ist die Entzündung (Hepatitis), ausgelöst durch Virusinfektionen. Hepatitis A wird beispielsweise durch verunreinigte Nahrungsmittel übertragen, Hepatitis B: durch infiziertes Blut.

Virusinfektionen wie z. B. das Pfeiffer'sche Drüsenfieber können ebenfalls die Leberfunktion beeinflussen, was sich in pathologischen Leberwerten zeigt.

Weitere Ursachen für Lebererkrankungen sind mangelnder Abfluss von Galle („Gelbsucht"), ein Übermaß an Alkohol und fetten Speisen („Fettleber") sowie der dadurch bedingte Abbau von Leberzellen (Leberzirrhose). Die Leberfunktion kann auch durch Medikamente beeinträchtigt werden, wie auch bei ▸ Krebserkrankungen.

Darüber hinaus stehen weitere Erkrankungen im Zusammenhang mit der Leber, u. a. die Stimmungslage (▸ Depressionen), ▸ Kopfschmerzen, ▸ Migräne, Hauterkrankungen (▸ Ekzem, Neurodermitis) sowie ▸ Schuppenflechte.

▸ HVKompass Homöopathie

Picrorhiza D6 ▸ 3-mal tgl. 5 Glob.

L

Causa/Lokalisation

- Medikamente, Chemotherapie, Virusinfektion

Leitsymptome

- Allgemeine Schwäche, Müdigkeit und Appetitlosigkeit
- Druckschmerzen im Oberbauch
- Verstopfung
- trocken-rissige Hautausschläge, Hautjucken bei meist trockener Haut

Modalitäten

↓ Körperliche Belastungen

↑ Ruhe

Bewährt bei

- erhöhten Leberwerten infolge einer Pestizid- und Insektizidbelastung

Carduus (Mariendistel) ▸ 3-mal tgl. 5 Glob. L

Causa/Lokalisation

- Leberbelastung (Medikamente, Viren); Hepatitis- Impfreaktion

Leitsymptome

- Appetitlosigkeit, Aufstoßen, Übelkeit
- Häufige Blähungen, wechselnder, meist harter Stuhlgang, Hämorrhoiden
- Pfortaderstauung durch Lebervergrößerung
- Bildung von Krampfadern, auch in der Speiseröhre

Modalitäten

↓ Bewegung, Druck auf den Bauch
↑ Ruhe, warme Wickel

Bewährt bei

- Begleitbehandlung bei Hepatitis-Impfung
- Ösophagusvarizen als Add-on zum Banding
- Virale oder medikamentös bedingte Leberwerterhöhung als Zeichen einer Leberbelastung
- Fettleber

Ceanothus americanus D6 ▸ 3-mal tgl. 5 Glob. L

Causa/Lokalisation
- Pfeiffer'sches Drüsenfieber

Leitsymptome
- Leber- und Milzvergrößerung als Folge einer anhaltender oder durchgemachter Virusinfektion, vor allem nach Pfeifferschem Drüsenfieber
- Appetitlosigkeit, Gewichtsabnahme, Neigung zu Durchfall
- Herzklopfen und Atemnot bei geringster Anstrengung
- bei mangelnder Leistungsfähigkeit

Modalitäten

↓ Nach dem Essen

↑ Ruhe

Hinweis
- Bewährtes Mittel zur Anregung der Milzfunktion als „Reinigungsorgan" (Ausleitung, Entgiftung) und damit für die Immunabwehr relevant

Flor de Piedra D6 ▸ 3-mal tgl. 5 Glob. L

Causa/Lokalisation

- Akute und chronische Entzündung

Leitsymptome

- migräneartige Kopfschmerzen mit Sehstörungen
- Rechtsseitige Bauchbeschwerden, auch Sodbrennen
- gelblicher, oft weicher Stuhl, rheumatische Schmerzen meist am rechten Arm und Bein
- starkes Hautjucken (Kopf, Bauch), oft mit trockenem Hautausschlag

Modalitäten

↓ Anstrengung
↑ Bewegung

Hinweis

- Flor de Piedra ist auch ein bewährtes Arzneimittel bei ▸Schilddrüsenerkrankungen

Lycopodium D12 ▸ 2-mal tgl. 5 Glob.

L

Causa/Lokalisation

- Chronische Entzündung, Verdauungsbeschwerden

Leitsymptome

- Ausgeprägtes Völlegefühl mit immer wieder auftretenden krampfartigen Bauchschmerzen
- Überempfindlichkeit des Bauchraums gegen Kleiderdruck oder Berührung
- saures Aufstoßen und Sodbrennen
- Heißhunger mit raschem Sättigungsgefühl
- Abneigung gegen Fleisch, Brot und kalte Getränke
- starkes Verlangen nach Süßigkeiten und warmen Speisen (Suppe)
- auffallend sind die meist auf der rechten Körperseite auftretenden Beschwerden
- sehr heftige Gefühlsausbrüche gegenüber Untergebenen
- Konzentrationsschwäche, kann mit Neuem nur schwer umgehen

Modalitäten

↓ Spätnachmittags, Wärme
↑ Frische Luft, Kühle

Bewährt bei

- Divertikulose und zur Vermeidung einer ▸Divertikulitis

Lichen ruber

Bei der Knötchenflechte (Lichen ruber) handelt es sich um entzündete, auch verhärtete Hautstellen, die wie Knötchen aussehen. Sie haben eine rötlich-bläuliche Verfärbung und oft eine weißliche, netzartige Zeichnung an der Oberfläche. Auch die Schleimhäute können befallen sein. An der Wangenschleimhaut sieht man weißliche, mitunter auch offene Stellen, die sehr schmerzhaft sind. Häufig besteht ein Zusammenhang mit einer anderen Organerkrankung (im Bereich von Leber, Galle, Darm, Niere oder Blase).

▸ HVKompass Homöopathie

Sarsaparilla D6 ▸ 3-mal tgl. 5 Glob. L

Causa/Lokalisation
- Infekt, Nässe

Leitsymptome
- Rötliche, angeschwollene und verhärtete Stellen, die stark jucken
- durch ständiges Kratzen entzündete, nässende Haut
- verkrustete Hautstellen heilen nur langsam ab
- Neigung zu Harnwegsentzündungen mit häufigem Wasserlassen
- oder zu rheumatischen Muskel- und Gelenkschmerzen

Modalitäten

↓ Kälte, Feuchtigkeit

↑ Wärme, Bewegung

Hinweis
- Sarsaparilla bewährt sich auch bei einer akuten Impfreaktion an der Haut

Hydrastis D6 ▸ 3-mal tgl. 5 Glob. L

Causa/Lokalisation

- Abwehrschwäche

Leitsymptome

- Befall der Mundschleimhaut mit entzündlichen, oft weißlich-blassen Stellen
- Neigung zu Mundbläschen (Aphthen)
- begleitend oft wiederkehrende Nasennebenhöhlenentzündungen
- Magenbeschwerden und Leber-Galle-Störungen

Modalitäten

↓ Kälte, Wind

↑ Ingangkommen der Ausscheidungen

Hinweis

- Hydrastis stabilisiert generell die Abwehrfunktion der Schleimhäute und bewährt sich auch bei Mukositis (▸ Krebserkrankungen)

Sulfur jodatum D12 ▸ 2-mal tgl. 5 Glob.

L

Causa/Lokalisation

- Stoffwechselstörung

Leitsymptome

- Große, abgekapselte Hautentzündungen, meist bläulich verfärbt
- unreine, anhaltend entzündete Haut langsame Heilung
- Juckreiz
- geschwollene Lymphknoten
- Gefühl einer vergrößerten Zunge
- Neigung zu Verstopfung oder unregelmäßigem Stuhlgang

Modalitäten

↓ Wärme

↑ Frische Luft

Bewährt bei

- abgekapselten Hautentzündungen wie z. B. Hagelkorn am Auge oder Akneknoten (Acne conglobata, ▸Akne)

Antimonium crudum (Stibium sulfuratum nigrum) L
D12 ▸ 2-mal tgl. 5 Glob.

Causa/Lokalisation

- Übergewicht, Stoffwechselstörungen

Leitsymptome

- Verdickte Hautstellen wie verhornt, juckend, oft auch rissig und schrundig
- verdickte Nägel, die sich längs spalten, auch bedingt durch Nagelpilzbefall
- Sodbrennen und Übelkeit
- dick-weiß belegte Zunge
- häufiges Zahnfleischbluten, raue Mundschleimhaut
- Völlegefühl bei Neigung zu Übergewicht und erhöhten Stoffwechselwerten

Modalitäten

↓ Saure Speisen, Wein

↑ Ruhe, frische Luft

Bewährt bei

- Metabolischem Syndrom, Ekzem, Nagelmykose

Magenkrankheiten

Beschwerden und Erkrankungen des Magens können sich je nach Ursache und Verlauf in den folgenden Krankheitsbildern widerspiegeln, die auch ineinander übergehen können:

Helicobacter-pylori-Befall

Eine Infektion der Magenschleimhaut mit dem Bakterium Helicobacter pylori kann zu einem Magen- und Zwölffingerdarmgeschwür (Ulcus) führen. Der Infektionsweg ist bislang noch nicht eindeutig geklärt, im Verdacht steht jedoch eine Abwehrschwäche, gepaart mit Stress, Rauchen, übermäßigem Alkoholgenuss und Medikamenten (vor allem Schmerzmittel).
Durch die Antibiotika-Therapie (Eradikation) wird das Bakterium abgetötet, die Abwehrschwäche jedoch nicht behandelt, weshalb eine unterstützende homöopathische Therapie sinnvoll und wichtig ist.

▸ HVKompass Homöopathie

Okoubaka D3 ▸ 3-mal tgl. 5 Glob.

L

Causa/Lokalisation

- Antibiotikum

Leitsymptome

- Aufstoßen, Übelkeit, Völlegefühl und starke Blähungen
- gefolgt von unregelmäßigem, wechselndem Stuhlgang, oft auch starkem Durchfall
- weiß-gelblich belegte Zunge
- pappiger Mundgeschmack
- Scheidenpilzinfektion durch die Antibiose

Modalitäten

↓ Tabakrauch

↑ Fasten

Hinweis

- Okoubaka stabilisiert das Mikrobiom und damit das Immunsystem, sodass das Arzneimittel während und nach einer Antibiose eingesetzt werden sollte.

Acidum formicicum D12 ▸ 2-mal tgl. 5 Glob.

L

Causa/Lokalisation

- Rezidivierender Helicobacter-pylori-Befall

Leitsymptome

- Verdauungsbeschwerden wie Druckgefühl im Oberbauch, brennende Schmerzen, Übelkeit und Blähungen
- morgendliche Bauchschmerzen mit Durchfall, oft im Wechsel mit Verstopfung
- an der Haut treten immer wieder Juckreiz und Entzündungen auf
- Unverträglichkeitsreaktionen auf Nahrungsmittel

Modalitäten

↓ Bewegung, Kälte

↑ Ruhe, Wärme

Bewährt bei

- wichtiges Umstimmungs- und Entgiftungsmittel bei chronischen Beschwerden an Schleimhäuten (Atemwege, Magen-Darm) und Haut (allergische Reaktion)

Hydrastis D6 ▸ 3-mal tgl. 5 Glob. L

Causa/Lokalisation

- Magenschleimhautreizung

Leitsymptome

- Meist rechtsseitige Bauchschmerzen
- Senkungsgefühl in der Magengrube
- Aufstoßen
- oft bitterer Mundgeschmack
- Neigung zu Verstopfung und Hämorrhoiden
- Stuhl ist oft mit Schleim überzogen oder vermischt
- lang anhaltende Schmerzen nach Stuhlgang
- Gallenbeschwerden durch Gallengrieß

Modalitäten

↓ Kälte, Wind

↑ Ingangkommen der Ausscheidungen

Hinweis

- Hydrastis als ein die Schleimhaut regenerierendes Arzneimittel kann auch längerfristig im dreiwöchigen Wechsel mit Acidum formicicum angewendet werden, um einem rezidivierenden Keimbefall vorzubeugen

Magen- und Zwölffingerdarmgeschwür

Durch eine anhaltende Entzündung der Schleimhaut in Magen und/oder Zwölffingerdarm kommt es zur zunehmenden Gewebszerstörung, die mit massiven Schmerzen und einer erheblichen Einschränkung der Lebensqualität einhergeht. Ursachen sind neben einem Helicobacter-pylori-Befall insbesondere auch Stress, Fehlernährung und Rauchen.

Siehe auch ▸ Magenkrankheiten, Refluxkrankheit

Robinia pseudacacia D6 ▸ 3-mal tgl. 5 Glob. L

Causa/Lokalisation

- Säureblocker, Schwangerschaft

Leitsymptome

- Anhaltend saures Aufstoßen, ständiges Sodbrennen mit Magenschmerzen, die bis zu den Schulterblättern ausstrahlen können
- Zähne fühlen sich wie stumpf an
- säuerlich riechender Stuhl

Modalitäten

↓ Fette Speisen, nachts

↑ Schonung

Bewährt bei

- Dosisreduktion und Ausschleichen von Protonen-Pumpenhemmern

▸ HVKompass Homöopathie

Acidum nitricum D12 ▸ 2-mal tgl. 5 Glob. L

Causa/Lokalisation
- Abwehrschwäche, Stress, Überforderung

Leitsymptome
- Aufstoßen, Übelkeit und sauer riechendes „Aufwölken" oft bis zum Erbrechen
- schmerzhafte Magenkrämpfe
- stechende Schmerzen wie von Splittern, vor allem nach dem Essen
- meist rasches Sättigungsgefühl
- Mundgeruch
- verstärkter Speichelfluss
- oft eingerissene Mundwinkel
- Neigung zu Bläschenbildung im Mund
- Häufig sehr gereizte Stimmung

Modalitäten

↓ Abends, Nachts, Wetterwechsel

↑ Wärme

Bewährt bei
- psychosomatisch bedingten Magen- und Zwölffingerdarmgeschwüren

Anacardium D12 ▸ 2-mal tgl. 5 Glob. L

Causa/Lokalisation

- Überarbeitung, emotionale Ereignisse

Leitsymptome

- Ärger und Aufregung schlagen auf den Magen
- Leeregefühl und krampfartige Schmerzen im Magenbereich vor dem Essen, auch Sodbrennen
- Neigung zu Verstopfung wie wenn der Darm blockiert wäre
- heftige emotionale Reaktionen bis hin zu Wutausbrüchen aus nichtigen Anlässen
- an der Haut juckender Ausschlag mit Bläschen

Modalitäten

↓ Aufregung
↑ Während und nach dem Essen

Ornithogalum umbellatum D3 ▸ 3-mal tgl. 5 Glob. L

Causa/Lokalisation

- Rezidivierender Helico-bacter-Pylori-Befall

Leitsymptome

- Aufgetriebener Bauch mit Druckgefühl, in die rechte Flanke ausstrahlend
- übel riechendes Aufstoßen, oft schleimiges Würgen oder Erbrechen
- Magenschmerzen beim Essen
- nächtliche Übelkeit
- allgemeine Erschöpfung

Modalitäten

↓ Essen
↑ Entspannung

Bewährt bei

- anhaltenden Magenbeschwerden trotz (mehrfacher) Eradikation

Mandragora D6 ▸ 3-mal tgl. 5 Glob. L

Causa/Lokalisation

- Ungesunde Ernährungsweise, emotionale Ereignisse

Leitsymptome

- Sehr druckempfindlicher, schmerzhafter Magenbereich, besser nach dem Essen
- ständiges Aufstoßen bei stark geblähtem Bauch mit Völlegefühl
- krampfartige Bauchschmerzen, besser durch den Abgang von Winden
- hartnäckig verstopfter, schmerzhafter Stuhlgang
- Hämorrhoiden oder Durchfall nach tagelanger Verstopfung
- trockenes, pelziges Gefühl im Mund

Modalitäten

↓ Um Mitternacht, fette Speisen

↑ Im Liegen, durch Rückwärtsbeugen

Reizmagen-Syndrom

Beim Reizmagen-Syndrom handelt es sich um eine Funktionsstörung des Magens, meist nervlich bedingt. Saures Aufstoßen, Sodbrennen, Magendrücken, mitunter auch Magenkrämpfe sind die typischen Beschwerden, oft verbunden mit einem Völlegefühl. Alkohol, Weißbrot, Süßigkeiten und Kaffee verstärken die Beschwerden.

Nux vomica D12 ▸ 2-mal tgl. 5 Glob. L

Causa/Lokalisation

- Anspannung, Stress, ungesunde Ernährung

Leitsymptome

- Morgendliche Übelkeit und Brechreiz, auch beim Zähneputzen
- Schwere- und Völlegefühl im Magen, empfindlich gegen Kleiderdruck
- saures, bitteres Aufstoßen
- krampfartige Magenschmerzen (Nüchternschmerz) mit Übelkeit und Erbrechen
- müde und abgespannt nach dem Essen
- erfolgloser anhaltender Stuhldrang
- Neigung zu Hämorrhoiden
- innerlich angespannt und reizbar: gehetzte Lebensweise
- völlig überarbeitet

Modalitäten

↓ Nach dem Essen, morgens, Kälte

↑ Wärme

▸ HVKompass Homöopathie

Bewährt bei

- Spannungskopfschmerzen durch nächtliches Zähneknirschen

Hinweis

- Nux vomica wird bei Reizmagen-Syndrom längerfristig eingenommen.

Argentum nitricum D12 ▸ 2-mal tgl. 5 Glob. L

Causa/Lokalisation

- Erwartungsängste, Vorahnungen

Leitsymptome

- Hastiges Essen, wobei viel Luft geschluckt wird
- explosionsartiges, lautes Aufstoßen
- geblähter Bauch
- nagende, krampfartige Magenschmerzen, die in alle Richtungen ausstrahlen
- großes Verlangen nach Süßigkeiten, was die Beschwerden verstärkt
- Neigung zu Magen- und Zwölffingerdarmgeschwüren
- nervös, unruhig und hektisch
- von Zukunftsängsten geplagt
- Aufregungen und bevorstehende Ereignisse schlagen auf Blase und Darm: häufiges Wasserlassen und Durchfall

Modalitäten

↓ Wärme, nachts, in engen Räumen

↑ Kühle, im Freien

Bewährt bei

- Lampenfieber und Prüfungsangst, mit der Einnahme sollte bereits 2–3 Wochen zuvor begonnen werden

Colocynthis D12 ▸ 2-mal tgl. 5 Glob.

L

Causa/Lokalisation

- Wut, Ärger, Überforderung

Leitsymptome

- Anfallsartige, krampfartige Magenschmerzen durch emotionale Ereignisse wie Zorn, Entrüstung oder Demütigung
- Gefühl als wäre der Magen zusammengeschnürt
- Schmerzen strahlen bis in den rechten Bauchraum aus
- geblähter Magen
- Übelkeit, Erbrechen und Durchfall
- Gallenbeschwerden
- Gereiztheit
- Explodieren bei Kleinigkeiten, was die Beschwerden verstärkt

Modalitäten

↓ Bewegung, nachmittags, nachts

↑ Zusammenkrümmen, Gegendruck, Wärme

Bewährt bei

- emotionalen Folgen „alles krampft sich zusammen"

Refluxkrankheit

Nervensystem (Vegetativum) und Ernährungsweise steuern die Produktion der Magensäure. Wandert die Säure zurück in die Speiseröhre (Ösophagus), kann es dort zu einer schmerzhaften Entzündung kommen, Refluxösophagitis genannt. Auch ein anhaltender Reizhusten kann hier seinen Ursprung haben. Typische Symptome einer Speiseröhrenentzündung, auch Refluxkrankheit genannt, sind vor allem morgens Hüsteln, Hustenreiz, eine rau klingende Stimme und häufiges Aufstoßen sowie Sodbrennen und ein Druckgefühl im Hals oder Brustkorb.

Hinweis

- Bestimmte Lebensmittel wie Weißmehl, Zucker, Kaffee und Alkohol gelten als „Säurelocker" und sollten bei Refluxneigung so weit wie möglich reduziert werden. Generell empfiehlt sich eine basisch ausgerichtete Ernährungsweise

Causticum D6 ▸ 3-mal tgl. 5 Glob. L

Causa/Lokalisation

- Magenpförtner-Schwäche (Cardiainsuffizienz)

Leitsymptome

- Wundheitsgefühl in Speiseröhre und Magen
- auch Säurebeschwerden mit Brennschmerz und Aufstoßen
- heisere Stimme, vor allem morgens
- Hüsteln, ständiger Reizhusten, kaum Schleimauswurf

Modalitäten

↓ Kälte, Zugluft

↑ Wärme

Bewährt bei

- Refluxkrankheit im dreiwöchigen Wechsel mit Robinia pseudacacia D6

Robinia pseudacacia D6 ▸ 3-mal tgl. 5 Glob.

L

Causa/Lokalisation

- Säureblocker, Schwangerschaft

Leitsymptome

- Anhaltend saures Aufstoßen
- ständiges Sodbrennen mit Magenschmerzen, die bis zu den Schulterblättern ausstrahlen können
- Zähne fühlen sich wie stumpf an
- säuerlich riechender Stuhl

Modalitäten

↓ Fette Speisen, nachts
↑ Schonung

Bewährt bei

- Säurebeschwerden in der Schwangerschaft

Bismutum subnitricum D6 ▸ 3-mal tgl. 1 Tabl. L

Causa/Lokalisation

- Säureüberproduktion, Medikamente

Leitsymptome

- Brennende oder krampfartige Magenschmerzen, ausstrahlend bis in den Rücken
- Zunge belegt, reichlich Speichelfluss
- Sodbrennen und Übelkeit mit ständigem Würgereiz
- Verlangen nach kalten Getränken, die allerdings nicht vertragen werden
- Magenbeschwerden wechseln oft mit Kopfschmerzen

Modalitäten

↓ Nach dem Essen
↑ Rückwärtsbeugen

Condurango D6 ▸ 3-mal tgl. 5 Glob. L

Causa/Lokalisation

- Chronische Entzündung

Leitsymptome

- Gefühl als gehe die Nahrung nicht durch die Speiseröhre
- brennende Schmerzen in Speiseröhre und Magen
- wiederholtes Aufstoßen, Übelkeit, Brechreiz und Erbrechen
- mangelnder Appetit
- oft eingerissene Mundwinkel

Bewährt bei

- Magen- und Zwölffingerdarmgeschwür

Metabolisches Syndrom

Das metabolische Syndrom ist gekennzeichnet durch Störungen im Blutzucker- und Fettstoffwechsel, verbunden mit erhöhtem Blutdruck und Übergewicht. Ursachen sind falsche Ernährungsweise, mangelnde Bewegung sowie hormonelle Dysbalance. Die Motivation für Bewegung und gesunde Ernährung sollte Basis für jede Arzneimitteltherapie sein!

▸ HVKompass Homöopathie

Antimonium crudum (Stibium sulfuratum nigrum) D12 ▸ 2-mal tgl. 5 Glob.

L

Causa/Lokalisation

- Ernährungsfehler

Leitsymptome

- Neigung zu Übergewicht und Stoffwechselstörungen
- gieriges, hastiges Essen und Völlerei, danach Völlegefühl mit Sodbrennen und Übelkeit
- Zunge dick-weißlich belegt, pappiger Mundgeschmack
- unreine Haut mit bläschenartigem Hautausschlag
- neigt zur Bildung von Schrunden und Rissen, verdickte Nägel
- oft unleidige, abweisende Stimmungslage

Modalitäten

↓ Saure Speisen, Wein

↑ Ruhe, frische Luft

Sulfur D12 ▸ 1-mal tgl. 5 Glob. L

Causa/Lokalisation

- Stoffwechselerkrankung, Adipositas

Leitsymptome

- Ausgeprägtes Verlangen nach Süßspeisen und Alkohol, die nicht vertragen werden
- sehr unangenehmer Mund- und Körpergeruch
- übel riechende Schweißbildung bei nächtlichem Schwitzen
- Neigung zu unreiner Haut mit vielen kleinen eitrigen Entzündungen und Warzen, oft mit starkem Juckreiz
- Stuhlgang wechselhaft mit übel riechenden Blähungen
- Ausscheidungen sind meist übel riechend (Urin, Stuhlgang, Schweiß, Periodenblutung)
- Hitzegefühl, vor allem an den Füßen
- das Allgemeinbefinden verschlechtert sich oftmals am Spätvormittag und am Abend

Modalitäten

↓ Morgens, (Bett-)Wärme
↑ Abkühlung

Hinweis

- Sollten sich die Beschwerden zunächst verschlimmern – insbesondere im Bereich der Haut –, das Arzneimittel absetzen und nur noch jeden 2. oder 3. Tag einnehmen!

Calcium carbonicum D12 ▸ 2-mal tgl. 5 Glob.

L

Causa/Lokalisation

- Verlangsamter Stoffwechsel, Adipositas

Leitsymptome

- Verlangen nach reichlichem Essen, vor allem nach Eiergerichten und Süßspeisen
- Milch und Fettes werden schlecht vertragen
- häufiges Sodbrennen, aufgetriebener Bauchraum
- Verstopfung im Wechsel mit sauer riechenden Durchfällen
- „aufgeschwemmtes" Gewebe
- säuerlich riechender Schweiß an Kopf, Nacken und Oberkörper
- rasches Ermüden bei körperlicher Anstrengung
- hartnäckiger Hautausschlag, trocken juckend oder nässend

Modalitäten

↓ Anstrengung, Kälte, Nässe
↑ Wärme, trockenes Wetter

Bewährt bei

- Hautausschlag (Ekzem) und Neurodermitis

Graphites D12 ▸ 2-mal tgl. 5 Glob.

L

Causa/Lokalisation

- Hormonstörungen, ungesunde Ernährungsweise

Leitsymptome

- Verdauungsschwäche mit krampfartigen Magenschmerzen
- übel riechende Blähungen bei hartnäckiger Verstopfung mit knotigem Stuhlgang, häufig auch Hämorrhoiden
- allgemein wenig Ausdauer
- meist gedrückte Stimmung
- ausgeprägte Kälteempfindlichkeit

Modalitäten

↓ Nach dem Schlaf, morgens

↑ Frische Luft

Bewährt bei

- Schilddrüsenunterfunktion (▸Schilddrüsenerkrankungen)
- Siehe auch ▸Hypertonie, ▸Diabetes mellitus, ▸Fettstoffwechselstörung

Migräne

Die anfallsartig auftretenden, meist einseitigen Schmerzzustände sind meistens mit Übelkeit und Erbrechen verbunden. Typisch sind auch Seh- und Sprachstörungen – Aura genannt. Migräne kann körperliche und seelische Ursachen haben, wobei Lebens- und Ernährungsgewohnheiten eine wichtige Rolle spielen.

Bei Frauen ist die Migräne oft zyklusabhängig. Häufig bessern sich die Migräneanfälle nach den Wechseljahren oder klingen vollständig ab, was den hormonellen Zusammenhang deutlich macht. Auch Männer sowie Kinder können unter regelmäßig wiederkehrender Migräne leiden. Die Lebensqualität wird dadurch massiv beeinträchtigt.

Eine längerfristige Begleitbehandlung mit Homöopathie kann die Häufigkeit und Schwere akuter Anfälle reduzieren helfen, wesentliche Allgemeinmaßnahmen sind ausreichendes Trinken und mittels ausgewogener, basisch betonter Ernährungsweise ein regelmäßiger Stuhlgang.

Siehe auch ▸Kopfschmerzen, ▸Trigeminusneuralgie

Hinweis

- Die homöopathischen Arzneimittel sind für eine längerfristige Behandlung geeignet, demzufolge handelt es sich nicht um sogenannte Akutmittel. Die Dauer der Anwendung orientiert sich an der Häufigkeit und Schwere der Migräneanfälle, bei Nachlassen kann ein Auslassversuch mit der Homöopathie erfolgen.

▸HVKompass Homöopathie

Iris versicolor D6 ▸ 3-mal tgl. 5 Glob. L

Causa/Lokalisation

- Emotionale Anspannung

Leitsymptome

- Heftiger Migräneschmerz, von der Schläfe ausgehend bis zur Stirn ziehend
- verschwommenes Sehen und Augenflimmern vor und während des Anfalls
- meist mit Sodbrennen, Übelkeit, galligem Erbrechen und Durchfall

Modalitäten

↓ Abends, nachts, Ruhephasen

↑ Bewegung

Bewährt bei

- Migräneanfällen, die typischerweise nach großer Anspannung in der Entspannungsphase auftreten

Paris quadrifolia D6 ▸ 3-mal tgl. 5 Glob. L

Causa/Lokalisation

- Überarbeitung, Überanstrengung

Leitsymptome

- Pulsierende, stechende Gesichtsschmerzen, die zum Scheitel oder zu den Augen ausstrahlen, oft linksseitig
- Druckgefühl in den Augen, so als seien die Augen zu groß oder würden an einer Schnur gezogen
- plötzlich auftretende, teilweise oder vollständige Sehstörung, meist einseitig: Gegenstände sind dunkel verschwommen oder gar nicht sichtbar
- Missempfindungen im Kopfbereich (Ameisenlaufen) und empfindliche Kopfhaut
- dumpfes Kopfweh nach Abklingen der Sehstörung
- teilweise Geruchsstörungen: alles riecht unangenehm

Modalitäten

↓ Berührung, geistige Anstrengung

↑ Druck

Bewährt bei

- Augenmigräne (nach augenärztlicher Diagnosestellung)

Spigelia D6 ▸ 3-mal tgl. 5 Glob.

L

Causa/Lokalisation

- Angst, Erregung, Wetterwechsel, Virusinfekt

Leitsymptome

- Stechende Schmerzen im Gesichts- und Augenbereich, oft linksseitig, sich über Stirn und Hinterkopf ausbreitend
- tränende Augen, Lichtüberempfindlichkeit und Funkensehen
- meist auffallende Schmerzverstärkung tagsüber
- Wetterwechsel verstärkt oder löst die Schmerzanfälle aus
- Schmerzsymptomatik oft begleitet von heftigem Herzklopfen oder anfallsweise auftretendem schnellen Puls

Modalitäten

↓ Kälte, Sturm, Berührung

↑ Wärme, Liegen auf der rechten Seite

Bewährt bei

- Herzrhythmusstörungen nach einer Myokarditis zur Ausheilung

Sanguinaria canadensis D6 ▸ 3-mal tgl. 5 Glob. L

Causa/Lokalisation

- Hormonelle Umstellungsphase (Menstruation, Wechseljahre)

Leitsymptome

- Meist rechtsseitige Schmerzen, oft im Hinterkopf beginnend mit Schwindel, Übelkeit und bitter-galliges Erbrechen
- ziehende Schmerzen von der rechten Schulter und dem Nackenbereich ausgehend und bis in den Arm ausstrahlend
- Hitzewallungen mit brennendem Hitzegefühl im Gesicht mit deutlicher Rötung
- Hitze- und Brenngefühl in Händen und Füßen, rheumatische Schmerzen
- neigt zu erhöhtem Blutdruck
- oft sehr unleidige, gereizte Stimmungslage

Modalitäten

↓ Morgens, abends, Kälte
↑ Schlaf

Bewährt bei

- ▸Hypertonie, die im Zusammenhang mit den Wechseljahren auftritt

Cyclamen europaeum D6 ▸ 3-mal tgl. 5 Glob. L

Causa/Lokalisation

- Menstruation, Schwangerschaft, Wechseljahre

Leitsymptome

- Sehstörungen mit Flimmern, Funken- und Doppeltsehen zu Beginn jedes Migräneanfalls
- heftige Schmerzen im Schläfen-Stirn-Bereich mit Benommenheit, Schwindelgefühl und Übelkeit
- fühlt sich wie ausgelaugt und geschwächt, weinerliche Stimmungslage

Modalitäten

↓ In Ruhe, im Freien, Periodenblutung

↑ Wärme, Bewegung

Bewährt bei

- Migräneanfällen im Zusammenhang mit hormoneller Umstellung und gleichzeitiger Überforderung

Morbus Crohn ▸ Darmentzündung
Morbus Menière ▸ Schwindel
Morbus Parkinson ▸ Parkinson-Krankheit
Mukoviszidose ▸ COPD

Myom

Myome sind gutartige Tumore im Bereich der Gebärmuttermuskulatur. Die eigentlichen Ursachen sind bislang unklar. Bekannt ist, dass Myome unter Einfluss von Östrogenen wachsen, weshalb in der Menopause sich Myome zurückbilden.
Myome können eine schmerzhafte und starke Monatsblutung hervorrufen und ein Grund für unerfüllten Kinderwunsch sein.

▸ HVKompass Homöopathie

Aurum chloratum natronatum D6 ▸ 3-mal tgl. 1 Tabl. L

Causa/Lokalisation

- Myom

Leitsymptome

- Oft starke Monatsblutung
- immer wieder Zysten an den Eierstöcken
- Neigung zu wiederkehrenden schmerzhaften Entzündungen im Genitalbereich mit Ausfluss

Modalitäten

↓ Nachts

↑ Wärme

Bewährt bei

- Ovarialzysten zur Verkleinerung

Hinweis

- Aurum chloratum natronatum kann im dreiwöchigen Wechsel mit Lapis albus eingenommen werden. Eine monatelange Einnahme ist notwendig, wobei während der Monatsblutung eine Therapiepause eingelegt wird.

Lapis albus D6 ▸ 3-mal tgl. 1 Tabl.

L

Causa/Lokalisation

- Myom, Mastopathie

Leitsymptome

- Meist starke Periodenblutungen mit Schmerzen vor der Periode
- gutartige bindegewebige Veränderungen in der weiblichen Brust (Mastopathia fibro-cystica)
- oft besteht auch eine vergrößerte Schilddrüse mit Adenomen

Modalitäten

↓ Berührung

Bewährt bei

- Zysten in der Brust

Ferrum jodatum D12 ▸ 2-mal tgl. 5 Glob. L

Causa/Lokalisation

- Myom

Leitsymptome

- Unregelmäßige Periodenblutungen
- Senkungsgefühl
- oft Druckgefühl an der meist vergrößerten Schilddrüse
- auffallender Wechsel der Gesichtsfarbe von hektischer Röte zu fahler Blässe
- starkes Herzklopfen mit Hitzewallungen
- rasche Erschöpfung bei emotionalen Reaktionen mit Ruhelosigkeit und sprunghaftem Verhalten

Modalitäten

↓ Nachts, Wärme, Ruhe
↑ Bewegung

Nagelmykose, Nagelwachstumsstörung

Eine Mykose der Finger- oder Fußnägel ist trotz lokalem oder systemischem (Cave: Leber) Antimykotikum meist nur schwer beherrschbar. Eine adjuvante und langfristige Behandlung ist erfahrungsgemäß unabdingbar.
Als Lokalmaßnahme bewähren sich Hand- bzw. Fußbäder mit Eichenrinde, dadurch wird zugleich die Schweißsekretion reguliert und einem übermäßigen Schwitzen vorgebeugt.
Anschließend werden die betroffenen Nägel mit Silicea-Salbe (s. u.) eingerieben. Dabei ist der Betroffene darauf hinzuweisen, dass nur eine konsequente, oft monatelang dauernde Behandlung zielführend ist.
Eine physiologische Darmflora bei entsprechender Ernährungsweise erweist sich immer wieder als Grundvoraussetzung in der Behandlung der Nagelmykose.

▸ HVKompass Homöopathie

Graphites D12 ▸ 2-mal tgl. 5 Glob. L

Causa/Lokalisation

- Schilddrüsenfunktionsstörung, Stoffwechselstörung

Leitsymptome

- Rissige, verhornte, dicke Nägel, die sich abblättern und verfärbt sind
- Hautausschlag mit gelblicher, sehr übel riechender Absonderung: klebrig, juckend und Krusten bildend
- auch trockene Haut mit Verdickungen und Verhärtungen
- meist übergewichtig bei gestörtem Hormon- und Fettstoffwechsel
- Verdauungsschwäche mit krampfartigen Magenschmerzen
- übel riechende Blähungen
- meist hartnäckige Verstopfung mit knotigem Stuhlgang, Hämorrhoiden

Modalitäten

↓ Nach dem Schlaf, morgens
↑ Frische Luft

Bewährt bei

- Nagelmykose, eingewachsenem Zehennagel, Ekzemen mit gelblichen Absonderungen

Antimonium crudum (Stibium sulfuratum nigrum) L
D12 ▸ 2-mal tgl. 5 Glob.

Causa/Lokalisation
- Übergewicht, Stoffwechselstörungen

Leitsymptome
- Verdickte, verhornte Nägel, die sich längs spalten, nur langsam wachsend
- Hautstellen wie verhornt, juckend, oft auch rissig und schrundig
- Oft Sodbrennen und Übelkeit
- dick-weiß belegte Zunge
- häufiges Zahnfleischbluten, raue Mundschleimhaut
- Völlegefühl bei Neigung zu Übergewicht und erhöhten Stoffwechselwerten

Modalitäten
↓ Saure Speisen, Wein
↑ Ruhe, frische Luft

Bewährt bei
- ▸Metabolischem Syndrom, ▸Ekzem, Nagelmykose

Silicea D12 ▸ 2-mal tgl. 5 Glob. L

Causa/Lokalisation

- Anhaltende Nagelbettentzündung, Nagelmykose

Leitsymptome

- Eingewachsener Nagel, Niednagel, Rillenbildung des Nagels mit weißen Flecken
- anhaltende Nagelbettentzündung, Druckschmerz, es entleert sich Sekret
- neigt zu schweißig-kalten Händen und Füßen, säuerlich riechend
- häufige Erkältungen mit anhaltender Schleimabsonderung im Rachenraum, die sich kalt anfühlt
- neigt zu Verdauungsbeschwerden mit Magendrücken, Aufstoßen, Blähungen
- Neigung zu Verstopfung
- allgemein schwaches Bindegewebe

Modalitäten

↓ Kälte

↑ Warme Anwendungen

Bewährt bei

- anhaltenden Entzündungen und Fisteln

Hinweis

- Silicea bewährt sich auch zur Behandlung eines schmerzenden Hühnerauges (Clavus)
- Tiefe Potenzen von Silicea (D4, D6) sind geeignet, Fremdkörper aus dem Gewebe herauszuziehen

Nahrungsmittelallergie, Nahrungsmittelunverträglichkeiten ▸ Allergien, Unverträglichkeiten

Nasenpolypen ▸ Sinusitis, Nasenpolypen

Neuralgie

Entzündungen der Nerven können verschiedene Ursachen haben. Dazu zählen Virusinfektionen, Verletzungen oder eine Erkältung. Auch Zytostatika können Nervenbahnen schädigen (▸ Krebserkrankungen, Nachsorge).

Aber auch die Nervenentzündung nach einer Gürtelrose, die Post-Zoster-Neuralgie, sowie die Neuroborreliose infolge einer Borrelien-Infektion und die im Gesichtsbereich auftretende Trigeminusneuralgie lösen Nervenschmerzen aus. Ferner kann die Entzündung den Ischiasnerv (Ischialgie) erfassen, der von der Lendenwirbelsäule bis zum Fuß verläuft.

Unter einer Polyneuropathie versteht man eine Nervenschädigung, die meist an Füßen und Beinen auftritt, häufig infolge eines gestörten Stoffwechsels (▸ Diabetes mellitus).

Weitere neurologisch relevante Arzneimittel: ▸ Borreliose, ▸ Kopfschmerzen, ▸ Trigeminusneuralgie.

▸ HVKompass Homöopathie

Hypericum D6 ▸ 3-mal tgl. 5 Glob. L

Causa/Lokalisation

- Nervenverletzung und -Entzündung

Leitsymptome

- Anhaltende heftige, stechende oder einschießende Schmerzen mit Missempfindungen und Taubheitsgefühl
- große Berührungsempfindlichkeit der operierten, vernarbten Region
- schmerzhafte Narben, deutliche Schmerzzunahme bei Wetterwechsel
- oft Kraftlosigkeit im verletzten Arm und Bein mit abgeschwächter Empfindlichkeit bei Berührung

Modalitäten

↓ Kälte, Wetterwechsel, Berührung
↑ Ruhe

Bewährt bei

- Sensibilitätsstörungen als Folge einer Chemotherapie zur Behandlung der Neurotoxizität (▸ Krebserkrankungen)

Hinweis

- Hypericum bewährt sich generell bei Entzündungen sowie bei Verletzungen der Nerven. Ursachen (= Causa) sind u. a. Folge einer Virusinfektion, Entzündung, eines Unfalls oder einer Verletzung wie Schleudertrauma, Rückenmarkskanalpunktion, Bandscheibenvorfall, Steißbeinprellung, Zahnbehandlung oder einer Operation.
- Hypericum kann auch mit einem der anderen infrage kommenden Mittel eingenommen werden (ein Mittel vor dem Essen, das andere Mittel danach). Erfahrungsgemäß ist eine längerfristige Behandlungsdauer notwendig.
- Bei langer Zeit zurückliegender Ursache bewähren sich auch höhere Potenzen als Einmalgabe in längeren Zeitabständen.

Mezereum D6 ▸ 3-mal tgl. 5 Glob. L

Causa/Lokalisation

- Zoster-Neuralgie, Neuroborreliose

Leitsymptome

- Blitzartig auftretende, heftige, brennende oder stechende Schmerzen
- Taubheitsgefühl und Juckreiz
- Überempfindlichkeit gegen Berührung
- Nervenschmerzen durch eine auch länger zurückliegende Borrelien-Infektion

Modalitäten

↓ Nachts, Kauen, Sprechen, feuchtkaltes Wetter

↑ Wärme, warme Anwendungen

Bewährt bei

- Gürtelrose im abklingenden Bläschenstadium, vor allem am Bauch und Gesäß

Ranunculus D6 ▸ 3-mal tgl. 5 Glob. L

Causa/Lokalisation

- Zoster-Neuralgie, Neuroborreliose

Leitsymptome

- Stechende, einschießende Schmerzen nach einer Gürtelrose
- die Bläschen trocknen ab oder sind bereits abgeklungen
- bei Gesichtsbefall oft mit anhaltender Augenentzündung und starken Schmerzen

Modalitäten

↓ Kälte, Wetterwechsel, Berührung
↑ Schwitzen

Bewährt bei

- Gürtelrose im abklingenden Bläschenstadium, vor allem im Gesicht, Brustkorb und Rücken

Niedergeschlagenheit ▸ Depressionen
Ohrgeräusche ▸ Tinnitus

Obstipation

Verzögerte Stuhlentleerung und Obstipation können unterschiedliche Ursachen haben:

- Veranlagung (habituelle Obstipation)
- mangelnde Flüssigkeitszufuhr
- mangelnde Bewegung
- chemisch-synthetische Arzneimittel (wie Schmerzmittel).

Darmträgheit kann auch infolge bestimmter Krankheiten auftreten, beispielsweise der Schilddrüse oder der Verdauungsorgane.
Ausreichende Flüssigkeitszufuhr und körperliche Bewegung sind wesentliche Allgemeinmaßnahmen, dazu gehört auch trotz mangelnden Stuhldranges der Toilettengang immer zur selben Zeit, um den Darm an einen bestimmten Rhythmus zu gewöhnen.

Hinweis

Das homöopathische Arzneimittel wirkt regulierend auf die Darmtätigkeit, insofern hat es keinen laxierenden Soforteffekt

▸ HVKompass Homöopathie

Nux vomica D6 ▸ 3-mal tgl. 5 Glob. L

Causa/Lokalisation

- Ungesunde Ernährungsweise, Stresssituationen

Leitsymptome

- Anhaltender erfolgloser Stuhldrang
- Neigung zu Hämorrhoiden
- nimmt sich zu wenig Zeit für den Gang auf die Toilette
- innerliche Anspannung
- gehetzte Lebensweise

Modalitäten

↓ Morgens, Kälte, Bewegung

↑ Wärme

Bewährt bei

- Folgen von Laxanzienabusus zur Entwöhnung sowie Reduzierung der Analgetika bedingten Obstipation

Alumina D12 ▸ 2-mal tgl. 5 Glob.

L

Causa/Lokalisation

- Atonische Obstipation

Leitsymptome

- Kein Stuhldrang
- harter, trockener Stuhl in kleinen Mengen (wie Schafskot)
- Schmerzen am After, auch bedingt durch kleine Einrisse
- trockene Mundschleimhaut
- Neigung zu trockener rissiger Haut
- häufig wechselnde Stimmungen

Modalitäten

↓ Morgens, nach dem Essen
↑ Wärme, frische Luft

Bewährt bei

- Folgen mangelnder Flüssigkeitszufuhr oder von Ernährungsumstellung, Alumina kann auch zur Behandlung der Säuglingsobstipation eingesetzt werden (▸ 2-mal tägl. 1 Glob.)

Magnesium chloratum D12 ▸ 2-mal tgl. 5 Glob. L

Causa/Lokalisation

Lebererkrankung Leitsymptome

- Heller Stuhl, bröckelig, meist sehr hart mit Neigung zu Obstipation, Sodbrennen, Übelkeit und Brechreiz, Blähungen und Bauchkrämpfe

Modalitäten

↓ Genussmittel, kalte Getränke

↑ Bewegung

Bewährt bei

- Folge von Milch-Eiweiß-Unverträglichkeit (▸ Allergien, Unverträglichkeiten)

Mandragora D6 ▸ 3-mal tgl. 5 Glob. L

Causa/Lokalisation
- Aufregung, Ärger, ungesunde Ernährungsweise

Leitsymptome
- trockenes, pelziges Gefühl im Mund
- stark geblähter Bauchraum mit Völlegefühl
- krampfartige Bauchschmerzen, besser durch Abgang von Winden
- druckempfindlicher, schmerzhafter Magenbereich, häufiges Aufstoßen
- hartnäckige schmerzhafte Verstopfung, neigt zur Bildung von Hämorrhoiden
- Durchfall nach tagelanger Verstopfung

Modalitäten

↓ Um Mitternacht, fette Speisen

↑ Im Liegen, durch Rückwärtsbeugen

Bewährt bei
- Ulkuskrankheit (▸ Magenkrankheiten, Magen- und Zwölffingerdarmgeschwür)
- Onkologie (▸ Krebserkrankungen)

Osteoporose

Von Osteoporose spricht man, wenn die Knochendichte rückläufig ist, was durch eine Knochendichtemessung festgestellt wird. Damit steigt das Risiko für Knochenbrüche. Eine spezielle Form ist der Kieferknochenschwund, was insbesondere für die Versorgung mit Zahnimplantaten problematisch sein kann. Der vorzeitige Abbau der Knochenmasse kann auch durch Medikamente bedingt sein, insbesondere durch eine lang dauernde Cortisontherapie.

Die Homöopathie kann dazu beitragen, um die weitere Abnahme der Knochendichte aufzuhalten und die Schmerzen zu lindern.

Die genannten homöopathischen Arzneimittel dienen zur längerfristigen Behandlung, wobei je nach Symptomatik auch zwei Arzneimittel im dreiwöchigen Wechsel angewendet werden können.

Weitere Hinweise finden sich: ▸Arthrose (Gelenkabnutzung), ▸Bandscheibenvorfall, ▸Rückenschmerzen

▸HVKompass Homöopathie

Hekla lava e lava D6 ▸ 3-mal tgl. 1 Tabl. L

Causa/Lokalisation

- Osteoporose, Arthrose

Leitsymptome

- Schmerzen im Rückenbereich zwingen zum Sitzen oder Liegen
- schmerzhaft verspannter Rückenmuskulatur
- ausstrahlende Schmerzen bis zum Kopf, in die Arme und in die Beine, verstärkt beim Tragen und Heben

Modalitäten

↓ Körperliche Belastung
↑ Im Liegen, Ruhe

Hinweis

- Hekla lava e lava unterstützt die Einheilung von Implantaten (Zahnimplantat, künstliches Hüft- oder Kniegelenk)

Paloondo D6 ▸ 3-mal tgl. 5 Glob. L

Causa/Lokalisation

Bandscheibenleiden, Osteoporose, Arthrose

Leitsymptome

- Gesamter Rücken schmerzt und ist verspannt, Muskelverhärtungen bei eingeschränkter Bewegungsfähigkeit
- Gelenke schmerzhaft durch Verschleiß

Modalitäten

↓ Abends, längeres Stehen
↑ Wärme

Hinweis

- Paloondo kann auch im dreiwöchigen Wechsel mit Hekla lava angewendet werden
- Die Behandlungsdauer sollte vier bis fünf Monate betragen, bei Besserung der Beschwerden eine mehrwöchige Behandlungspause einlegen

Calcium phosphoricum D12 ▸ 2-mal tgl. 5 Glob. L

Causa/Lokalisation

- Osteoporose, Skoliose

Leitsymptome

- Schmerzen entlang der Wirbelsäule, schmerzhaft verspannte Rückenmuskulatur
- Wirbelsäulenverkrümmung (Skoliose)
- nachlassende Knochendichte und beginnende Osteoporose

Modalitäten

↓ Kälte, Wetterwechsel
↑ Warmes Wetter

Bewährt bei

- Wachstumsschmerzen der Kinder

Hinweis

- Arzneimttel unterstützt auch den Heilungsprozess nach einem Knochenbruch

Silicea D12 ▸ 2-mal tgl. 5 Glob.

L

Causa/Lokalisation

- Rückenschmerzen, Bindegewebsschwäche

Leitsymptome

- Schmerzen in der Wirbelsäule mit Schwächegefühl
- oft verbunden mit Muskelschmerzen- und Verspannungen
- leicht einknickende Gelenke an Händen und Füßen („Übertreten")
- allgemeine Bindegewebsschwäche, neigt zu Krampfadern oder Leistenbruch

Modalitäten

↓ Kälte, kaltes Wetter

↑ Wärme, warme Anwendungen

Bewährt bei

- Morbus Bechterew und Morbus Scheuermann

Hinweis

- Silicea gilt als langsam wirkendes Arzneimittel und sollte viele Monate lang eingenommen werden (jeweils nach drei Wochen eine einwöchige Pause einlegen), das Arzneimittel kann je nach Leitsymptomatik auch mit einem anderen Mittel im dreiwöchigen Wechsel angewendet werden (▸ Harpagophytum).

Harpagophytum D6 ▸ 3-mal tgl. 5 Glob. L

Causa/Lokalisation

- Wirbelsäule, große Gelenke: Schulter, Hüfte, Knie, Gelenkverletzung

Leitsymptome

- Bewegungsabhängige Schmerzen in den Hüft- und Kniegelenken, aber auch in der Schulter
- reißende, ziehende, krampfartige Schmerzen
- oft humpelnder, einseitiger Gang
- schmerzhafte Verspannungen der Rückenmuskulatur
- lang anhaltende Folgen einer Kniegelenkverletzung (Bänderzerrung oder Dehnung
- Meniskusverletzung) oder -operation
- immer wieder Gelenkschwellungen und Bewegungsschmerzen, vor allem nach Belastung (Stehen, Gehen, Laufen)
- überlastungsbedingte (Sport) Schmerzen hinter der Kniescheibe (Chondropathie)

Modalitäten

↓ Wetterumschwung, Feuchtigkeit

↑ Ruhe, im Liegen

Bewährt bei

- Meniskusschaden, Retropatellarsyndrom, Morbus Bechterew sowie Morbus Scheuermann

Ovarialzyste

Abhängig von der Periode bildet sich an den Eierstöcken ein Bläschen, das ein Ei enthält, welches jedoch nicht platzt. Ursache ist meist ein hormonelles Ungleichgewicht.

Hinweis

- Während der Monatsblutung soll mit der Einnahme des Arzneimittels pausiert werden. Die Anwendungsdauer sollte mindestens drei Zyklen betragen

▸ HVKompass Homöopathie

Apis D6 ▸ 3-mal tgl. 5 Glob. L

Causa/Lokalisation
- Zystenbildung

Leitsymptome
- Die Zysten entwickeln sich meist am rechten Ovar
- Zyklusabhängig können ziehende, oft auch stechende Schmerzen auftreten

Modalitäten
↓ Wärme
↑ An der frischen Luft, Bewegung

Thuja D12 ▸ 2-mal tgl. 5 Glob. L

Causa/Lokalisation
- Zysten- und Polypenbildung

Leitsymptome
- Zyste ist überwiegend am linken Eierstock
- gelb-grünlicher Ausfluss bei zu Neigung zu Harnwegsinfekten
- gehäuft auftretende Sinusitis mit zähem Sekret
- oft im Zusammenhang mit Nasenpolypen

Modalitäten
↓ Kälte, Nässe
↑ Wärme, trockenes Wetter

Bewährt bei
- Neigung zu Polypenbildung und zur Nachbehandlung nach Polypenentfernung

Aurum jodatum D12 ▸ 2-mal tgl. 5 Glob.

L

Causa/Lokalisation

- Beidseitige Zysten

Leitsymptome

- Zysten treten an beiden Eierstöcken auf
- oft Zufallsbefund, da beschwerdefrei
- wiederkehrende Entzündungen im Genitalbereich mit Ausfluss

Modalitäten

↓ Nachts

↑ Wärme

Hinweis

- Aurum jodatum kann im dreiwöchigen Wechsel mit Apis beim polyzystischem Ovarialsyndrom längerfristig angewendet werden, eine regelmäßige gynäkologische Kontrolle ist unabdingbar.

Parkinson-Krankheit (Morbus Parkinson)

Die Schüttellähmung ist gekennzeichnet durch Muskelsteifheit, Zittern in Ruhe, eingeschränkte Mimik und verlangsamte Bewegung. Die Stimmung ist häufig depressiv. Bei der Parkinson-Krankheit gehen die Gehirnzellen zugrunde, die den Botenstoff Dopamin produzieren. Unter dem Parkinson-Syndrom versteht man vergleichbare Beschwerden, sofern sie durch Medikamente, eine Gehirnverletzung oder fortschreitende Alterungsprozesse bedingt sind.

Hinweis

- Nimmt der Parkinson-Erkrankte seine Arzneimittel selbst ein, dann empfiehlt sich die Einnahme homöopathischer Tabletten
- **Eine Tablette entspricht fünf Globuli**

▸ HVKompass Homöopathie

Agaricus D12 ▸ 2-mal tgl. 1 Tabl. L

Causa/Lokalisation

- Koordinationsstörungen

Leitsymptome

- Bewegungsdrang mit Zittern und unmotivierten, fahrigen Bewegungen
- unwillkürliche Gesichtszuckungen
- undeutliche Sprache
- Missempfindungen in Armen und Beinen mit Kribbeln und Ameisenlaufen
- Konzentrationsstörungen, schnell überfordert

Modalitäten

↓ Kälte, Genussmittel, emotionale Ereignisse

↑ Im Freien

Bewährt bei

- Morbus Parkinson, anhaltendes Zucken der Augenlider, Restless-legs-Syndrom, Tics, Konzentrationsstörungen durch schulische Überforderung

Hinweis

- Agaricus ist ein neurologisches Arzneimittel zur Behandlung unkoordinierter Bewegungsabläufe

Plumbum metallicum D12 ▸ 2-mal tgl. 1 Tabl. L

Causa/Lokalisation

- Erhöhter Muskeltonus

Leitsymptome

- Spürbar erhöhte Muskelspannung
- Muskelverkrampfungen mit Zittern und Zucken an Armen und Beinen
- ungelenk
- versteinerte Mimik
- Schwindel und Kopfschmerzen
- niedergeschlagene Stimmung
- Verschlechterung des Allgemeinbefindens durch geistige und körperliche Tätigkeit
- blasse, trocken-faltige (Gesichts-)Haut
- Neigung zu Hautausschlägen und Entzündungen

Modalitäten

↓ Nachts, in Bewegung

↑ Reiben, fester Druck

Conium maculatum D12 ▸ 2-mal tgl. 1 Tabl.

L

Causa/Lokalisation

- Tremor

Leitsymptome

- Zittern von Beinen, Armen und Händen
- alltägliche Gegenstände können nicht mehr gegriffen oder gehalten werden
- ausgeprägtes Schwächegefühl vor allem in Armen und Beinen
- verlangsamte Bewegungen
- anfallsweise oder anhaltende Schwindelanfälle, verstärkt durch Lageänderungen (Hinlegen, Hinsetzen, Aufstehen)
- wirkt teilnahmslos, grübelt

Modalitäten

↓ Kälte, nachts, Bewegung

↑ Wärme

Paukenerguss, Tubenkatarrh, rezidivierende Mittelohrentzündung

Ausgehend von einer nicht ausgeheilten bzw. wiederholt auftretenden Mittelohrentzündung verbleibt Schleim im Mittelohr und in der Eustachischen Röhre (Tube). Diese Sekretansammlung führt zu Tubenkatarrh und Paukenerguss mit Schmerzen, Druckgefühl und erschwerten Hören und ist häufige Ursache für eine erneute Mittelohrentzündung.
Die homöopathische Behandlung sollte längerfristig erfolgen, um eine nachhaltige Schleimresorption zu erreichen.
Ursächlich für einen Paukenerguss können auch Polypen sein ▸ Sinusitis, Nasenpolypen

▸ HVKompass Homöopathie
▸ Mittelohrentzündung

▸ HVKompass Homöopathie
▸ Paukenerguss

Apis mellifica D6 ▸ 3-mal tgl. 5 Glob. L

Causa/Lokalisation

- Entzündung, Verschleimung

Leitsymptome

- Hören erschwertes, Druck auf den Ohren mit knackenden und schnalzenden Geräuschen
- Stechende, pulsierende oder brennende Schmerzen
- Oft auch verlegte Nasenatmung: bekommt schwer Luft
- auffallender Bewegungsdrang, ist ruhelos

Modalitäten

↓ Wärme, Berührung

↑ Kälteanwendung

Bewährt bei

- Paukenerguss und Tubenkatarrh sowie bei anhaltender Schwellung der Nasenschleimhäute (Nasentropfen-Abusus)

Hinweis

- Apis löst Sekret aus Mittelohr und Eustachischer Röhre
- Das Arzneimittel kann zu Beginn der Behandlung auch 4–5-mal tägl. angewendet werden

Hydrastis D6 ▸ 3-mal tgl. 5 Glob. L

Causa/Lokalisation

- Entzündung, Verschleimung

Leitsymptome

- Anhaltend zähes dickes Nasensekret, gelblich-grünlich
- ständiger Schleim im Rachen, was zum Räuspern und Hüsteln zwingt
- knackende, knallende Ohrgeräusche, auch Brausen
- Druckgefühl im Ohr, erschwertes Hören

Modalitäten

↓ Kälte, Wind

↑ Ingangkommen der Ausscheidungen

Bewährt bei

- Paukenerguss und Tubenkatarrh, auch im Zusammenhang mit einer ▸chronischen Sinusitis, Nasenpolypen

Hinweis

- Hydrastis wirkt regulierend auf die Funktion der Schleimhäute, das Arzneimittel wird längerfristig angewendet und kann im dreiwöchigen Wechsel mit Kalium chloratum (s. u.) angewendet werden

Kalium chloratum D6 ▸ 3-mal tgl. 5 Glob. L

Causa/Lokalisation

- Anhaltende Verschleimung

Leitsymptome

- Aus der Nase löst sich zähflüssiges weißliches Sekret
- Unangenehmes, oft schmerzendes Druckgefühl in den Ohren
- mit Empfinden wie Knallen und Krachen, was zu erschwertem Hören führt
- Schwellung der Halslymphknoten

Modalitäten

↓ Kälte, feuchtkalte Luft
↑ Wärme

Bewährt bei

- Paukenerguss und Tubenkatarrh mit Neigung zu gehäuften HNO-Infekten

Hinweis

- Kalium chloratum wirkt resorbierend und wird auch bei einer anhaltenden ▸Schleimbeutelentzündung angewendet, bewährt bei der Baker-Zyste

Polyneuropathie ▸Neuralgie
Post-Zoster-Neuralgie ▸Neuralgie, Zoster-Neuralgie

Prämenstruelles Syndrom (PMS)

Das prämenstruelle Syndrom ist gekennzeichnet durch unterschiedliche psychische und körperliche Beschwerden, die im Verlauf der zweiten Zyklushälfte auftreten, die Ursache liegt meistens in einem hormonellen Ungleichgewicht.

Die Auswahl des homöopathischen Arzneimittels orientiert sich an den am meisten belastenden Symptomen. Die Einnahme des angezeigten Arzneimittels erfolgt ab dem 14. Zyklustag bis zum Eintritt der Monatsblutung, wenigstens über drei Zyklen.

Erfahrungsgemäß trägt die Homöopathie auch zu einer Zyklusstabilisierung bei.

Das PMS kann als solches auftreten oder mit einer schmerzhaften Monatsblutung verbunden sein (▸ Dysmenorrhö, Endometriose).

▸ HVKompass Homöopathie

Cyclamen europaeum D6 ▸ 3-mal tgl. 5 Glob. L

Causa/Lokalisation

- Migräneartige Kopfschmerzen, Brustschmerzen, Überforderung

Leitsymptome

- Sehstörungen mit Flimmern, Funken- und Doppeltsehen als Aura
- heftige Schmerzen im Schläfen-Stirn-Bereich mit Benommenheit, Schwindelgefühl und Übelkeit
- oft zu früh einsetzende schmerzhafte Monatsblutung, Blut wie Klumpen
- Brüste schmerzhaft geschwollen
- fühlt sich wie ausgelaugt und geschwächt, weinerliche Stimmungslage

Modalitäten

↓ In Ruhe, im Freien, Periodenblutung

↑ Wärme, Bewegung

Bewährt bei

- Migräneanfällen im Zusammenhang mit Monatsblutung und gleichzeitiger Überforderung

Caulophyllum D6 ▸ 3-mal tgl. 5 Glob.

L

Causa/Lokalisation

- Wechseljahre, Monatsblutung

Leitsymptome

- Finger- und Zehengelenke schmerzen anfallsweise
- Gelenksteifigkeit, die sich im Tagesverlauf meist bessert
- auffallendes Knacken und Krachen der Gelenke
- kleine Knötchen seitlich an den Fingerendgelenken
- die beim Drücken schmerzen (Heberden'sche Knötchen)
- schmerzhaftes Daumensattelgelenk (Rhiz-Arthrose)

Modalitäten

↓ Nachts, Kälte
↑ Wärme

Bewährt bei

- Arthrose vor allem der Finger- und Zehengelenke

Hinweis

- Caulophyllum D6 ▸ 3-mal tägl. 5 Glob. wird zur natürlichen Geburtseinleitung, auch nach vorzeitigem Blasensprung eingesetzt

Chamomilla D12 ▸ 2-mal tgl. 5 Glob. L

Causa/Lokalisation

- Gereizte Stimmungslage, Leitsymptome, Gereizt, unleidig, unwirsch und sehr schmerzempfindlich in der zweiten Zyklushälfte, wehenartige Schmerzen unmittelbar vor und während der Periodenblutung, schweißiges Gesicht vor Schmerzen, aufgetriebener Bauch, oft übel riechende Blähungen und Durchfall

Modalitäten

↓ Nachts, Aufregung
↑ Warme Auflagen

Bewährt bei

- Dysmenorrhö und Endometriose

Pulsatilla D12 ▸ 2-mal tgl. 5 Glob. L

Causa/Lokalisation

- Stimmungslabilität, Zyklusschwankungen

Leitsymptome

- Starke Stimmungsschwankungen, oft weinerliche Stimmungslage, bricht aus dem nichtigem Anlass in Tränen aus
- sehr harmoniebedürftig, braucht Zuwendung und Trost
- auffallender Wechsel von emotionalem Verhalten und körperlichen Beschwerden
- trotz ständigen Frierens starke Hitzewallungen, verträgt keine warme Zimmerluft
- ausgeprägtes Verlangen nach frischer Luft
- Empfindlichkeit auf Kälte- und Nässe führt zu wiederkehrenden Magen-Darmbeschwerden sowie zu Reizblase

Modalitäten

↓ Wärme, kalte Füße, fette Speisen

↑ Frische Luft

Bewährt bei

- hormonell verstärkter Akne (Pubertät, Periodenblutung, Wechseljahre)
- rezidivierenden Infekten der Geschlechtsorgane
- Prostatahyperplasie und chronischer Prostatitis
- Reizblase und rezidivierenden Harnwegsinfekten

Hinweis

- Pulsatilla wird bei ausbleibender oder unregelmäßiger Periodenblutung infolge Absetzen des hormonellen Antikonzeptivums längerfristig angewendet, zumal wenn Kinderwunsch besteht

Prostataerkrankungen

Prostatahyperplasie (BPH), Prostatitis

Die Prostata vergrößert sich mit zunehmendem Lebensalter des Mannes. Dies kann zu erschwertem Wasserlassen, schwachem Harnstrahl sowie zu nachlassender Erektionsfähigkeit führen, wobei nicht jeder Mann davon betroffen ist.

Die Prostata kann sich auch entzünden (Prostatitis), was zu vergleichbaren Beschwerden führt. Schmerzen bestehen meist nur im akuten Entzündungsstadium, vor allem im Dammbereich. Auch kann die Prostatitis mit einer Harnblasenentzündung einhergehen (▸ Harnwegsinfekte).

▸ HVKompass Homöopathie
▸ Prostatahyperplasie

▸ HVKompass Homöopathie
▸ Prostatitis

Staphisagria D12 ▸ 2-mal tgl. 5 Glob. L

Causa/Lokalisation

- Urinkatheter, Operationsfolgen

Leitsymptome

- Schmerzen der Prostata, die von der Harnröhre bis zum After ziehen
- häufiger Harndrang, Harnblase entleert sich nicht vollständig
- Brennen während und nach dem Wasserlassen

Modalitäten

↓ Kälte, morgens, nach emotionalen Ereignissen (Kummer, Ärger, Entrüstung)

↑ In Ruhe

Bewährt bei

- Harnwegsentzündung durch Blasenkatheter sowie bei Inkontinenz infolge einer Prostataoperation, auch ist Staphisagria angezeigt bei rezidivierenden Harnblasenentzündungen nach Intimverkehr.

Hinweis

- Staphisagria ist ein psychosomatisches Arzneimittel mit dem Stichwort „Verletzungsfolgen“: fühlt sich emotional verletzt, reagiert empfindsam

Conium maculatum D6 ▸ 3-mal tgl. 5 Glob. L

Causa/Lokalisation

- Inkontinenz nach OP, durch Prostatahyperplasie

Leitsymptome

- Häufiger Harndrang mit schwachem, immer wieder unterbrochenen Harnstrahl
- häufiges nächtliches Wasserlassen
- ständiges Nachträufeln nach dem Wasserlassen sowie infolge einer Prostataoperation, auch wenn diese längere Zeit zurückliegt
- Neigung zu Restharn und zu Harnwegsentzündungen
- sexuelles Verlangen ohne Erektion
- häufige emotionale Reaktion: Zieht sich zurück, schottet sich ab, grübelt, nichts interessiert mehr

Modalitäten

↓ Kälte, nachts, Anstrengung
↑ Wärme

Bewährt bei

- Verhaltensänderungen („innerer Rückzug") älterer Menschen

Populus D3 ▸ 3-mal tgl. 5 Glob.

L

Causa/Lokalisation

- Entzündungsneigung, Operationsfolgen

Leitsymptome

- Wiederkehrende Entzündungen an Harnwegen und Prostata, auch infolge einer Operation
- brennende Schmerzen hinter dem Schambein beim Wasserlassen
- Harndrang oder erschwertes Wasserlassen
- schleimig durchsetzter Urin

Modalitäten

↓ Kälte, nach dem Wasserlassen

↑ Wärme

Bewährt bei

- Neigung zu Harnblasenentzündungen sowie zur Ausheilung nach einer Operation an Harnblase und Prostata

Thuja D12 ▸ 2-mal tgl. 5 Glob.

L

Causa/Lokalisation

- Rezidivierende Infekte: Harnwege

Leitsymptome

- Ständiger Harndrang, auch schneidende Schmerzen
- Gefühl wie wenn Tropfen in der Harnröhre zurückbleiben
- Druckgefühl am Damm, in den Genitalbereich ausstrahlend

Modalitäten

↓ Kälte, Nässe

↑ Wärme

Bewährt bei

- anhaltenden Entzündungen im Genitalbereich, beim Mann mit chronischer Prostatitis und Nebenhodenentzündung
- Nasenpolypen und rezidivierende Sinusitis

Hinweis

- Thuja C30 ▸1–2-mal wöchentlich, an den anderen Tagen kann Populus D3 eingenommen werden

Magnesium jodatum D6 ▸ 3-mal tgl. 1 Tabl. L

Causa/Lokalisation

- Entzündung, gutartige Vergrößerung

Leitsymptome

- Häufiger Harndrang oft mit Brennen während des Wasserlassens, meist geringe Urinmengen
- unwillkürlicher Urinabgang beim Gehen
- brennende und stechende Schmerzen im Hoden und am Damm, besonders bei angeregter Darmtätigkeit
- oft nervös-gereizt Stimmungslage

Modalitäten

↓ Kälte, morgens
↑ Wärme

Bewährt bei

- Harnentleerungsstörungen, die mit Alpha-Blockern therapiert werden

Hinweis

- Bestehen zusätzlich zur Prostatahyperplasie auch Bluthochdruck sowie Gefäßablagerungen (Plaquesbildung) ist Aurum jodatum D6, ▸ 3-mal tägl. 1 Tabl. längerfristig angezeigt

Psoriasis vulgaris ▸ Schuppenflechte
Raynaud-Syndrom ▸ Durchblutungsstörungen
Refluxösophagitis ▸ Magenkrankheiten

Reizblase

Bei einer Reizblase kommt es infolge einer anhaltenden Reizung durch Kälte und Nässe sowie emotionaler Ereignisse und Belastungen zu Harndrang und gehäuftem, auch schmerzhaftem Wasserlassen, wobei meist nur kleine Mengen abgehen. Eine Reizblase kann auch infolge eines nicht ausgeheilten Harnwegsinfekts, nach einer Operation (Prostata, Gebärmutter) oder nach einer Entbindung auftreten.
Als Basismaßnahme ist konsequente Beckenbodengymnastik anzuraten! Im Gegensatz zur akuten Harnblasenentzündung besteht keine bakterielle Infektion.
Siehe auch ▸Harninkontinenz (Blasenschwäche), ▸Harnwegsinfekte, ▸Prostataerkrankungen

▸HVKompass Homöopathie

Causticum D12 ▸ 2-mal tgl. 5 Glob. L

Causa/Lokalisation

- Schließmuskelschwäche, Kummersituation

Leitsymptome

- Häufiger Harndrang, verstärkt durch seelische Ereignisse (Kummer, Mitleid)
- unfreiwilliger Urinabgang oft nur weniger Tropfen bei körperlicher Belastung (Heben und Tragen) sowie bei Erschütterungen (Husten, Lachen und Joggen)
- Blasenschwäche infolge Entbindung oder Operation
- oft gedrückte, kummervolle Stimmung, übersensibel

Modalitäten

↓ Kälte, Zugluft

↑ Wärme

Bewährt bei

- Einnässen der Kinder wegen emotionaler Überforderung („Weinen aus der Blase")

Solidago D3 ▸ 3-mal tgl. 5 Glob.

L

Causa/Lokalisation

- Abklingender Harnwegsinfekt

Leitsymptome

- Missempfindung beim Wasserlassen, Patient spürt die Harnblase
- Vermehrter oder verminderter Harndrang
- oft Druckgefühl im Nierenbereich
- mehrere Harnwegsinfekte innerhalb kurzer Zeit

Modalitäten

↓ Häufige Mahlzeiten

↑ Wärme

Bewährt bei

- nicht ausgeheiltem Harnwegsinfekt

Argentum nitricum D12 ▸ 2-mal tgl. 5 Glob. L

Causa/Lokalisation

- Erwartungsänsgte, Vorahnungen

Leitsymptome

- Aufregungen und bevorstehende Ereignisse führen zu ständigem Harndrang und häufigem Wasserlassen meist kleiner Mengen
- nagende, krampfartige Magenschmerzen, die in alle Richtungen ausstrahlen
- großes Verlangen nach Süßigkeiten, was die Magenbeschwerden verstärkt
- Durchfälle
- Bauchraum gebläht
- nervös, unruhig und hektisch
- kann sich nicht in engen Räumen aufhalten
- hat Zukunftsängste, oft schlechter Schlaf mit Albträumen

Modalitäten

↓ Wärme, nachts, Enge

↑ Kühle, im Freien

Bewährt bei

- Lampenfieber und Prüfungsangst

Ferrum metallicum D12 ▸ 2-mal tgl. 5 Glob. L

Causa/Lokalisation

- Pubertät, Erschöpfung, Blutverlust

Leitsymptome

- Ständiger Harndrang
- permanentes Gefühl, die Harnblase sei voll
- Kann den Urin nicht lange Zeit halten
- neigt zu kalten Füßen, verfroren
- rasch erschöpft und gereizt
- häufiger Wechsel der Gesichtsfarbe von rot nach blass, wobei die Haut „durchsichtig" wirkt, blasse Lippen
- gehäuft Erkältungen der Atemwege und der Harnwege

Modalitäten

↓ Überanstrengung, nachts, Wärme

↑ Ruhe

Bewährt bei

- Eisenmangelanämie sowie bei schwächender Monatsblutung

Petroselinum D6 ▸ 3-mal tgl. 5 Glob. L

Causa/Lokalisation

- Emotionales, Operation, Entbindung

Leitsymptome

- Plötzlich einsetzender, heftiger Harndrang, sodass die Toilette kaum erreicht wird, einige Urintropfen gehen oft schon vorher ab
- Brennen beim Wasserlassen oder Missempfindungen wie Drücken oder Ziehen
- Gefühl als seien Blase und Harnröhre ständig gereizt

Modalitäten

↓ Nachts

↑ Wärme

Bewährt bei

- Bettnässen

Dulcamara D6 ▸ 3-mal tgl. 5 Glob.

L

Causa/Lokalisation

- Kälte, Nässe

Leitsymptome

- Sobald es kühl und nass ist, meldet sich die Harnblase mit Harndrang, häufigem Wasserlassen kleiner Mengen
- Beschwerden steigern sich oft bis zu schmerzhaftem Brennen beim Wasserlassen mit der Folge einer akuten Blasen- und Harnwegsentzündung
- insgesamt sehr kälteempfindlich, neigt zu Erkältungen

Modalitäten

↓ Kälte, Nässe, Wetterwechsel

↑ Wärme

Bewährt bei

- Beschwerden und Erkrankungen infolge nass-kaltem Wetter

Reizdarm-Syndrom

Bei einem Reizdarm-Syndrom ist die Darmmotilität gestört, die Schleimhäute reagieren auf Nahrungsmittel. Oftmals ist auch die Darmflora pathologisch verändert.

Meist bestehen keine organischen Ursachen. Stress und dauerhafte Überforderung gelten als Hauptauslöser der Beschwerden, wobei ohne Frage die Ernährungsweise eine Rolle spielt wie sich in der Praxis immer wieder zeigt.

Letztlich kann es sich auch um ein Leaky-Gut-Syndrom handeln, bei welcher die physiologische Schutzbarriere der Darmschleimhaut nicht mehr intakt ist.

Siehe auch ▸ Darmentzündung, ▸ Divertikulose, ▸ Römheld-Syndrom

▸ HVKompass Homöopathie

Okoubaka D3 ▸ 3-mal tgl. 5 Glob.

L

Causa/Lokalisation

- Pathologische Darmflora, Nahrungsmittelunverträglichkeiten, Antibiose

Leitsymptome

- Immer wieder weicher Stuhl wie Brei oder auch Durchfall, oft mit Schleim vermengt
- Abgang von Blähungen, oft im Wechsel mit Verstopfung ohne Stuhldrang, dann wieder normal geformter Stuhl
- häufiges Aufstoßen, Übelkeit, pappiger Mundgeschmack, auffallender Zungenbelag

Modalitäten

↓ Nikotingenuss
↑ Nahrungsverzicht

Bewährt bei

- Nahrungsmittelunverträglichkeiten, chronisch entzündlichen Darmerkrankungen
- Wurmabtreibungskur

Hinweis

- Okoubaka ist angezeigt zur Sanierung und Stabilisierung der Darmflora sowie zur Entgiftung und Entschlackung des Organismus. Es hat eine ausgeprägte Wirkung auf das Darm assoziierte Immunsystem und damit auf die daraus resultierenden Erkrankungen.

Asa foetida D6 ▸ 3-mal tgl. 5 Glob.

L

Causa/Lokalisation

- Dysbakterie, Antidiabetika

Leitsymptome

- Ständiges, lautes Aufstoßen mit ranzigem oder fauligem Geruch
- zusammenschnürende Schmerzen im Magen und in der Speiseröhre:
- Gefühl, als steige eine Kugel vom Magen in den Rachen auf
- Bauch aufgetrieben mit extrem übel riechenden Blähungen
- wässrige, schleimige, stinkende Durchfälle, auch abwechselnd mit Verstopfung

Modalitäten

↓ Sitzen, Stehen

↑ nach dem Stuhlgang, Bewegung

Bewährt bei

- Verdauungsbeschwerden durch Antidiabetika

Carbo vegetabilis D6 ▸ 3-mal tgl. 1 Tabl. L

Causa/Lokalisation

- Dysbakterie, pathologische Darmflora

Leitsymptome

- Völlegefühl
- häufiges Aufstoßen
- Sodbrennen
- heftige, sehr übel riechende Blähungen
- krampfartige oder zusammenschnürende Schmerzen, die in die Brust oder zum Rücken ausstrahlen, mit Atembeschwerden, oft auch Kreislaufschwäche
- Abneigung gegen Fett, Milch und Fleisch

Modalitäten

↓ Nach dem Essen, warmer Raum

↑ Aufstoßen, Abgang von Blähungen, Luft

Bewährt bei

- Römheld-Syndrom

Argentum nitricum D12 ▸ 2-mal tgl. 5 Glob. L

Causa/Lokalisation

- Erwartungsängste, Vorahnungen

Leitsymptome

- Aufregungen und bevorstehende Ereignisse führen zu Durchfällen und häufigem Wasserlassen
- hastiges Essen, wobei viel Luft geschluckt wird
- explosionsartiges, lautes Aufstoßen, geblähter Bauch
- nagende, krampfartige Magenschmerzen, die in alle Richtungen ausstrahlen
- großes Verlangen nach Süßigkeiten, was die Magenbeschwerden verstärkt
- nervös, unruhig und hektisch
- Zukunftsängste, schlechter Schlaf mit Albträumen

Modalitäten

↓ Wärme, nachts, in engen Räumen
↑ Kühle, im Freien

Bewährt bei

- Lampenfieber, Reizdarm-Syndrom, Reizblase

Reizmagen-Syndrom ▸ Magenkrankheiten

Rekonvaleszenz, post-infektiöses Syndrom

Nach einem operativen Eingriff, einer schweren Erkrankung, nach einer bakteriellen oder viralen Infektion kann es zu einem verzögerten Genesungsverlauf kommen. Der Patient ist wenig leistungsfähig, stimmungslabil, anhaltend geschwächt. Eine solche protrahiert verlaufende Rekonvaleszenz als Folge einer Infektionskrankheit – das postinfektiöse Syndrom – birgt die Gefahr eines Rezidivs, das erfahrungsgemäß einen schweren Verlauf nimmt und nicht selten zu Entzündungen innerer Organe (Herz, Nieren) führt.

Vielfach kommt es in dem betroffenen Organbereich zu anhaltenden, oftmals latenten Beschwerden, die meist durch Stresssituationen wieder in akute, virulente Symptome übergehen. Häufige Beispiele dafür sind Lippenherpes, Atemwegsinfekte, Reizblase.

Insofern ist eine Ausheilung der noch latent vorhandenen Entzündung ein dringliches Therapieziel, was letztlich über den Behandlungsansatz einer Regulation körpereigener Selbstheilungskräfte zielführend ist. Damit lässt sich die meist symptomatische Therapie durch eine Add-on Homöopathie ausschleichen.

Siehe auch ▸ Blutarmut (Anämie)

▸ HVKompass Homöopathie

Magnesium fluoratum D12 ▸ 2-mal tgl. 5 Glob. L

Causa/Lokalisation

- Vorbehandlung mit Antipyretika, chemisch-synthetische Erkältungspräparate

Leitsymptome

- Erkältungssymptome, insbesondere anfallsweise Husten, Nasenschleim dünn oder fester, allgemeines Unwohlsein flammen immer wieder auf: wird „einfach nicht gesund"
- anhaltende Erschöpfung mit Schweißausbrüchen bei der geringsten Anstrengung
- fühlt sich nicht fit und gesund, innere Anspannung: will arbeiten, ist aber nicht belastbar

Modalitäten

↓ Am frühen Morgen

↑ Im Freien

Propolis D12 ▸ 2-mal tgl. 5 Glob. L

Causa/Lokalisation

- Immunreaktion auf Virus-Toxine, Impfungen, Medikamente und Schwermetallbelastung

Leitsymptome

- mangelnde Leistungsfähigkeit, immer wieder „kränkeln", unerklärliche Müdigkeit und Abgeschlagenheit
- ständig erneut aufflammende Zahnfleischentzündungen, Bläschen im Mund und Lippenherpes
- allergische Reaktionen mit Fließschnupfen und Augentränen
- gehäuft Gerstenkörner und entzündete Augenlidränder
- immer wieder juckende Hautentzündungen, akneähnlicher Ausschlag
- unerklärliche Muskel- und Gelenkschmerzen

Modalitäten

↓ Körperliche Anstrengung
↑ Ruhephasen, nach dem Schlaf

Bewährt bei

- das Immunsystem belastenden Umwelteinflüssen, Schwermetallbelastung assoziierte Beschwerden ohne bisherige Ausleitung

Hinweis

- Propolis bewährt sich beim Prädiabetes und Diabetes mellitus Typ I, wenn die Manifestation durch einen Virusinfekt ausgelöst wurde

Gelsemium D6 ▸ 3-mal tgl. 5 Glob. L

Causa/Lokalisation

- Verzögerte Genesung, Lähmungszustände als Virusfolge

Leitsymptome

- Zittrige Schwäche mit Schweißausbrüchen
- Gefühl wie betäubt und gelähmt zu sein
- fühlt sich überfordert, oft dunkelrote Gesichtsfarbe
- lähmungsartige Muskelschwäche, mangelnde Koordination der Muskeln
- anhaltende Sehstörungen, Doppelbilder, Augenmuskellähmung auch infolge einer Virusinfektion

Modalitäten

↓ Abends, Wärme, emotionale Ereignisse

↑ Frische Luft

Bewährt bei

- Lähmungen infolge einer Virusinfektion
- Kopfschmerzen bei Schulter-Nackenverspannungen
- Erkältungskrankheit mit deutlich verzögerter Rekonvaleszenz

Hinweis

- Gelsemium ist ein bewährtes Arzneimittel bei psychischen und somatischen Erkrankungen mit dem Stichwort „wie gelähmt", in Abhängigkeit von Auslöser und Leitsymptome ist Gelsemium ein Akut- und ein Langzeitmittel

Iberis amara D6 ▸ 3-mal tgl. 5 Glob. L

Causa/Lokalisation

- Herzschwäche, Verdauungsstörungen: Folgen eines Infekts

Leitsymptome

- Aufstoßen, Völlegefühl, starke Blähungen
- Druckgefühl im Brustbereich, starkes Herzklopfen bei geringster Anstrengung, Schwindelgefühl
- stechende und drückende Herzschmerzen
- unruhiger Schlaf mit Albträumen
- geschwächtes Allgemeinbefinden

Modalitäten

↓ Bewegung, nachts, Liegen auf der linken Seite
↑ Ruhe, frische Luft

Bewährt bei

- funktionellen Herzrhythmusstörungen
- Römheld-Syndrom, Divertikulose

Hinweis

- Iberis amara ist auch angezeigt, wenn die Herz- und Magen-Darm-Beschwerden Folge eines Infekts der Atemwege und des Magen-Darmtrakts sind und mit einem geschwächten Allgemeinbefinden einhergehen

Acidum phosphoricum D12 ▸ 2-mal tgl. 5 Glob. L

Causa/Lokalisation

- Überanstrengung, Überforderung, Erkrankungsfolgen

Leitsymptome

- Fühlt sich geistig und körperlich überanstrengt und überfordert, ist unkonzentriert und vergesslich
- Schweißausbrüche bei geringster Anstrengung
- Ergrauen der Haare sowie Haarausfall
- Appetitlosigkeit, Blähungen, Durchfallneigung
- mangelnde sexuelle Erlebnisfähigkeit

Modalitäten

↓ Kälte, Lärm, Anstrengung
↑ Wärme, Ruhe

Bewährt bei

- Folgen einer Krebserkrankung, Fatigue-Syndrom, Burnout
- Apathie durch Kummer oder erschöpfende Krankheit

Restless-legs-Syndrom

Bei diesem Krankheitsbild steht die Unruhe der Beine im Mittelpunkt, oftmals verbunden mit Missempfindungen wie Kribbeln und Ameisenlaufen sowie mit Schmerzen in den Beinen und Gefühlsstörungen der Fußsohlen. Als mögliche Ursache wird eine Störung des Dopamin-Stoffwechsels angenommen, einem Botenstoff im Gehirn, welcher für die Nervenleitungen zuständig ist.

Hinweis

- Als unterstützende Maßnahme neben der Homöopathie bewährt sich die Einreibung der Beine mit Cuprum-metallicum-praeparatum-Öl® im täglichen oder wöchentlichen Wechsel mit Hypericum, flos-Öl®. Dabei wird zuerst das rechte, dann das linke Bein von unten nach oben eingerieben.

▸ HVKompass Homöopathie

Hypericum D6 ▸ 3-mal tgl. 5 Glob. L

Causa/Lokalisation

- Neuropathie

Leitsymptome

- Immer wieder stechende oder einschießende Schmerzen mit Missempfindungen und Taubheitsgefühl
- große Berührungsempfindlichkeit
- Schwächegefühl in den Beinen mit Gangunsicherheit
- oft Schmerzzunahme bei Wetterwechsel

Modalitäten

↓ Kälte, Berührung
↑ Ruhe

Bewährt bei

- Neuropathie, Neuralgie und Zytostatika bedingter Neurotixizität

Hinweis

- Hypericum kann auch im dreiwöchigen Wechsel mit einem der anderen Mittel eingenommen werden, wenn die individuelle Symptomatik dies nahelegt

Zincum metallicum D12 ▸ 2-mal tgl. 5 Glob.

L

Causa/Lokalisation

- Stress, Ernährungsfehler

Leitsymptome

- Beine sind ständig in Bewegung, vor allem nachts
- spontanes Zucken einzelner Muskelgruppen
- unruhiger, immer wieder unterbrochener Schlaf mit schlechten Träumen, Zähneknirschen
- nächtliches Aufschrecken
- tagsüber große Müdigkeit
- innere Unruhe und Anspannung
- ausgeprägte Geräusch- und Berührungsempfindlichkeit

Modalitäten

↓ Alkohol, Anstrengung

↑ Ingangkommen von Ausscheidungen, Bewegung

Bewährt bei

- Schreiattacken von Säuglingen und Kleinkindern als Folge einer Impfung

Agaricus D12 ▸ 2-mal tgl. 1 Tabl. L

Causa/Lokalisation

- Unruhezustände

Leitsymptome

- Missempfindungen in Armen und Beinen mit Kribbeln und Ameisenlaufen
- Bewegungsdrang mit Zittern und unmotivierten, fahrigen Bewegungen
- Konzentrationsstörungen, fühlt sich schnell überfordert

Modalitäten

↓ Kälte, Genussmittel, emotionale Ereignisse
↑ Im Freien

Bewährt bei

- Morbus Parkinson, anhaltendem Zucken der Augenlider, Restless-legs-Syndrom, Tics, Konzentrationsstörungen durch schulische Überforderung

Hinweis

- Agaricus ist ein neurologisches Arzneimittel zur Behandlung unkoordinierter Bewegungsabläufe

Secale cornutum D6 ▸ 3-mal tgl. 5 Glob.

L

Causa/Lokalisation

- Verengte Blutgefäße, (diabetische) Polyneuropathie

Leitsymptome

- Taubheitsgefühl
- Missempfindungen wie Kribbeln und Brennen, was sich bis zu schmerzhaftem Empfinden steigern kann: wie von Nadeln gestochen
- weißlich-bläuliche Verfärbung der Haut, oft auch Kältegefühl
- Hände und Füße fühlen sich meist eiskalt an

Modalitäten

↓ Bewegung, Berührung

↑ Ruhe

Bewährt bei

idiopathischer oder diabetischer Polyneuropathie sowie beim Raynaud-Syndrom (▸ Durchblutungsstörungen)

Hinweis

- Secale cornutum kann beim Karpaltunnel-Syndrom längerfristig angewendet werden

Rheuma ▸ Arthritis, ▸ Arthrose, ▸ Rückenschmerzen

Römheld-Syndrom

Das nach dem Erstbeschreiber Römheld bezeichnete Syndrom ist eine erhebliche Luftansammlung im Magen-Darm-Trakt. Dadurch wird das Zwerchfell nach oben gedrückt, sodass es insbesondere zu Beschwerden an Lunge und Herz kommt. Dies zeigt sich in unterschiedlichen, subjektiv belastenden Beschwerden, die vielfach mit Angstsymptomen bis hin zu Panikattacken verbunden sein können. Die Betroffenen klagen über Atemnot und Druckgefühl über der Brust wie bei Angina pectoris, es treten angstbesetzte Herzbeschwerden mit Tachykardie und Herzstolpern auf.

Siehe auch ▸ Herz-Kreislauferkrankungen, ▸ Reizdarm-Syndrom

Carbo vegetabilis D6 ▸ 3-mal tgl. 1 Tabl. L

Causa/Lokalisation

- Dysbakterie, pathologische Darmflora

Leitsymptome

- Völlegefühl
- häufiges Aufstoßen
- Sodbrennen
- heftige, sehr übel riechende Blähungen
- krampfartige oder zusammenschnürende Schmerzen, die in die Brust oder zum Rücken ausstrahlen, mit Atembeschwerden, oft auch Kreislaufschwäche
- Abneigung gegen Fett, Milch und Fleisch

Modalitäten

↓ Nach dem Essen, warmer Raum

↑ Aufstoßen, Abgang von Blähungen, Luft

Bewährt bei

- Divertikulose, COPD

Momordica balsamina D6 ▸ 3-mal tgl. 5 Glob. L

Causa/Lokalisation

- Verdauungsschwäche, Dysbakterie

Leitsymptome

- Stark aufgetriebener Bauch, Schmerzen oft im linken Bauchbereich
- ständiges Aufstoßen und Abgang von Blähungen
- Essen liegt „schwer" im Magen, Gefühl mangelnder Verdauung

Modalitäten

↓ Milch, Weizenmehl

↑ Aufstoßen, Abgang von Blähungen

Bewährt bei

- Meteorismus, Römheld-Syndrom, Divertikulose

Hinweis

- Momordica balsamina bewährt sich auch bei Verdauungsstörungen in der Schwangerschaft

Iberis amara D6 ▸ 3-mal tgl. 5 Glob.

L

Causa/Lokalisation

- Herzschwäche, Verdauungsstörungen: Folgen eines Infekts

Leitsymptome

- Aufstoßen, Völlegefühl, starke Blähungen
- Druckgefühl im Brustbereich, starkes Herzklopfen bei geringster Anstrengung, Schwindelgefühl
- stechende und drückende Herzschmerzen
- unruhiger Schlaf mit Albträumen
- geschwächtes Allgemeinbefinden

Modalitäten

↓ Bewegung, nachts, Liegen auf der linken Seite
↑ Ruhe, frische Luft

Bewährt bei

- funktionellen Herzrhythmusstörungen
- Römheld-Syndrom, Divertikulose
- Rekonvaleszenz

Hinweis

- Iberis amara ist auch angezeigt, wenn die Herz- und Magen-Darm-Beschwerden Folge eines Infekts der Atemwege und des Magen-Darmtrakts sind und mit einem geschwächten Allgemeinbefinden einhergehen

Rosacea, Couperose

Die Rosacea wird aufgrund ihres Aussehens auch als Kupferfinnen bezeichnet und zeigt sich in Form einer fleckigen Rötung mit Hautschuppen sowie mit fettiger und entzündeter Haut im Gesichtsbereich. Die Ursache ist weitgehend unklar, vermutet wird eine Regulationsstörung der Gefäßversorgung im Gesichtsbereich.

Als Couperose wird das Frühstadium mit den typischen geplatzten Blutgefäßen im Gesicht („Gesichtsreiser") und der anhaltenden Hautrötung bezeichnet. Die Hautveränderungen können im Zusammenhang mit Funktionsstörungen der Verdauungsorgane oder des Herz-Kreislauf-Systems auftreten. Kaffee, schwarzer Tee, Alkohol, scharfe Gewürze und direkte Sonneeinwirkung können das Krankheitsbild verschlechtern.

▸ HVKompass Homöopathie

Arnica D12 ▸ 2-mal tgl. 5 Glob. L

Causa/Lokalisation

- Blutdruckerhöhung

Leitsymptome

- Rötliches Gesicht, durchzogen mit sichtbar bläulichen Blutgefäßen, vor allem über den Wangen
- Gesicht wirkt wie aufgedunsen
- unreine Haut mit Pusteln, die sich zu einem Furunkel entwickeln können
- Blutandrang zum Kopf mit Hitzegefühl, Kopfschmerzen, Schwindel
- Ohrensausen und gehäuft Nasenbluten
- geschwollene Beine mit deutlich sichtbaren Krampfadern

Modalitäten

↓ Berührung, Bewegung
↑ Ruhe

Carbo vegetabilis D12 ▸ 2-mal tgl. 5 Glob. L

Causa/Lokalisation

- Verdauungsstörungen, Dysbakterie

Leitsymptome

- Bläuliche Verfärbung von Gesichtshaut, Lippen und Fingernägeln
- Atembeschwerden mit hörbarem Geräusch beim Ausatmen
- ständiges Räuspern und Husten mit Verschleimung, Atemnot selbst bei leichter Anstrengung
- Völlegefühl, häufiges Aufstoßen, auch Sodbrennen
- sehr übel riechende, heftige Blähungen
- was zu krampfartigen oder zusammenschnürenden Schmerzen führt, die in die Brust oder zum Rücken ausstrahlen
- Druckgefühl am Herzen, oft auch Kreislaufschwäche

Modalitäten

↓ Nach dem Essen, warmer Raum

↑ Aufstoßen, Abgang von Blähungen, Luft

Bewährt bei

- Römheld-Syndrom

Lachesis D12 ▸ 2-mal tgl. 5 Glob. L

Causa/Lokalisation
- Wechseljahre, Hormontherapie

Leitsymptome
- Bläuliche verfärbte Haut mit entzündeten Stellen und Eiterbildung
- enges, insbesondere am Hals und am Körper wird nicht vertragen
- Beklemmungsgefühl in der Brust mit heftigem Herzklopfen
- häufiges Auftreten meist linksseitiger Kopfschmerzen
- ausgeprägte Hitzewallungen mit starken Schweißausbrüchen, aber auch Frieren
- heftige emotionale Reaktionen wie Misstrauen und Eifersucht
- gereizte Stimmung
- sehr redefreudig und mitteilsam

Modalitäten

↓ Nach dem Schlaf, Wärme, Wechseljahre

↑ Abkühlung

Sulfur jodatum D12 ▸ 2-mal tgl. 5 Glob. L

Causa/Lokalisation

- Stoffwechselstörung

Leitsymptome

- Große, abgekapselte Hautentzündungen, meist bläulich verfärbt
- unreine, anhaltend entzündete Haut langsame Heilung
- Juckreiz
- Lymphknoten geschwollen
- Gefühl einer vergrößerten Zunge
- Neigung zu Verstopfung oder unregelmäßigem Stuhlgang

Modalitäten

↓ Wärme

↑ Frische Luft

Bewährt bei

- abgekapselten Hautentzündungen wie z. B. Hagelkorn am Auge oder Akneknoten (Acne conglobata, ▸Akne)

Rückenschmerzen

Rückenschmerzen können sowohl durch körperliche wie auch durch seelische Überlastung verursacht sein. Die reflektorische Muskelverspannung verstärkt den Schmerz, der seinerseits die Muskulatur vermehrt anspannt. Da die Muskulatur über Sehnen und Bänder mit Knochen und Gelenken verbunden ist, kommt es zu einem ausgeprägten oft chronischen Schmerzzustand.
Akute Rückenschmerzen im Bereich der Lendenwirbelsäule werden als Lumbalgie („Hexenschuss") bezeichnet.
Siehe auch ▸Bandscheibenvorfall, ▸Osteoporose, ▸Spinalkanalstenose

▸HVKompass Homöopathie

Nux vomica D6 ▸ 3-mal tgl. 5 Glob. L

Causa/Lokalisation

- Muskelverspannungen, akut und anhaltend, Lumbalgie

Leitsymptome

- Gesamte Rückenmuskulatur ist schmerzhaft verspannt, oft verbunden mit Spannungskopfschmerzen
- Schmerzen im Nacken-Schulterbereich
- bretthharte Muskeln
- kann sich im Bett kaum umdrehen vor Schmerzen
- starke innere Anspannung
- gestresst und überfordert, ungesunde Lebensweise

Modalitäten

↓ Morgens, Kälte, Bewegung
↑ Wärme

Bewährt bei

- Begleitbehandlung in der Schmerztherapie, um die Nebenwirkungen chemisch-synthetischer Schmerzmittel zu reduzieren
- Akuter Lumbalgie, akuter und anhaltender Muskelverspannungen

Hinweis

- Nux vomica ist ein psychosomatisch wirkendes Arzneimittel und wird je nach Leitsymptomatik als Akut- oder Langzeitmittel angewendet

Hekla lava e lava D6 ▸ 3-mal tgl. 1 Tabl. L

Causa/Lokalisation

- Osteoporose, Arthrose

Leitsymptome

- Gelenk- und Rückenschmerzen mit eingeschränkter Beweglichkeit
- muss sich immer wieder setzen oder liegen
- Rückenmuskulatur ist schmerzhaft verspannt, bis in den Kopf ausstrahlend
- Schmerzen in Armen und Beinen beim Tragen und Heben
- schmerzhafte Gelenke (Finger, Hände, Füße) bei Bewegung

Modalitäten

↓ Körperliche Belastung
↑ Im Liegen, Ruhe

Bewährt bei

- osteoporotisch bedingten Rückenschmerzen, Arthrose, Fersensporn

Hinweis

- Hekla lava kann je nach Symptomatik auch mit einem der anderen Mittel kombiniert werden: jeweils drei Wochen lang im Wechsel einnehmen, eine solche homöopathische „Gelenkkur" sollte etwa 3–4 Monate lang angewendet werden

Paloondo D6 ▸ 3-mal tgl. 5 Glob.

L

Causa/Lokalisation

- Bandscheibenabnutzung, Osteoporose

Leitsymptome

- Gesamter Rücken schmerzt und ist verspannt
- stark eingeschränkte Bewegung
- Gelenkbeweglichkeit schmerzhaft eingeschränkt aufgrund der bestehenden Verschleißerscheinungen

Modalitäten

↓ Abends, längeres Stehen

↑ Wärme

Bewährt bei

- degenerativen Bandscheibenbeschwerden und Osteoporose

Lachnanthes D6 ▸ 3-mal tgl. 5 Glob. L

Causa/Lokalisation
- Halswirbelsäule

Leitsymptome
- Rheumatische Beschwerden: Halswirbelsäule ist wie verrenkt, Schmerzen erfassen gesamten Nacken- und Schulterbereich, können bis zu den Fingern ausstrahlen
- Gefühl von Eiseskälte zwischen den Schulterblättern
- steifer Hals
- Kopf auf eine Seite gezogen (Torticollis)
- migräneartige Kopfschmerzen bei schmerzhaft verspannter Nackenmuskulatur

Modalitäten

↓ Kälte, Bewegung

↑ Wärme

Bewährt bei
- Verschleißerscheinungen der Halswirbelsäule

Aesculus D6 ▸ 3-mal tgl. 5 Glob.

L

Causa/Lokalisation

- Lendenwirbelsäule, Kreuz-Darmbein-Gelenk, Venen

Leitsymptome

- anhaltende Kreuzschmerzen, in die gesamte Wirbelsäule und in die Beine ausstrahlend
- die Schmerzen setzen sich im Kreuz-Darmbein-Gelenk (Ileo-Sacral-Gelenk) fest, was zu schmerzhafter Bewegungseinschränkung führt
- Venenbeschwerden mit Schweregefühl in den Beinen
- schmerzhafte Hämorrhoiden

Modalitäten

↓ Morgens, mangelnde Bewegung
↑ Frische Luft

Bewährt bei

- Kreuzschmerzen und Krampfadern, vor allem auch in der Schwangerschaft

Schilddrüsenerkrankungen

Homöopathische Arzneimittel können Schilddrüsenhormonpräparate nicht ersetzen! Eine Begleitbehandlung ist dennoch sinnvoll, um die Verträglichkeit dieser Präparate zu steigern und das Allgemeinbefinden dauerhaft zu verbessern.
Die Schilddrüsenhormone sind für den Energiehaushalt des Menschen lebensnotwendig. Dabei spielt Jod eine entscheidende Rolle, es wird für die Hormonproduktion benötigt. Fehlt dieses Spurenelement, dann entsteht ein Kropf. Unabhängig davon kann sich eine Schilddrüsenüberfunktion entwickeln, deren Ursache häufig nicht bekannt ist. Damit verbunden ist oft eine Schilddrüsenentzündung (Thyreoiditis): die Basedow-Krankheit. Sie zählt zu den Autoimmunkrankheiten. Eine andere Form der Schilddrüsenentzündung ist die Hashimoto-Thyreoiditis, die im weiteren Verlauf meist zu einer Unterfunktion der Schilddrüse führt.
Bei einem Schilddrüsenadenom, bei denen die Zellen autonom arbeiten und nicht dem Thyreoidea stimulierenden Hormon-(TSH-)Regelkreis unterliegen, kommt es meist zu einen hyperthyreoten Stoffwechsellage.
Weitere Ursachen für mangelnde Schilddrüsenhormonproduktion sind oft hormonelle Störungen und können im Übrigen mit Ursache für unerfüllten Kinderwunsch sein.

Hinweis

- Die Auswahl des angezeigten Arzneimittels orientiert sich danach, ob eine Über- oder eine Unterfunktion der Schilddrüse besteht, unter Berücksichtigung der individuellen Symptome. Das bedingt zudem die oft unterschiedlichen Potenzen beim einzelnen Arzneimittel:
- **Unterfunktion:** ▸D6 ▸3-mal tägl. 5 Glob.
- **Überfunktion** ▸D12 ▸1–2-mal tägl. 5 Glob. (ggf. ▸C30 als Einmalgabe ▸1–2-mal wöchentlich)

Hyperthyreose, Morbus Basedow

Flor de Piedra D12 ▸ 2-mal tgl. 5 Glob.

L

Causa/Lokalisation

- Schilddrüsenerkrankungen mit Überfunktion

Leitsymptome

- Vergrößerte Schilddrüse, auch Kropfbildung
- Beengung und Druckgefühl am Hals
- subjektives Empfinden von Schluckbeschwerden
- innerliche Anspannung, fühlt sich wie gejagt, kommt nicht zur Ruhe
- Herzjagen und Schweißausbrüche
- immer wieder migräneartige Kopfschmerzen mit Sehstörungen
- rechtsseitige Bauchbeschwerden, häufiges Sodbrennen
- gelblich gefärbter, oft weicher Stuhl
- Hautjucken (an Kopf und Bauch) bei meist trockenem Hautausschlag

Modalitäten

↓ Anstrengung

↑ Bewegung

Bewährt bei

- unterschiedlichen Schilddrüsenerkrankungen, die durch eine hyperthyreote Stoffwechsellage gekennzeichnet sind

Hinweis

- Flor de Piedra D6 bei ▸Schilddrüsenunterfunktion (Hypothyreose)

▸ HVKompass Homöopathie

Calcium fluoratum D12 ▸ 2-mal tgl. 5 Glob. L

Causa/Lokalisation

- Vergrößerte Schilddrüse, Adenom

Leitsymptome

- Druckgefühl an der (meist) vergrößerten, oft auch knotigen Schilddrüse
- trotz üppigen Essens kaum Gewichtszunahme
- zarter Körperbau
- hektisches Verhalten, immer schwitzig, erträgt keine feuchte Wärme

Modalitäten

↑ Wärme

Hinweis

- Calcium fluoratum ist ein bewährtes Arzneimittel bei allgemeiner Bindegewebsschwäche (▸Bandscheibenvorfall, ▸Krampfadern).

Ferrum jodatum D12 ▸ 2-mal tgl. 5 Glob. L

Causa/Lokalisation

- Morbus Basedow, Schilddrüsenadenom, Hormonstörung

Leitsymptome

- Druckgefühl an der meist vergrößerten Schilddrüse
- deutlich hervortretende, entzündete, brennende Augen
- auffallender Wechsel der Gesichtsfarbe von hektischer Röte zu fahler Blässe
- starkes Herzklopfen mit Gefühl von Blutwallungen
- rasche Erschöpfung
- häufig sehr emotionale Reaktion mit Ruhelosigkeit und sprunghaftem Verhalten
- bei Frauen besteht oft ein Zusammenhang mit Hormonstörungen, unregelmäßigem Zyklus oder Myomen

Modalitäten

↓ Nachts, Wärme, Ruhe

↑ Bewegung

Hinweis

- Eine einschleichende Dosierung mit ▸1-mal tägl. 5 Glob. empfiehlt sich, um eine Überreaktion zu vermeiden

Calcium jodatum D12 ▸ 1-mal tgl. 5 Glob. L

Causa/Lokalisation

- Pubertätsbedingte Schilddrüsenvergrößerung

Leitsymptome

- Vergrößerte Schilddrüse: Gefühl, mit der Schilddrüse „stimmt etwas nicht"
- allgemeines Unwohlsein
- reichliche gelbe Absonderungen
- Erkältungsneigung in der Kindheit und Jugend häufig Halsschmerzen mit stark vergrößerten Mandeln und Nasenpolypen

Modalitäten

↓ Wärme

↑ Nach dem Essen

Hinweis

- Eine einschleichende Dosierung mit ▸1-mal tägl. 5 Glob. empfiehlt sich, um eine Überreaktion zu vermeiden

Adonis vernalis D6 ▸ 3-mal tgl. 5 Glob.

L

Causa/Lokalisation
- Nervosität, Herzjagen

Leitsymptome
- Immer wieder heftiges Herzklopfen
- zu schneller oder zu langsamer Puls, auch mit Aussetzern
- Gefühl als sei der Puls unregelmäßig
- Druckgefühl über dem Brustbereich wie zusammengeschnürt, auch Schwindelanfälle
- Schmerzen vom Hinterkopf ausgehend, bis in Schläfen und Augen ausstrahlend

Modalitäten

↓ Kälte, im Liegen

↑ Körperliche Anstrengung

Bewährt bei
- funktionellen Herzbeschwerden

Hypothyreose

Flor de Piedra D6 ▸ 3-mal tgl. 5 Glob.

L

Causa/Lokalisation

- Schilddrüsenerkrankungen mit Unterfunktion

Leitsymptome

- Vergrößerte Schilddrüse, auch Kropfbildung
- Beengung und Druckgefühl am Hals, subjektives Empfinden von Schluckbeschwerden
- migräneartige Kopfschmerzen mit Sehstörungen
- rechtsseitige Bauchbeschwerden, auch Sodbrennen
- gelblich gefärbter, oft weicher Stuhl
- Hautjucken bei meist trockenem Hautausschlag

Hinweis

- Flor de Piedra D12 bei Schilddrüsenüberfunktion

▸ HVKompass Homöopathie

Graphites D12 ▸ 2-mal tgl. 5 Glob.

L

Causa/Lokalisation

- Hormonstörungen, Übergewicht

Leitsymptome

- Verlangsamter Stoffwechsel, verbunden mit gestörtem Blutzucker- und Fettstoffwechsel
- Verdauungsschwäche mit krampfartigen Magenschmerzen
- übel riechende Blähungen und meist hartnäckige Verstopfung mit knotigem Stuhl
- unregelmäßige oder ausbleibende Periodenblutung
- wenig Ausdauer
- gedrückte Stimmung
- verfroren trotz Wärme

Modalitäten

↓ Nach dem Schlaf, morgens

↑ Frische Luft

Bewährt bei

- Stoffwechselstörungen (▸ Metabolisches Syndrom)

Fucus vesiculosus D4 ▸ 3-mal tgl. 5 Glob.

L

Causa/Lokalisation

- Gewichtszunahme, Kropf, Zyste

Leitsymptome

- Vergrößerte, druckempfindliche Schilddrüse
- anhaltendes Hungergefühl
- zunehmendes Übergewicht, oft hartnäckige Verstopfung
- häufige Kopfschmerzen mit dem Gefühl, die Stirn würde durch einen Ring zusammengeschnürt

Lapis albus D6 ▸ 3-mal tgl. 1 Tabl.

L

Causa/Lokalisation

- Kropf, Zyste, Hormonstörung

Leitsymptome

- Vergrößerte Schilddrüsenbereiche, oft auch nur an einzelnen Stellen tastbar
- druckempfindlicher Hals, auch mit vergrößerten Lymphknoten
- Neigung zu Myomen

Bewährt bei

- ▸Myom

Badiaga D6 ▸ 3-mal tgl. 5 Glob.

L

Causa/Lokalisation

- Kropf, Zyste

Leitsymptome

- Oft nur leichtes Druckgefühl am Hals, vergrößerte Schilddrüse
- bei Berührung fühlt sich Haut wie wund an
- schmerzhafte Muskeln wie zerschlagen

Modalitäten

↓ Kälte, Bewegung
↑ Wärme

Hinweis

- Badiaga D12 ▸1–2-mal tgl. 5 Glob. ist ein bewährtes Mittel bei der Basedow-Krankheit, die Häufigkeit der Einnahme orientiert sich am Befinden des Patienten

Schlafstörungen

Schlafstörungen können seelische und körperliche Ursachen haben, auch das Schlafbedürfnis ist sehr individuell. Wesentlich ist die Schlafhygiene, die als Basismaßnahme unverzichtbar ist. Im Wesentlichen ist darunter zu verstehen, dass zu spätes und schweres Essen, Reizüberflutung (Fernsehen u. ä.) sowie ein zu warmes Schlafzimmer zu vermeiden sind.
Da die Homöopathie wie überhaupt alle Naturstoffpräparate bei dieser Indikation regulierend auf den Schlaf-Wach-Rhythmus wirken, kann nicht von einem Soforteffekt ausgegangen werden

Hinweis

- Die erste Einnahme des angezeigten Arzneimittels sollte etwa eine halbe Stunde vor dem Zubettgehen sowie unmittelbar beim Zubettgehen erfolgen, bei nächtlichem Erwachen kann das Arzneimittel erneut eingenommen werden

▸ HVKompass Homöopathie

Cocculus D12, ▸ abends 2-mal 5 Glob. L

Causa/Lokalisation

- Schichtarbeit unterbrochener Schlaf

Leitsymptome

- Tagsüber häufig müde, muss ständig gähnen, kann abends trotzdem nicht einschlafen
- mangelnde Leistungsfähigkeit und Erschöpfung, gereizte Stimmung
- sehr geräuschempfindlich
- Gefühl, dass der Kopf wie leer ist, Ohrgeräusche

Modalitäten

↓ Bewegung, Schlafentzug

↑ Ruhephasen

Bewährt bei

- Schlafstörungen in Pflegeberufen mit Schichtdienst oder auch durch die Versorgung kranker Angehöriger

Phosphorus D12, ▸ abends 2-mal 5 Glob. L

Causa/Lokalisation

- Aufregung, Überforderung

Leitsymptome

- Schlechter Schlaf
- Furcht im Dunkeln und bei Gewitter
- Angst vor dem Alleinsein
- ausgeprägte Phantasie: sieht überall „Gespenster", leidet unter Vorahnungen
- sehr geräuschempfindlich, Zusammenzucken beim geringsten Geräusch
- nervös, innere Unruhe, ist ständig in Bewegung

Modalitäten

↓ Abends, nachts, emotionale Ereignisse
↑ Kurze Ruhephasen

Scutellaria lateriflora D6, ▸ abends 2-mal 5 Glob. L

Causa/Lokalisation

- Nach einer Erkrankung, emotionale Ereignisse

Leitsymptome

- Erschwertes Ein- und Durchschlafen trotz Erschöpfung
- unruhiger Schlaf mit heftigen Albträumen
- eher pessimistische Grundstimmung, körperliche Unruhe
- immer wieder migräneartige Kopfschmerzen mit schmerzenden Augen, saures Aufstoßen, häufiges Wasserlassen

Modalitäten

↓ Sinneseindrücke
↑ Ruhe

Bewährt bei

- migräneartigen Kopfschmerzen, die durch zu wenig Schlaf getriggert werden

Passiflora incarnata D2, ▸ abends 2-mal 5 Glob. L

Causa/Lokalisation

- Längerzeitige Schlafmittelanwendung

Leitsymptome

- Findet keinen Schlaf, leidet unter innerer Unruhe
- häufiges nächtliches Erwachen: liegt längere Zeit wach, oberflächlicher Schlaf mit Albträumen, nächtliche Hustenanfälle
- tagsüber oft heftige Kopfschmerzen, schmerzhafte Muskulatur
- Blähungen und Völlegefühl nach dem Essen

Hinweis

- Das Mittel bewährt sich zur Reduzierung chemischer-synthetischer Hypnotica (längerfristig!)

Aconitum D12, ▸ abends 2-mal 5 Glob. L

Causa/Lokalisation

- Schreck- und Schockfolgen

Leitsymptome

- Urplötzliches Aufschrecken in der Nacht mit heftigem Herzklopfen, panischer Angst und starker innerer Unruhe
- die Beschwerden schaukeln sich immer mehr auf
- negative Erlebnisse tauchen immer wieder vor dem geistigen Auge auf.

Modalitäten

↓ Nachts
↑ Schweißausbruch

Bewährt bei

- angstbesetzten Herzrhythmusstörungen

Coffea D12, ▸ abends 2-mal 5 Glob.

L

Causa/Lokalisation
- Emotionale Lebensereignisse

Leitsymptome
- Schlafstörungen wegen ständigen Gedankenzustroms
- Schweißausbrüche, lautes Herzpochen, wälzt sich im Bett
- tagsüber voller Ideen und Pläne, die nicht umgesetzt werden, dabei „nerviges" Verhalten
- immer wieder migräneartige Kopfschmerzen, oft auch Nervenschmerzen

Modalitäten

↓ Nachts, Gefühlsregungen

↑ Hinlegen

Bewährt bei
- ADHS sowohl bei Kindern wir auch bei Erwachsenen (▸ 2-mal tägl. 5 Glob.)

Schlaganfall-Folgen

Der akute Schlaganfall (Apoplex oder ischämischer Insult) mit den typischen Zeichen von Lähmungen und Sprachstörungen ist ein Notfall und muss sofort intensivmedizinisch behandelt werden (stroke-unit).
Nach erfolgter stationärer Behandlung wird eine Rehabilitationsmaßnahme („Kur") durchgeführt, um die eventuell verloren gegangenen Körperfunktionen neu zu erlernen, dabei sollte die Homöopathie längerfristig begleitend eingesetzt werden.
Ein weiteres Krankheitsbild sind kurzfristige Durchblutungsstörungen, ischämische transitorische Attacken, kurz TIA genannt. Diese hinterlassen in der Regel keine bleibenden Beeinträchtigungen, müssen aber ernst genommen werden, da sie als Vorboten eines Schlaganfalls gelten.

Hinweis

- Risikofaktoren für einen Schlaganfall sind vor allem Rauchen, Übergewicht und Bewegungsmangel. Risikobelastet ist die Kombination aus Rauchen und Pille – auch bei jüngeren Frauen

▸ HVKompass Homöopathie

Arnica D12 ▸ 2-mal tgl. 1 Tabl.

L

Causa/Lokalisation

- Schlaganfall-Folgen, Bluthochdruck

Leitsymptome

- Erschwertes Sprechen und Lähmungserscheinungen (Gesicht, Arme, Beine)
- Kopfschmerzen, Schwindel, Ohrensausen und Nasenbluten
- rötliches Gesicht, durchzogen mit sichtbar bläulichen Blutgefäßen
- aufgedunsen wirkendes Gesicht mit Blutandrang zum Kopf mit Hitzegefühl
- Neigung zu Übergewicht
- ausgeprägte Muskulatur
- Abneigung gegen jegliche Behandlung, mangelnde Compliance

Modalitäten

↓ Berührung, Bewegung

↑ Ruhe

Bewährt bei

- Nachbehandlung von Herzinfarkt und Schlaganfall

Hinweis

- Nach dreiwöchiger Einnahme kann je nach Leitsymptome auf ein anderes Mittel gewechselt werden

Crotalus horridus D12 ▸ 2-mal tgl. 5 Glob. L

Causa/Lokalisation

- Sprachstörungen

Leitsymptome

- Sprach- und Wortfindungsstörungen, gestörtes Erinnerungsvermögen
- weinerliche Stimmung, wirkt depressiv und apathisch
- lang bestehende Herzschwäche, auch mit unregelmäßigem Puls und Engegefühl in der Brust

Modalitäten

↓ Am Abend, morgens

↑ Ruhe

Bewährt bei

- Lähmungen der rechten Körperseite

Causticum D12 ▸ 2-mal tgl. 5 Glob.

L

Causa/Lokalisation

- Lähmung

Leitsymptome

- Hängendes Augenlid mit unvollständigem Lidschluss
- mangelnde Befeuchtung des Auges
- Taubheitsgefühl im betroffenen Gesichtsbereich, auch mit Lähmung:
- hängende Gesichtshälfte, schlaffer Mundwinkel, sodass Speichel herausläuft
- Nervenschmerzen und -Lähmungen
- gedrückte, melancholische Stimmung, emotional übersensibel
- ausgeprägtes Mitleid, wie gelähmt vor Kummer
- ausgeprägter Gerechtigkeitssinn

Modalitäten

↓ Kälte, Zugluft

↑ Wärme

Bewährt bei

- Lähmungen im Gesichtsbereich sowie Kontrollverlust von Harnblase und Darm

Hinweis

- Causticum kann bei Vorhandensein typischer Leitsymptome auch als LM VI, ▸ 2–3-mal pro Woche 3 Tropfen oder 3 Globuli angewendet werden

Zincum metallicum D12 ▸ 2-mal tgl. 5 Glob. L

Causa/Lokalisation

- Motorische Schwäche

Leitsymptome

- Schlaffe oder stark angespannte Muskulatur auf einer Körperseite als Zeichen einer Halbseitenlähmung
- ständiges Zucken einzelner Muskelgruppen
- die Beine sind permanent in Bewegung, vor allem nachts
- unruhiger, immer wieder unterbrochener Schlaf, schlechte Träume
- starkes Zähneknirschen
- nächtliches Aufschrecken mit Schreien, deshalb tagsüber große Müdigkeit
- allgemeine Erschöpfung und Abgeschlagenheit
- innere Unruhe und Anspannung
- ausgeprägte Geräuschempfindlichkeit

Modalitäten

↓ Alkohol, Anstrengung

↑ Ausscheidungen, Bewegung

Bewährt bei

- ▸Restless-legs-Syndrom

Schleimbeutelentzündung

Durch Verletzung oder anhaltende körperliche Tätigkeit kann sich an Gelenken eine Schleimbeutelentzündung entwickeln, überwiegend an Schulter, Ellbogen und Knie mit der Folge einer schmerzhaften Bewegungseinschränkung.
In der Kniekehle kann sich eine Baker-Zyste entwickeln, bedingt durch eine Schwäche der Gelenkskapsel.

Apis mellifica D6 ▸ 3-mal tgl. 5 Glob. L

Causa/Lokalisation

- Hochakute Entzündung

Leitsymptome

- Teigig-pralle Schwellung am Gelenk, blassrote Haut, stechende Schmerzen
- schmerzhafte Bewegungseinschränkung mit Hitzegefühl.

Modalitäten

↓ Wärme, Berührung
↑ Kälteanwendung

Bewährt bei

- hochakuter Entzündung mit Schwellung

Hinweis

- Apis wird auch bei einem Gelenkserguss eingesetzt (▸Arthritis)
- Das Arzneimittel kann zu Beginn der Behandlung auch ▸4–5-mal tägl. angewendet werden.

▸HVKompass Homöopathie

Kalium chloratum D6 ▸ 3-mal tgl. 5 Glob.

L

Causa/Lokalisation

- Anhaltende Entzündung

Leitsymptome

- Schleimbeutel angeschwollen und schmerzhaft
- anhaltender oder immer wieder auftretender Gelenkerguss
- auch in der Kniekehle

Modalitäten

↓ Kälte, feuchtkalte Luft
↑ Wärme

Bewährt bei

- verzögerter Heilungstendenz mit anhaltender Schwellung

Hinweis

- Kalium chloratum wirkt resorbierend und wird auch bei einer anhaltenden ▸Schleimbeutelentzündung angewendet, bewährt bei der Baker-Zyste

Schüttellähmung ▸ Parkinson-Krankheit

Schuppenflechte

Psoriasis vulgaris ist eine genetisch bedingte chronische Hauterkrankung. Ihr Ausbruch hängt jedoch von äußeren Faktoren wie Ernährung und Lebensstil ab. Daneben spielt auch die seelische Situation eine Rolle. Die Verläufe der Schuppenflechte sind sehr unterschiedlich: von geringem Befall an Kopf, Ellbogen und Knien bis zum Befall der gesamten Hautfläche. Treten im Zusammenhang mit der Schuppenflechte auch Gelenkentzündungen auf, spricht man von einer Psoriasis-Arthritis (▸ Arthritis).

Hinweis

- Das angezeigte Arzneimittel sollte über mehrere Monate eingenommen werden, wobei jeweils nach drei Wochen eine einwöchige Pause eingelegt wird
- Zur unterstützenden äußerlichen Behandlung bewährt sich Mahonia aquifolium als Creme oder Salbe (Rubisan® Creme und -Salbe)

▸ HVKompass Homöopathie

Mahonia aquifolium D3 ▸ 3-mal tgl. 5 Glob. L

Causa/Lokalisation

- Anhaltende Entzündung, Kopfhaut, Körper

Leitsymptome

- Entzündete, stark schuppende Haut, oft hell glänzend
- Befall behaarter Körperteile
- Juckreiz, wobei die Haut nach dem Kratzen blutet
- anhaltend trockene, abschilfernde Haut, unreine Haut

Modalitäten

↑ Ausscheidungen aller Art

Hinweis

- Mahonia aquifolium regt die Ausscheidung von Toxinen über die Leber an und steht beispielhaft für die Sichtweise von Homöopathie und Naturheilkunde, wonach die Behandlung von Hauterkrankungen über eine Anregung von Stoffwechselorganen erfolgen kann

Hydrocotyle asiatica D6 ▸ 3-mal tgl. 5 Glob. L

Causa/Lokalisation

- Körper, Arme, Beine

Leitsymptome

- Trockene, verdickte und stark gerötete Hautstellen
- ausgeprägte Schuppung mit starkem Juckreiz
- kreisrunde, abgezirkelte Hautflächen am Körperstamm sowie an Armen und Beinen
- Befall der Anal- und Genitalregion

Hinweis

- Hydrocotyle asiatica kann auch im dreiwöchigen Wechsel mit Mahonia aquifolium langfristig eingenommen werden

Sarsaparilla D6 ▸ 3-mal tgl. 5 Glob.

L

Causa/Lokalisation

- Infekt, Impfung, Körper

Leitsymptome

- Rötliche, angeschwollene und verhärtete Stellen, die stark jucken
- durch ständiges Kratzen entzündete, nässende Haut
- verkrustete Hautstellen heilen nur langsam ab
- Neigung zu Harnwegsentzündungen mit häufigem Wasserlassen oder zu rheumatischen Muskel- und Gelenkschmerzen

Modalitäten

↓ Kälte, Feuchtigkeit

↑ Wärme, Bewegung

Hinweis

- Sarsaparilla bewährt sich bei einer akuten Impfreaktion der Haut

Sulfur D12 ▸ 1-mal tgl. 5 Glob. L

Causa/Lokalisation

- Cortison, Stoffwechselerkrankung, Adipositas

Leitsymptome

- Unreine großporige Haut mit Neigung zu schlecht heilenden Entzündungen, die immer wieder eitern und einen dunkelroten Hof aufweisen
- große, schwer entfernbare Mitesser
- trocken-schuppende oder fettige Haut mit starkem Juckreiz
- Hitzegefühl, vor allem an den Füßen
- sehr unangenehmer Mund- und Körpergeruch
- übel riechende Schweißbildung bei nächtlichem Schwitzen
- das Allgemeinbefinden verschlechtert sich am späten Vormittag und abends
- Heißhunger gegen 11 Uhr
- ausgeprägtes Verlangen nach Süßspeisen und Alkohol, die nicht vertragen werden
- wechselhafter Stuhlgang mit übel riechenden Blähungen

Modalitäten

↓ Morgens, (Bett-)Wärme
↑ Abkühlung

Bewährt bei

- Patienten mit einer längerfristige Cortison-Behandlung (systemisch, lokal), um deren Ausschleichen/Absetzen zu unterstützen

Hinweis

- Sollten sich die Beschwerden unter der Einnahme von Sulfur zunächst verstärken, wird das Arzneimittel abgesetzt und nur noch jeden 2. oder 3. Tag eingenommen

Antimonium crudum (Stibium sulfuratum nigrum) L
D12 ► 2-mal tgl. 5 Glob.

Causa/Lokalisation

- Stoffwechselstörung, Nagelbefall

Leitsymptome

- Bläschenartiger Ausschlag mit schuppigem Belag wie starke Hornhaut
- juckende, oft rissige und schrundige Haut, vor allem an Händen und Füßen sowie an Ellbogen und Knien
- bräunlich verfärbte und verdickte Nägel, die sich längs spalten (Tüpfelnägel) oder/und stark verhornt sind
- Völlegefühl, Sodbrennen und Übelkeit
- auffallend dick-weiß belegte Zunge
- Neigung zu Übergewicht und Stoffwechselstörungen mit erhöhten Harnsäurewerten (Gicht)
- zahlreiche Verdauungsstörungen

Modalitäten

↓ Saure Speisen, Wein
↑ Ruhe, frische Luft

Schwindel, Morbus Menière

Ist das Gleichgewichtsorgan gestört, kommt es zu Schwindelanfällen. Dies kann unterschiedlichste Gründe haben wie Herz-Kreislauf-Erkrankungen, Stoffwechselstörungen oder Wirbelsäulenerkrankungen. Anfallsweise auftretender oder anhaltender Dreh- oder Schwankschwindel ist häufig auf eine Erkrankung des Innenohrs zurückzuführen. Daneben können auch emotionale Ereignisse mit Schwindel einhergehen.
Beim Morbus Menière (Menière'sche Erkrankung) tritt als Folge einer Irritation des Gleichgewichtsorgans zusätzlich zum Schwindel auch Übelkeit, Brechreiz und Erbrechen auf.

▸ HVKompass Homöopathie

Cocculus D6 ▸ 3-mal tgl. 5 Glob.

A

Causa/Lokalisation

- Innenohrstörung, Schlafmangel

Leitsymptome

- Schwindel mit dem Gefühl, im Karussell zu sitzen, auch gefolgt von Übelkeit mit Brechreiz
- Kopf ist wie leer, Ohrgeräusche
- geringste Bewegung löst Übelkeit, Erbrechen und Schweißausbrüche aus, auch beim Fahren, Fliegen oder auf dem Schiff (Reiseübelkeit), verursacht durch eine Störung des Gleichgewichtsorgans
- Erschöpfung

Modalitäten

↓ Bewegung, Schlafentzug

↑ Ruhephasen

Bewährt bei

- Reiseübelkeit, das Arzneimittel kann bereits 3 Tage vor Reiseantritt eingenommen werden

Conium maculatum D12 ▸ 2-mal tgl. 5 Glob. L

Causa/Lokalisation

- Psychische und neurologische Störungen

Leitsymptome

- Anfallsweise oder anhaltende Schwindelanfälle
- heftiger Drehschwindel durch jegliche Lageänderung (Hinlegen, Hinsetzen, Aufstehen)
- Zittern der Beine, Arme und Hände: Gegenstände können nicht mehr gehalten werden
- ausgeprägtes Schwächegefühl vor allem in Armen und Beinen
- verlangsamte Bewegungen
- emotionaler Rückzug

Modalitäten

↓ Kälte, nachts, Anstrengung
↑ Wärme

Tabacum D6 ▸ 3-mal tgl. 5 Glob. A

Causa/Lokalisation

- Kreislauf, Gleichgewichtsorgan

Leitsymptome

- Starker Schwindel, auch mit Sehstörungen und Ohrensausen
- blasses Gesicht
- Körper fühlt sich eiskalt an mit kaltem, klebrigem Schweiß
- extreme Übelkeit

Modalitäten

↓ Geringste Anstrengung, Bewegung
↑ Frische Luft, Ruhe

Bewährt bei

- Kreislaufschwäche und Reiseübelkeit mit heftigem Erbrechen

Argentum nitricum D12 ▸ 2-mal tgl. 5 Glob. L

Causa/Lokalisation

- Höhenangst, Vorahnungen

Leitsymptome

- Schwindelattacken beim Schauen nach unten von der Höhe (Brücke, Turm, Gebirge)
- muss sich festhalten, um das Gleichgewicht nicht zu verlieren, kann im Flugzeug nicht am Fenster sitzen
- Schwindelanfälle, häufiges Wasserlassen und Durchfall infolge bevorstehender Ereignisse (Lampenfieber)
- nervöses, unruhiges und hektisches Verhalten
- Zukunftsängste

Modalitäten

↓ Wärme, nachts, in engen Räumen
↑ Kühle, im Freien

Acidum phosphoricum D12 ▸ 2-mal tgl. 5 Glob. L

Causa/Lokalisation

- Kummersituation, Überforderung

Leitsymptome

- Schwarzwerden vor Augen
- Schwindel und Kopfdruck infolge emotionaler Ereignisse
- langzeitige Überforderung, durchgemachte Erkrankung mit allgemeiner Schwäche
- geistig und körperlich überanstrengt
- unkonzentriert und überfordert
- Schweißausbrüche bei geringster Anstrengung

Modalitäten

↓ Kälte, Lärm, Anstrengung

↑ Wärme, Ruhe

Bewährt bei

- Erschöpfungssyndrom (Burnout)

Sehnenscheidenentzündung ▸ Weichteilrheuma

Sinusitis, Nasenpolypen

Bedingt durch eine verminderte Belüftung der Nasennebenhöhlen kommt es zu rezidivierenden Entzündungen der Schleimhaut, was zu einer anhaltenden Sekretion führt, häufig verspüren die Patienten den Schleim im Rachen, was zu einem anhaltenden Gefühl von „Kratzen im Hals" meist verbunden mit Räuspern und rau klingender Stimme wegen Schleim belegter Stimmbänder führt.
Nasenpolypen verlegen die Atemwege und führen zu anhaltenden und wiederkehrenden Nasennebenhöhlenentzündungen.
Erwachsene, denen die Nasenpolypen entfernt wurden, zeigen eine hohe Rezidivrate. Postoperativ sollte deshalb eine homöopathische Nachbehandlung längerfristig erfolgen, um die Disposition (Krankheitsneigung) zu beeinflussen und Rezidive zu verhindern.

▸ HVKompass Homöopathie

▸ HVKompass Homöopathie

Kalium bichromicum D6 ▸ 3-mal tgl. 5 Glob. A

Causa/Lokalisation

- Akute Entzündung

Leitsymptome

- Anfangs wenig oder flüssiger zäher Schleim, im Verlauf gelblich-weiß
- Sekret im Augeninnenwinkel, Augen wie verklebt, vor allem morgens
- klopfende Gesichtsschmerzen ein- oder beidseitig über den Wangenknochen
- allgemeines Krankheitsgefühl, auch erhöhte Temperatur

Modalitäten

↓ Frische Luft, Kälte
↑ Wärme

Bewährt bei

- hochakuter Sinusitis und damit verbundener Konjunktivitis
- Magen- und Zwölfingerdarmgeschwür

Hinweis

- Kalium bichromicum hat auch einen organotropen Bezug zu den Schleimhäuten des Magen-Darmtrakts, weshalb das Arzneimittel bei Magen-Darmgeschwür angewendet wird
- Wird bei einer Magen- oder Darmspiegelung eine Gewebsprobe aus der Schleimhaut entnommen („Stanze"), wird mit Kalium bichromicum D6 ▸ 3-mal tägl. 5 Glob. die Wundheilung angeregt

Hepar sulfuris D6 ▸ 3-mal tgl. 1 Tabl.

L

Causa/Lokalisation

- Infekt, Kälte, Zugluft

Leitsymptome

- Zäher dick-gelblicher, schwerlöslicher Schleim aus der Nase
- im Rachenraum festsitzend
- heiser klingende Stimme
- trockener oder zäh schleimiger, gelblich verfärbter Husten
- anfallsweise stechende Kopfschmerzen

Modalitäten

↓ Kalte Luft, Nässe

↑ Wärme, Ruhe

Bewährt bei

- anhaltender Sinu-Bronchitis
- Furunkel, Nagelbettentzündung
- Brustdrüsenentzündung

Luffa operculata D6 ▸ 3-mal tgl. 5 Glob. L

Causa/Lokalisation

- Infekt assoziierte Allergie

Leitsymptome

- Zäher Schleim in Nase und Rachen, vor allem morgens und vormittags
- Schleim reizt zum Räuspern und Hüsteln mit Brennen im Hals
- tagsüber oft sehr trockene Nasenschleimhaut mit Borkenbildung oder zähflüssiger Schleim
- anhaltend verlegte Nasenatmung.
- Neigung zu Sinusitis mit verzögertem Heilungsverlauf
- abgeschwächtes Riechvermögen nach Infekt
- auffallende Müdigkeit, Abgeschlagenheitsgefühl
- oft unregelmäßiger Stuhlgang mit Verstopfung, Durchfall, Blähungen

Modalitäten

↓ Trockene (Zimmer-)Luft

↑ Im Freien

Bewährt bei

- trockenen Nasenschleimhäuten mit Borkenbildung
- Pollenallergie, Hausstaubmilbenallergie, Tierhaarallergie
- verzögert abklingende und rezidivierende Sinusitis

Hinweis

- Luffa operculata bewährt sich bei Geruchsstörungen infolge einer Virusinfektion

Calcium jodatum D6 ▸ 3-mal tgl. 1 Tabl.

L

Causa/Lokalisation

- Vergrößerte Mandeln (Gaumen, Rachen), Nasenpolypen

Leitsymptome

- Atmet durch den offenen Mund, verschleimt klingende Sprache
- erschwertes Hören, Druckgefühl, oft Ohrgeräusche („Quatschen"), vergrößerte Lymphknoten
- Erhöhte Infektanfälligkeit, immer wieder Entzündungen im Hals-Nasen-Ohrenbereich und der Atemwege

Modalitäten

↓ Wärme

↑ Kühle

Bewährt bei

- vergrößerten Tonsillen und Nasenpolypen
- Schilddrüsenvergrößerung

Hinweis

- Calcium jodatum ist ein Langzeitmittel und deshalb monatelang (mit Behandlungspausen) anzuwenden, um danach auf D12, ▸2-mal tägl. 5 Glob. zu wechseln
- Erfahrungsgemäß geht zunächst die Infektanfälligkeit zurück, während die Verkleinerung der Tonsillen und Polypen erst nach Monaten eintritt

Thuja D12 ▸ 2-mal tgl. 5 Glob. L

Causa/Lokalisation
- Verschleimung, Polypen, Infektanfälligkeit

Leitsymptome
- Dickes, gelbgrünliches, übel riechendes Nasensekret
- anhaltender Schleim im Rachen, zäher Speichelfluss.
- Nasenpolypen, berührungsempfindliche Krusten in der Nase
- wiederkehrende Mittelohrentzündung, anhaltende Ohrgeräusche mit Knacken
- anhaltend geschwollene Mandeln mit stechenden Schmerzen, erschwertes Schlucken

Modalitäten
↓ Kälte, Nässe
↑ Wärme

Bewährt bei
- rezidivierender Sinusitis mit Polypenbildung, Infektanfälligkeit

Hinweis
- Thuja ist ein Langzeitmittel, um anhaltende und rezidivierende Entzündungen der Atemwege und der Harnwege sowie im Genitalbereich der Frau (Gebärmutter, Ovarien) und beim Mann (Prostata, Hoden) zu behandeln

Speiseröhrenentzündung ▸ Magenkrankheiten

Spinalkanalstenose

Bedingt durch Verschleißerscheinungen, beispielsweise durch Fehlhaltungen und den Rücken strapazierende Tätigkeiten, ist der Wirbelkanal eingeengt (Wirbelkanalverengung). Dies führt zur Beeinträchtigung des Gehvermögens und geht mit Schmerzen einher, da die Nervenbahnen gequetscht werden. Ein operativer Eingriff wird erst zum Zeitpunkt nicht mehr mit Medikamenten behandelbaren Schmerz- und Bewegungseinschränkungen durchgeführt.
Eine frühzeitige homöopathische Behandlung kann den Erkrankungsprozess verlangsamen, teilweise zum Stillstand bringen.

Hinweis

- Die beiden folgenden Mittel können jeweils drei Wochen lang über Monate eingenommen werden. Bei Besserung der Beschwerden ist eine mehrwöchige Pause einzulegen, während dieser Zeit können Sie Hypericum nehmen

▸ HVKompass Homöopathie

Secale cornutum D6 ▸ 3-mal tgl. 5 Glob. L

Causa/Lokalisation

- Polyneuropathie

Leitsymptome

- Taubheitsgefühl, Missempfindungen wie Kribbeln oder Brennen
- bis hin zu schmerzhaftem Empfinden: wie von Nadeln gestochen
- weißlich-bläuliche Verfärbung der Haut, auch mit Kältegefühl

Modalitäten

↓ Bewegung, Berührung
↑ Ruhe

Espeletia grandiflora D6 ▸ 3-mal tgl. 5 Glob. L

Causa/Lokalisation

- Durchblutungsstörungen

Leitsymptome

- Stechende Schmerzen in den Beinen nach kurzer Wegstrecke, muss häufig stehenbleiben
- Kribbeln in den Beinen, Gangunsicherheit mit Taubheitsgefühl

Modalitäten

↓ Kälte, Anstrengung
↑ Ruhepausen

Hypericum D6 ▸ 3-mal tgl. 5 Glob. L

Causa/Lokalisation

- Nervenschädigung

Leitsymptome

- Immer wieder stechende oder einschießende Schmerzen mit Missempfindungen und Taubheitsgefühl, große Berührungsempfindlichkeit
- Schwäche in den Beinen mit Gangunsicherheit
- oft deutliche Schmerzzunahme bei Wetterwechsel

Modalitäten

↓ Kälte, Berührung
↑ Ruhe

Bewährt bei

- allen Arten von Nervenentzündungen und -verletzungen

Tierhaarallergie ▸ Allergien, Unverträglichkeiten

Tinnitus

Beim Tinnitus treten Ohrgeräusche auf, die nur der Betreffende selbst hört. Dabei gibt es vielfältige Ursachen, wie etwa ein starker Knall oder laute Musik, Tinnitus kann aber auch durch chemische Medikamente, Verschleiß der Halswirbelsäule oder andere chronische Beschwerden, meist Herz-Kreislauf-Erkrankungen, verursacht werden. Bestehen die Ohrgeräusche länger als drei Monate, spricht man von einem chronischen Tinnitus.

Da der Tinnitus umso besser behandelbar ist, je früher mit der Therapie begonnen wird, ist eine möglichst frühzeitige ärztliche Diagnostik unabdingbar.

Für die Wahl des angezeigten homöopathischen Arzneimittels ist die Kenntnis des Auslösers (Causa) oft zielführend.

▸ HVKompass Homöopathie

Arnica D12 ▸ 2-mal tgl. 5 Glob. L

Causa/Lokalisation

- Knalltrauma, Verletzung

Leitsymptome

- Ohrgeräusche, erschwertes Hören, oft auch Ohrenschmerzen infolge eines sehr lauten Knalls (Böllerschuss)
- großen, anhaltenden Lärms (Disco) oder einer Verletzung
- auch im Zusammenhang bei erhöhtem Blutdruck mit Blutandrang zum Kopf mit Hitzegefühl
- Kopfschmerzen, Schwindel und spontanem Nasenbluten

Modalitäten

↓ Berührung, Bewegung
↑ Ruhe

Bewährt bei

- Bluthochdruck (Hypertonie)

Phosphorus D12 ▸ 2-mal tgl. 5 Glob. L

Causa/Lokalisation

- Überanstrengung

Leitsymptome

- Widerhallende Ohrgeräusche
- hohe Geräuschempfindlichkeit, wobei das geringste Geräusch erschreckt
- Erschöpfung und Überanstrengung verstärken den Tinnitus
- sich schleichend entwickelnde Schwerhörigkeit
- Schwindelgefühl, auch Sehstörungen
- wenig ausdauernd und rasch erschöpft
- auch für Dritte spürbare innere Unruhe und Nervosität

Modalitäten

↓ Abends, nachts

↑ Kurze Ruhephasen

Theridion D12 ▸ 2-mal tgl. 5 Glob.

L

Causa/Lokalisation

- Geräuschüberempfindlichkeit

Leitsymptome

- Ausgeprägte Überempfindlichkeit gegen jegliche Art von Geräuschen, die den Tinnitus verstärken: jedes noch so schwache Geräusch durchdringt den Körper
- schmerzhaft reagierende Zähne
- Schwindel und Übelkeit bis zum Erbrechen beim Augenschließen und bei Bewegung
- fruchtlose Aktivität: muss immer irgendetwas tun, ist ständig in Bewegung
- Rauschen in den Ohren

Modalitäten

↓ Geräusch, Berührung, Druck, Bewegung
↑ Ruhe

Bewährt bei

- nervlich bedingtem Tinnitus

Petroleum D12 ▸ 2-mal tgl. 5 Glob.

L

Causa/Lokalisation

- Emotionales

Leitsymptome

- Singende und klingende Ohrgeräusche
- klopfende Ohrgeräusche, parallel zum Pulsschlag
- Ohrensausen
- blutig-schrundiger Hautausschlag im Gehörgang
- im Winterhalbjahr Hautrisse an den Fingerkuppen

Modalitäten

↓ Kälte, Winter

↑ Wärme, trockenes Wetter

Bewährt bei

- emotional bedingter Verstärkung des Tinnitus, bei Ohrgeräuschen mit Schwerhörigkeit
- Hauterkrankungen mit rissigem Ekzem bei deutlicher Verschlimmerung im Winterhalbjahr

Hinweis

- Petroleum kann auch zur Behandlung eines Gehörgangekzems eingesetzt werden

Nux vomica D12 ▸ 2-mal tgl. 5 Glob. L

Causa/Lokalisation

- Stress, ungesunde Lebens- und Ernährungsweise

Leitsymptome

- Unterschiedliche Ohrgeräusche, schlimmer durch innere Anspannung und Überforderung
- Spannungskopfschmerzen
- brettharte Muskeln
- nächtliches Beißen und Knirschen mit den Zähnen, gehetzte Lebensweise
- überempfindlich gegen jegliche Sinneseindrücke

Modalitäten

↓ Nach dem Essen, morgens, Kälte
↑ Wärme

Bewährt bei

- Tinnitus durch Stress

Hinweis

- Nux vomica ist ein häufig angezeigtes Arzneimittel mit der vereinfacht ausgedrückten Causa „zu viel", dies bezieht sich auf die Lebens- und Ernährungsweise mit ihren psychosomatischen Folgen

Trigeminusneuralgie, Gesichtsschmerzen

Der Trigeminusnerv verläuft im Gesichtsbereich. Wie der Name schon sagt, umfasst er drei Nervenbahnen (Äste, welche die Funktionen und Hautempfindungen zum Gehirn übermitteln). Durch Verletzungen, Entzündungen und Erkältungen kann sich der Nerv extrem schmerzhaft bemerkbar machen. Die Homöopathie trägt dazu bei, Häufigkeit, Dauer und Stärke der Schmerzattacken zu reduzieren, weshalb eine längerfristige Behandlung notwendig ist. Nicht selten kann damit eine Dosisreduzierung der konventionellen Medikation erzielt werden.

▸ Kopfschmerzen
▸ Migräne

▸ HVKompass Homöopathie

Aconitum D6 ▸ 3-mal tgl. 5 Glob. A

Causa/Lokalisation

- Schreck- und Angstsituation, Kälte, Zugluft

Leitsymptome

- Anfallsweise auftretende, unerträgliche Gesichtsschmerzen, auch mit Taubheitsgefühl und Kribbeln
- blasses Gesicht, ins Rote wechselnd
- Hitzegefühl
- große körperliche Unruhe und starkes Angstgefühl, Herzjagen

Modalitäten

↓ Nachts, Berührung, Kälte, Zugluft

↑ Schweißausbruch

Bewährt bei

- Trigeminusneuralgie als Folge von Erkältung oder Klimaanlage

Hinweis

- Aconitum kann je nach Situation als Akut- und Langzeitmittel eingesetzt werden

Verbascum D6 ▸ 3-mal tgl. 5 Glob. L

Causa/Lokalisation

- Erkältungsfolgen, Wetterumschwung

Leitsymptome

- Periodisch wiederkehrende, blitzartige, krampfende Gesichtsschmerzen
- die ins Ohr, in den Gehörgang und ins Kiefergelenk ausstrahlen
- stechende oder zermalmende Schmerzen, Gefühl wie gequetscht
- oft rotes, heißes Gesicht als auffallendes Begleitsymptom

Modalitäten

↓ Temperaturwechsel, Bewegung
↑ Wärme, Ruhe, Einhüllen

Bewährt bei

- krampfenden Schmerzzuständen

Hinweis

- Verbascum kann auch bei neuralgisch bedingten Ohrenschmerzen eingenommen werden

Paris quadrifolia D6 ▸ 3-mal tgl. 5 Glob.

L

Causa/Lokalisation

- Überarbeitung, Überanstrengung, Erschöpfung

Leitsymptome

- Pulsierende, stechende Gesichtsschmerzen, die in den Scheitel oder in die Augen ausstrahlen
- Druckgefühl in den Augen mit Empfinden, als seien sie zu groß
- Gefühl als ob die Augen an einer Schnur gezogen werden
- migräneartige Kopfschmerzen, plötzlich auftretende, teilweise oder vollständige einseitige Sehstörung
- Missempfindungen im Kopfbereich (Ameisenlaufen), dumpfe Kopfschmerzen nach Abklingen der Sehstörung

Modalitäten

↓ Berührung, Reizmittel, geistige Anstrengung

↑ Druck

Bewährt bei

- Migräne

Hinweis

- Paris quadrifolia kann als Langzeitmittel add-on bei Glaukom sowie bei Augenmigräne eingesetzt werden

Cedron D6 ▸ 3-mal tgl. 5 Glob.

L

Causa/Lokalisation

- Erkältung, gereizte Zahnnerven

Leitsymptome

- Nahezu periodisch auftretende, einschießende Schmerzen, von Schläfe zu Schläfe springend
- auch in die Augen und den Nasenflügel einstrahlend
- Schmerzempfindung wie Hitze und Brennen, oft mit heißem Tränenfluss, häufig linksseitig auftretend oder von einem Zahn ausgehend

Modalitäten

↓ Nachts, vor Gewitter

↑ Ruhe

Bewährt bei

- Neuralgie mit auffallender Periodizität

Spigelia D6 ▸ 3-mal tgl. 5 Glob. L

Causa/Lokalisation

- Unruhe, Angst, Wetterwechsel, Infekt

Leitsymptome

- Heftig stechende Schmerzen, an der Stirn, auch linksseitig und bis in den Hinterkopf ausstrahlend
- Schmerzen treten anfallsartig auf und verstärken sich im Tagesverlauf
- Augenschmerzen mit Funkensehen, Tränenfluss und Lichtüberempfindlichkeit

Modalitäten

↓ Kälte, Sturm, Berührung

↑ Wärme, Liegen auf der rechten Seite

Bewährt bei

- Trigeminusneuralgie und migräneartige Kopfschmerzen

Tubenkatarrh ▸ Paukenerguss
Unruhige Beine ▸ Restless-legs-Syndrom
Venenschwäche ▸ Krampfadern
Verstimmungszustände ▸ Depressionen
Verstopfung ▸ Obstipation („Darmträgheit")

Wechseljahresbeschwerden

Das allmähliche Nachlassen der Hormonproduktion bei der Frau ist Zeichen der hormonellen Umstellung, welche mit der Menopause, dem endgültigen Ausbleiben der Periodenblutung enden.
Dieser Lebensabschnitt kann mit unterschiedlichen psychischen und somatischen Beschwerden assoziiert sein, die Auswahl des homöopathischen Arzneimittels orientiert sich an den Leitsymptomen, in Abhängigkeit davon kommen auch andere in diesem Buch genannte Indikationen und Arzneimittel infrage wie z. B.

- Depressionen
- Herz-Kreislauf-Erkrankungen
- Osteoporose
- Schlafstörungen

▸ HVKompass Homöopathie

Acidum sulfuricum D12 ▸ 2-mal tgl. 5 Glob.

L

Causa/Lokalisation

- Starkes Schwitzen, endokrine Therapie

Leitsymptome

- Hektisches Verhalten und große Ungeduld mit innerlichem Zittergefühl
- Müdigkeit und Schwächegefühl, gestörter Schlaf
- Hitzewallungen mit anfallartig auftretenden säuerlich riechenden kalten Schweißen, die schwächen
- Magenschmerzen mit Sodbrennen
- Gelenkschmerzen
- nachlassende Muskelkraft
- auffallende Neigung zur Entwicklung von blauen Flecken

Modalitäten

↓ Morgens, Kälte, Nässe

↑ Wärme

Hinweis

- Acidum sulfuricum ist ein bewährtes Arzneimittel bei Hitzewallungen. Schweißausbrüchen und psychische Verstimmung mit Schlafstörungen bedingt durch eine onkologisch bedingte endokrine Therapie (bei Frau und beim Mann, ▸Krebserkrankungen)

Cimicifuga D12 ▸ 2-mal tgl. 5 Glob. L

Causa/Lokalisation

- Verstimmungszustände, HWS-Syndrom

Leitsymptome

- Bedrückte Stimmung, niedergeschlagen, sieht nur Probleme
- ausgeprägte Redseligkeit, großes Mitteilungsbedürfnis, rasch erregt und gereizt
- starke Hitzewallungen trotz anhaltenden Frierens: verträgt keine Kälte
- ausgeprägte rheumatische Beschwerden wie elektrische Schläge von der Halswirbelsäule und dem Nackenbereich ausgehend, die in die Schulter und in den Arm ausstrahlen, was immer wieder migräneartige Kopfschmerzen auslöst
- schmerzhafte Hand- und Fingergelenke wie steif und geschwollen

Modalitäten

↓ Feuchtigkeit, Kälte

↑ Wärme

Hinweis

- Bei Kopfschmerzen und rheumatisch bedingten Schmerzen kann Cimicifuga D6 ▸ 3-mal tgl. 5 Glob. längerfristig eingesetzt werden

Lachesis D12 ▸ 2-mal tgl. 5 Glob.

L

Causa/Lokalisation

- Konfliktsituation, Bluthochdruck

Leitsymptome

- Heftige emotionale Reaktionen wie Misstrauen und Eifersucht
- rasch aufgeheizte Stimmungslage, sehr redefreudig und ruhelos
- verträgt nichts Enges, insbesondere am Hals und am Körper
- ausgeprägte Hitzewallungen mit starken Schweißausbrüchen, oft auch mit Frieren
- psychisch bedingtes Beklemmungsgefühl in der Brust mit Herzklopfen bei erhöhtem Blutdruck

Modalitäten

↓ Nach dem Schlaf, Wärme

↑ Abkühlung

Hinweis

- Lachesis ist ein bewährtes Arzneimittel bei Bluthochdruck, bedingt durch die Menopause sowie durch eine endokrine Therapie
- Siehe auch ▸Hypertonie, ▸Krebserkrankungen, Hormontherapie

Sepia D12 ▸ 2-mal tgl. 5 Glob. L

Causa/Lokalisation

- Konfliktsituation, Überforderun, Gebärmutter-Operation

Leitsymptome

- Rasch überfordert, neigt zu Wutausbrüchen, oft widersprüchlich reagierend
- geht auf Distanz zu Familie und Partner, fühlt sich missbraucht
- Schweißausbrüche bei der geringsten Anstrengung
- übel riechender, stechender Körper- und Achselschweiß
- oft unreine Haut am Kinn und um den Mund, am Körper viele Pigmentstörungen
- meist starke Behaarung
- Senkungsbeschwerden mit häufigem Harndrang

Modalitäten

↓ Kälte, Nässe

↑ Körperliche Bewegung

Hinweis

- Sepia ist ein bewährtes Arzneimittel bei mangelnder sexueller Erlebnisfähigkeit nach Entbindung und Stillzeit sowie nach einer Gebärmutter-Operation

Pulsatilla D12 ▸ 2-mal tgl. 5 Glob. L

Causa/Lokalisation

- Trennungsängste, Stimmungslabilität

Leitsymptome

- Starke Stimmungsschwankungen, oft weinerliche Stimmungslage, bricht aus dem nichtigem Anlass in Tränen aus
- sehr harmoniebedürftig, braucht Zuwendung und Trost
- auffallender Wechsel von emotionalem Verhalten und körperlichen Beschwerden
- trotz ständigen Frierens starke Hitzewallungen, verträgt keine warme Zimmerluft
- ausgeprägtes Verlangen nach frischer Luft
- Empfindlichkeit auf Kälte- und Nässe führt zu wiederkehrenden Magen-Darmbeschwerden sowie zu Reizblase

Modalitäten

↓ Wärme, kalte Füße, fette Speisen

↑ Frische Luft

Bewährt bei

- hormonell verstärkter Akne (Pubertät, Periodenblutung, Wechseljahre)
- Prostatahyperplasie und chronischer Prostatitis
- Reizblase und rezidivierende Harnwegsinfekte

Hinweis

- Pulsatilla ist ein bewährtes Akutmittel zur Behandlung von akutem Erbrechen und Magenverstimmung infolge von Durcheinanderessen von Kalten und Fettem
- Im Hinblick auf den hormonellen Bezug wird Pulsatilla bei ausbleibender oder unregelmäßiger Periodenblutung längerfristig eingesetzt

Weichteilrheuma ▸ Fibromyalgie

Wirbelkanalverengung ▸ Spinalkanalstenose

Zahnprobleme, Probleme mit Zahnimplantaten und Zahnfleisch

Vor allem langanhaltende oder immer wiederkehrende entzündliche Prozesse im Mundraum müssen unbedingt zahnärztlich abgeklärt und zwingend behandelt werden.
Im Bereich der Zähne und des Zahnfleischs können immer wieder Beschwerden auftreten, die zusätzlich zu den zahnärztlichen Maßnahmen homöopathisch behandelt werden können. Insbesondere das Einheilen eines Zahnimplantats, die Neigung zu Karies und Parodontose lassen sich unterstützend mit Homöopathie begleiten.
Atypische Beschwerden und Erkrankungen im Allgemeinbefinden haben ihre Ursache nicht selten in einer Schwermetallbelastung. Insofern ist eine Zahnsanierung und Ausleitung wesentliche Voraussetzung für eine nachhaltige Gesundheit (▸Zahnsanierung, Schwermetallausleitung).

Zahnsanierung, Schwermetallausleitung

Zahnfüllungen mit Amalgam oder Palladium sowie anderen Schwermetallen können chronische Beschwerden auslösen, und zwar sowohl körperlich als auch seelisch. Werden die Füllungen im Rahmen einer Zahnsanierung entfernt, muss unbedingt eine Ausleitung der Schwermetallbelastung erfolgen. Auch wenn die Füllungen bereits vor längerer Zeit entfernt wurden, damals jedoch keine Ausleitung erfolgte, sollte diese unbedingt nachgeholt werden.

▸HVKompass Homöopathie

Vor und während der Zahnsanierung

Berberis vulgaris D6 ▸ 3-mal tgl. 5 Glob. L

Causa/Lokalisation

- Schwermetallbelastung

Leitsymptome

- Anregung der Ausscheidungsfunktion von Leber, Galle und Nieren
- Regulierung des Säure-Basen-Haushalts sowie des Harnsäure-Stoffwechsels
- beugt Grieß- und Steinbildung vor

Modalitäten

↓ Bewegung
↑ Ausscheidung

Hinweis

- Bei geplanter Zahnsanierung zwei bis drei Wochen vorher mit der Einnahme beginnen, Berberis vulgaris kann kombiniert werden mit Solidago D3 ▸ 3-mal tgl. 5 Glob (ein Mittel vor, das andere nach dem Essen einnehmen). Beide Mittel bewähren sich auch während einer Fastenkur zur Intensivierung der Ausscheidung

Allium ursinum (Bärlauch) Urtinktur ▸ 1-mal tgl. 3 Tr. (pur oder in Wasser) L

Hinweis

- Zur Unterstützung der Schwermetallausleitung (während der Dauer der Zahnsanierung)

Imperatoria (Meisterwurz) Urtinktur ▸ 1-mal tgl. 3 Tr. (pur oder in Wasser) L

Hinweis

- Wenn die Zahnsanierung schon längere Zeit zurückliegt wie auch zur allgemeinen Ausleitung und Entgiftung

Hinweis

- Zusätzlich zur entsprechenden Urtinktur muss ein homöopathisches Mittel eingenommen werden, das die Ausscheidungsorgane unterstützt, beispielsweise ▸ Berberis vulgaris

Nach der Zahnsanierung

Nach Entfernung der Füllungen wird das entsprechende Ausgangsmaterial (Amalgam oder Palladium) als Nosode zur beschleunigten Ausleitung eingenommen.

Silberamalgam D30, ▸ 1-mal pro Woche 5 Glob. (insg. 3-mal)

Hinweis

- Silberamalgamfüllungen

Palladium D30, ▸ 1-mal pro Woche 5 Glob. (insg. 3-mal)

Hinweis

- Palladiumfüllungen

Hinweis

- In jedem Fall muss zusätzlich eines der beiden nachstehenden Arzneimittel eingenommen werden und kann im dreiwöchigen Wechsel eingesetzt werden

Nux vomica D6 ▸ 3-mal tgl. 5 Glob.

L

Causa/Lokalisation

- Amalgamausleitung

Leitsymptome

- Während und nach einer Amalgamentfernung
- Beschwerden vor allem im Magen-Darm-Bereich mit Übelkeit, Brechreiz oder Erbrechen
- meist ausgeprägte Verstopfung

Modalitäten

↓ Kälte, morgens

↑ Wärme

Bewährt bei

- zu viel Reiz- und Arzneimitteln und damit auch bei Schwermetallbelastung

Hinweis

- Nux vomica D12, ▸abends 5 Glob. ist ein bewährtes Arzneimittel bei nächtlichem Zähneknirschen als Add-on zu einer Aufbissschiene

Okoubaka D3 ▸ 3-mal tgl. 5 Glob. L

Causa/Lokalisation

- Amalgamausleitung

Leitsymptome

- Auffallender Zungenbelag, oft mit Mundgeruch
- Völlegefühl, wechselhafter Stuhlgang mit vielen Blähungen
- anhaltende Schwellung und Blutungsneigung des Zahnfleisches, auch mit Taschenbildung

Modalitäten

↓ Nikotin, Fast Food

↑ Gesunde Ernährung, Fasten

Bewährt bei

- Sanierung der Darmflora sowie zur Entgiftung und Entschlackung

Argentum nitricum D12 ▸ 2-mal tgl. 5 Glob.

L

Causa/Lokalisation

- Nervosität, Unruhe

Leitsymptome

- Überempfindlich, übervorsichtig, ängstlich, von Zukunftsängsten geplagt
- mutlos angesichts jeder Aufgabe
- hektisch und unruhig mit nervlicher Überreizung
- Erwartungsspannung
- splitterartige Schmerzen
- Schwindelgefühl in geringer Höhe
- Emotionales führt zu häufigem Wasserlassen und Durchfall

Modalitäten

↓ Nachts, enge Räume

↑ Liegen auf der linken Seite

Bewährt bei

- Verdauungsbeschwerden mit heftigen Blähungen nach Zuckergenuss

Hinweis

- In den Legierungen der Zahnfüllungen sind häufig auch Silberanteile, sodass es zu psychisch-neurologischen Symptomen kommen kann. In diesem Fall unterstützt Argentum nitricum ebenfalls die Ausleitung

Propolis D12 ▸ 2-mal tgl. 5 Glob. L

Causa/Lokalisation

- Langjährige Schwermetallbelastung

Leitsymptome

- Immer wieder Hautentzündungen, akneähnlicher Ausschlag oder Neurodermitis
- ständig erneut aufflammende Zahnfleischentzündungen, Aphthen und Lippenherpes
- allergische Erkrankungen mit Fließschnupfen und Augentränen
- mangelnde Leistungsfähigkeit

Modalitäten

↓ Körperliche Anstrengung

↑ Ruhephasen, nach dem Schlaf

Bewährt bei

- länger zurückliegender Schwermetallsanierung ohne gleichzeitige Ausleitung

Zahnfleisch- und Mundschleimhautentzündung

Silicea D12 ▸ 2-mal tgl. 5 Glob.

L

Causa/Lokalisation

- Chronische Entzündung, tiefe Zahntaschen

Leitsymptome

- Anhaltend entzündetes Zahnfleisch, das sich zurückzieht
- Bildung von ausgeprägten Zahnfleischtaschen, die ein dünnflüssiges, übel schmeckendes Sekret absondern, schlechter Mundgeschmack
- Zahnfleischbluten bei der Zahnreinigung
- Schmerzempfindlichkeit der Zähne besonders auf Kaltes
- Häufige Verdauungsbeschwerden mit Magendrücken, Aufstoßen, Blähungen
- Neigung zu Verstopfung
- Allgemein schwaches Bindegewebe

Modalitäten

↓ Kälte

↑ Warme Anwendungen

Bewährt bei

- Ausheilung von hartnäckigen Entzündungen und Fisteln

▸ HVKompass Homöopathie
▸ Zahnfleischentzündung

▸ HVKompass Homöopathie
▸ Mundschleimhautentzündung

Acidum nitricum D12 ▸ 2-mal tgl. 5 Glob. L

Causa/Lokalisation

- Abwehrschwäche, Stress, Überforderung

Leitsymptome

- Mundgeruch, verstärkter Speichelfluss
- oft eingerissene Mundwinkel
- Neigung zu Bläschenbildung im Mund
- Aufstoßen, Übelkeit und sauer riechendes „Aufwölken" oft bis zum Brechreiz

Modalitäten

↓ Abends, nachts, Wetterwechsel

↑ Wärme

Bewährt bei

- psychosomatisch bedingten ▸Magen- und Zwölffingerdarmgeschwüren

Hydrastis D6 ▸ 3-mal tgl. 5 Glob.

L

Causa/Lokalisation

- Mukositis

Leitsymptome

- Schleimhautreizung im Mund-Rachen-Raum, auch in der Nase mit Trockenheitsgefühl oder zäher Verschleimung
- entzündliche, oft weißlich-blasse Stellen im Bereich der Mundschleimhaut mit Entwicklung von Aphthen und Schleimhauterosionen

Modalitäten

↓ Kälte, Wind

↑ Ingangkommen der Absonderungen

Hinweis

- Hydrastis ist ein die Schleimhäute regenerierendes Arzneimittel und bewährt sich auch bei Schleimhautirritationen im Darm und Harnblasenbereich durch Chemo- und Bestrahlungsbehandlung (▸ Krebserkrankungen)

Okoubaka D3 ▸ 3-mal tgl. 5 Glob. L

Causa/Lokalisation

- Dysbakterie, pathologische Darmflora

Leitsymptome

- Auffallender Zungenbelag, oft mit Mundgeruch
- Völlegefühl mit wechselhaftem Stuhlgang und vielen Blähungen
- Anhaltende Schwellung und Blutungsneigung des Zahnfleisches

Modalitäten

↓ Nikotin, Fast Food

↑ Gesunde Ernährung, Fasten

Zähne

Calcium fluoratum D12 ▸ 2-mal tgl. 5 Glob.

L

Causa/Lokalisation

- Zahnentwicklung, kariöse Zähne

Leitsymptome

- Weicher Zahnschmelz mit Kariesneigung
- Zahnschiefstand, verzögerte Entwicklung auch bleibender Zähne
- Neigung zu Zahnfleischentzündung mit Fistelbildung
- Allgemeine Bindegewebsschwäche

Modalitäten

↓ Feucht-heißes Wetter

↑ Wärme, Essen

Bewährt bei

- Kariesprophylaxe, ergänzend Silicea C30 ▸einmal wöchentlich 5 Glob.

▸ HVKompass Homöopathie

Calcium phosphoricum D12 ▸ 2-mal tgl. 5 Glob. L

Causa/Lokalisation

- Kieferknochenschwund, schwache Zahnsubstanz

Leitsymptome

- Viele Zahnfüllungen
- Zähne sitzen nicht mehr fest
- angeschliffene Zähne, die durch Brücken besonders belastet sind
- Schmerzen, auch beim Essen

Modalitäten

↓ Kälte, Wetterwechsel
↑ Warmes Wetter

Hinweis

- Das Arzneimittel kann im ▸dreiwöchigen Wechsel mit Hekla lava D6 gegeben werden, um die Knochenstruktur zu stabilisieren

Staphisagria D12 ▸ 2-mal tgl. 5 Glob.

L

Causa/Lokalisation

- Kariöse Zähne

Leitsymptome

- Dunkle, bröckelnde Zähne
- Zähne mit schwarzen Streifen
- schwammiges, entzündetes Zahnfleisch
- blasses, blutendes Zahnfleisch
- modriger Mundgeschmack

Modalitäten

↓ Beim und nach dem Essen

↑ Wärme, starker Druck

Zahnimplantate

Hekla lava D6 ▸ 3-mal tgl. 1 Tabl.

L

Causa/Lokalisation

- Kieferknochenschwund, Karies

Leitsymptome

- Kieferknochen bildet sich immer mehr zurück und hat nur noch eine sehr dünne Struktur
- Bildung von Knochenzysten nach Setzen eines Zahnimplantats
- Neigung zu Kariesbildung
- Gesichtsschmerzen durch kariöse Zähne oder nach Ziehen eines Zahnes

Modalitäten

↓ Belastung

↑ Ruhe

Bewährt bei

- Knochenschwund und Zysten im Kieferbereich
- Unterstützung des Heilungsprozesses nach Setzen eines Zahnimplantats

▸ HVKompass Homöopathie

Teil 2
Arzneimittelverzeichnis

Acidum formicicum (Ameisensäure)

Causa/Lokalisation

- Infekt, Allergie, Nässe, Kälte, Schleimhäute, Haut

Leitsymptome

- Druckgefühl im Oberbauch, brennende Schmerzen, Übelkeit und Blähungen, morgendliche Bauchschmerzen mit Durchfall, oft im Wechsel mit Verstopfung
- bekommt bei Infekten oder allergischen Reaktionen schwer Luft, neigt zu Atemnot mit hörbarem Pfeifen
- Juckreiz der Augen mit Tränen und Fließschnupfen
- empfindliche Haut mit Neigung zu trocken juckenden Hautausschlägen oder Nesselsucht

Modalitäten

↓ Kälte, Bewegung
↑ Wärme, Ruhe

Bewährt bei

- Allergien der Schleimhäute und der Haut sowie chronischen Entzündungen, Atembeschwerden und Hautausschlägen im Wechsel, Hausstaubmilben- und Schimmelpilzallergie, Heuschnupfen, Tierhaarallergie
- rheumatische Beschwerden, entzündlich und degenerativ, Gicht

Hinweis

- Acidum formicicum ist ein sogenanntes Umstimmungsmittel, um eine nachhaltige Besserung der rezidivierenden Beschwerden zu erreichen mit dem Ziel einer Ausheilung
- identisch verwendet wird Formica rufa (Waldameise)

Acidum nitricum (Salpetersäure)

Causa/Lokalisation

- Entzündung, Haut-Schleimhautübergang

Leitsymptome

- Aufstoßen, Übelkeit, sauer riechendes „Aufwölken", oft bis zum Erbrechen
- schmerzhafte Magenkrämpfe, stechende „splitterartige" Schmerzen vor allem nach dem Essen
- Verlangen nach fettigen, schwer verdaulichen, salzigen Speisen, rasches Sättigungsgefühl
- Mundgeruch, verstärkter Speichelfluss, eingerissene Mundwinkel
- Neigung zu Bläschenbildung im Mund
- Wechselnder Stuhlgang mit Hämorrhoiden, Fissuren (Risse) am After
- Schweißneigung
- gereizte Stimmung (explosiv)

Modalitäten

↓ Abends, nachts, Wetterwechsel
↑ Wärme, Fahren im Auto oder im Zug

Bewährt bei

- Magen- und Zwölffingerdarmgeschwür (Ulcus), Entzündung der Schleimhäute (Mund, Magen)
- chronisch entzündlichen Darmerkrankungen (Colitis ulcerosa, Morbus Crohn)
- weichen, gestielten oder gezackten Warzen (vor allem am Hals)

Acidum phosphoricum (Phosphorsäure)

Causa/Lokalisation

- Überanstrengung, Überforderung, Kummersituation, Organschwäche

Leitsymptome

- Geistige Schwäche, gefolgt von körperlicher, Schwarzwerden vor Augen
- Schwindel und Kopfdruck infolge emotionaler Ereignisse
- fühlt sich geistig und körperlich überanstrengt und überfordert, ist unkonzentriert und vergesslich
- Schweißausbrüche bei geringster Anstrengung
- frühzeitiges Ergrauen der Haare sowie Haarausfall
- Appetit- und Lustlosigkeit, mangelnde sexuelle Erlebnisfähigkeit

Modalitäten

↓ Kälte, Lärm, Anstrengung
↑ Wärme, Ruhe

Bewährt bei

- Schwindelanfällen, Morbus Menière
- Diabetes mellitus (add-on)
- Folgen einer Krebserkrankung
- allgemeiner Schwäche, Müdigkeitssyndrom, Burnout
- Apathie durch Kummer oder erschöpfende Krankheit

Acidum sarcolacticum (Milchsäure)

Causa/Lokalisation

- Überanstrengung, Infekt, Muskulatur

Leitsymptome

- Schwächegefühl in den Muskeln, die bei geringster Anstrengung schmerzen
- Empfindung wie Muskelkater, zerschlagen und schlapp
- Sodbrennen und saures Aufstoßen mit Magendrücken, häufig Blähungen

Modalitäten

↓ Bewegung, Berührung

↑ In Ruhe

Bewährt bei

- Muskelschmerzen durch Einnahme von Cholesterinsenkern („Statinen")
- Fibromyalgie
- Folgen einer Herzmuskelentzündung, zB nach Infektionskrankheit

Acidum sulfuricum (Schwefelsäure)

Causa/Lokalisation

- Überanstrengung, Hormontherapie, hormonelle Umstellung

Leitsymptome

- Morgendliche Übelkeit, oft mit Brechreiz, Magenschmerzen und Sodbrennen, gefolgt von anhaltendem Hustenreiz, Gliederzittern, Muskel- und Gelenkschmerzen (Entzündung, Abnutzung)
- Blutungsneigung (bei Hämorrhoiden), häufig blaue Flecken bei unreiner Haut mit Entzündungsneigung, Neigung zu Aphthen
- säuerlich riechende, starke Schweißausbrüche, die oft anfallsartig auftreten und schwächen, Hitzewallungen in den Wechseljahren oder durch Hormontherapie wegen einer Krebserkrankung
- ungeduldiges, hektisches und gereiztes Benehmen, phasenweise müde, geschwächt und überfordert

Modalitäten

↓ Morgens, Kälte, Nässe
↑ Wärme

Bewährt bei

- Diabetes mellitus (add-on)
- Speiseröhrenentzündung und Sodbrennen
- Wechseljahresbeschwerden
- Asthma bronchiale
- Arthritis und Arthrose

Aconitum (Blauer Eisenhut)

Causa/Lokalisation

- Erkältung, Kälte, Zugluft, Schock-Schreckfolgen

Leitsymptome

- Anfallsweise auftretende, unerträgliche Gesichtsschmerzen, auch mit Taubheitsgefühl und Kribbeln
- Gesichtsfarbe oft blass oder ins Rote wechselnd
- Hitzegefühl, große körperliche Unruhe und starkes Angstgefühl mit Herzjagen und/oder erhöhtem Blutdruck
- ängstliche Träume
- Beschwerden schaukeln sich immer mehr auf, negative Erlebnisse tauchen immer wieder vor dem geistigen Auge auf

Modalitäten

↓ Nachts, Berührung, enge Räume, Kälte, Zugluft
↑ Schweißausbruch

Bewährt bei

- Herzrhythmusstörungen
- Nervenentzündung und -schmerzen (Trigeminusneuralgie)
- Schlafstörungen

Passt zu

- ruhelosen, nervlich angespannten Menschen mit Angstzuständen

Adlumia fungosa (Erdrauch)

Causa/Lokalisation

- Stoffwechselerkrankungen

Leitsymptome

- Völlegefühl, Druck im Oberbauch, Blähungen
- weißlich belegte Zunge
- schmerzhafte Gelenke (vor allem Fingergelenke)

Bewährt bei

- Erhöhten Harnsäure- und/oder Cholesterin- und Leberwerten
- Leberfunktionsstörung, Gicht

Hinweis

- Bewährtes Lebermittel, ▶Carduus, ▶Picrorhiza

Adonis vernalis (Frühlings-Adonisröschen)

Causa/Lokalisation

- Nervosität, Auch bei Schilddrüsenüberfunktion, Herz

Leitsymptome

- Immer wieder heftiges Herzklopfen, oft auch zu schneller oder zu langsamer Puls
- aussetzende Pulsschläge, Gefühl von unregelmäßigem Puls
- Druckgefühl über dem Brustbereich wie zusammengeschnürt
- Schwindelanfälle
- Schmerzen vom Hinterkopf ausgehend bis in Schläfen und Augen ausstrahlend
- Neigung zu geschwollenen Beinen

Bewährt bei

- Herzrhythmusstörungen, Mitral- und Aortenklappeninsuffizienz (Herzklappenschwäche)
- funktionellen Herzbeschwerden nach fieberhaftem Infekt oder infolge von Rheuma und bei Schilddrüsenüberfunktion

Hinweis

- Bewährtes Herzmittel, ▸Cactus, ▸Laurocerasus

Aesculus (Rosskastanie)

Causa/Lokalisation

- Körperliche Überlastung, Bindegewebsschwäche, Schwangerschaft, Wechseljahre, Venen, Wirbelsäule

Leitsymptome

- Anhaltende Kreuzschmerzen, die in die gesamte Wirbelsäule und in die Beine ausstrahlen können, muss sich nach hinten überstrecken, was lindert, Schmerzzentrum im Kreuz-Darmbein-Gelenk (Ilio-Sacral-Gelenk) mit eingeschränkter Beweglichkeit
- schwere, müde, geschwollene Beine, stark hervortretende, schmerzende Krampfadern
- Neigung zum „offenen Bein" (Ulcus cruris varicosum)
- Hämorrhoiden mit Fremdkörpergefühl im After
- splitterartige Schmerzen im Enddarmbereich, die bis in den Rücken ausstrahlen können, dabei Verstopfungsneigung mit harten trockenen Stühlen
- Folge von Schwangerschaft oder hormoneller Umstellung in den Wechseljahren: immer wieder Venenentzündungen

Modalitäten

↓ Morgens, Bewegung, Stuhlgang
↑ Frische Luft

Bewährt bei

- Hämorrhoiden
- Krampfadern, generelle Venenschwäche
- chronischen Rückenschmerzen vor allem im Kreuz-Darmbein-Gelenk (ISG)
- der Schwangerschaft (vor allem)

Hinweis

- Aesculus ist eines der Hauptmittel bei venösen Stauungen

Passt zu

- Menschen mit Bindegewebs- und Venenschwäche

Aethiops antimonialis (Antimon-Schwefel-Quecksilber-Verbindung)

Causa/Lokalisation

- Anhaltende Darmentzündung (Morbus Crohn, Colitis ulcerosa)

Leitsymptome

- Weicher, teilweise flüssiger Stuhl mit Schleimfetzen, vereinzelt auch mit Blutspuren
- krampfartige Bauchschmerzen beim Stuhlgang
- häufiger Stuhldrang wobei sich allerdings nur Luft und Schleim entleeren

Modalitäten

↓ Emotionale Ereignisse
↑ Entspannung, Ruhe

Bewährt bei

- (End-)Darmentzündung
- chronisch entzündlichen Darmerkrankungen

Agaricus (Fliegenpilz)

Causa/Lokalisation

- Überforderung, Überanstrengung, Erfrierungen

Leitsymptome

- Innere Unruhe, Koordinationsstörungen, Bewegungsdrang, Zittern, unmotivierte, fahrige Bewegungen, unwillkürliche Gesichtszuckungen, undeutliche Sprache, zuckendes Augenlid
- Missempfindungen in Armen und Beinen mit Kribbeln und Ameisenlaufen, Gefühl, als würde der Körper von Eisnadeln durchbohrt, rasch überfordert, Konzentrationsstörungen, Sehen von Doppelbildern
- Kälteschäden an der Haut, Frostbeulen, juckende Hautveränderungen

Modalitäten

↓ Kälte, Genussmittel, seelische Ereignisse

↑ Im Freien

Bewährt bei

- Parkinson-Krankheit
- Restless-Legs-Syndrom
- Depressionen
- Konzentrationsstörungen vor allem bei Kindern

Passt zu

- nervösen, überforderten und motorisch unruhigen Menschen, insbesondere auch Kinder

Aletris farinosa (Sternwurzel)

Causa/Lokalisation

Bindegewebsschwäche, hormonelle Umstellung, Gebärmutter

Leitsymptome

- Druckgefühl im Unterleib
- Harnblasenschwäche mit starkem Harndrang, Urin kann nicht lange Zeit gehalten werden, Verstopfungsneigung
- starke und schmerzhafte Periodenblutung, weißlicher Ausfluss
- oft müde und nicht leistungsfähig

Modalitäten

↓ Heben, Tragen

Bewährt bei

- Gebärmuttersenkung in der Post-Menopause
- psychosomatischem Schwächezustand nach Entbindung

Aloe (Aloe)

Causa/Lokalisation

- Stuhlinkontinenz, Chronisch entzündliche Darmerkrankung

Leitsymptome

- Heftige, sehr übel riechende Blähungen
- häufig geht mit der Luft etwas Stuhl ab, der mit Schleim oder Blut durchsetzt sein kann
- Stuhl kann nicht gehalten werden
- heftiges Gurgeln im Bauch, gefolgt von Blähungen und Durchfall
- Bauch fühlt sich voll, schwer, heiß und gebläht an

Modalitäten

↓ Morgens, Wärme
↑ Kälte

Bewährt bei

- Stuhlinkontinenz
- Morbus Crohn und Colitis ulcerosa

Passt zu:

- älteren Menschen mit Inkontinenz
- durch eine chronisch entzündliche Darmerkrankung erschöpften Menschen

Alumina (Aluminiumoxyd)

Causa/Lokalisation

- Nahrungsumstellung, Haut und Schleimhaut

Leitsymptome

- Kleine Mengen harten, trockenen Stuhls wie Schafskot
- Schmerzen am After, auch bedingt durch kleine Einrisse
- trockene Mundschleimhaut, Folge von mangelnder Flüssigkeitszufuhr oder Ernährungsumstellung
- trocken-rissiger Hautausschlag, durch Juckreiz aufgerissene Hautstellen

Modalitäten

↓ Morgens, nach dem Essen
↑ Abends, Wärme, frische Luft

Bewährt bei

- Darmträgheit, Verstopfung als Folge von Ernährungsumstellung und Sondenernährung
- Trockenheit der Schleimhäute (Augen, Nase, Mund, Vagina, Darm) und der Haut mit Ekzem

Hinweis

- Bewährtes Mittel bei Obstipation zur Darmregulierung (kein Soforteffekt)

Passt zu

- (Klein-)Kinder
- ältere Menschen

Ammonium carbonicum (Ammoniumkarbonat)

Causa/Lokalisation

- Schwerlöslicher Schleim, Chronische Bronchitis

Leitsymptome

- Anhaltender Husten mit reichlich Schleimauswurf, der sich schwer löst
- Atemnot und Beklemmungsgefühl in der Brust, verbunden mit Kreislaufproblemen und Herzschwäche
- Schweißausbrüche, häufiger Harndrang

Modalitäten

↓ Nachts, Nässe, Kälte, Nebel

↑ Wärme, in Seitenlage

Bewährt bei

- COPD (chronische Bronchitis)
- Herz- und Kreislaufschwäche
- Rechtsherzinsuffizienz

Passt zu

- (Klein-)Kindern mit Neigung zu Bronchitis
- älteren, etwas korpulenteren Menschen mit durch Herzinsuffizienz bedingter mangelnder Leistungsfähigkeit

Anacardium (Elefantenlausbaum)

Causa/Lokalisation

- Bevorstehende Ereignisse, Geistige Überarbeitung, Emotionale Ereignisse (Aufregung, Wut, Ärger)

Leitsymptome

- Ärger und Aufregung schlagen auf den Magen
- Leeregefühl und krampfartige Schmerzen im Magenbereich, wenn der Magen leer ist, Sodbrennen
- Neigung zu Verstopfung mit Pflockgefühl im Darm
- Juckender Hautausschlag mit Bläschen
- heftige emotionale Reaktionen bis hin zu Wutausbrüchen aus nichtigem Anlass

Modalitäten

↓ Aufregung

↑ Während und nach dem Essen

Bewährt bei

- Magen- und Zwölffingerdarmgeschwür (Ulcus), Verdauungsschwäche
- depressiver Stimmungslage

Passt zu

- reizbaren Personen mit empfindlichem Magen
- emotional inadäquatem Verhalten

Anagallis (Ackergauchheil)

Causa/Lokalisation

- Bläschenausschlag, Hände

Leitsymptome

- Bläschenartiger Hautausschlag
- nässend oder trocken, extrem juckend, meist an oder zwischen den Fingern, an Handinnenfläche oder Handrücken
- verhärtete, krustige Warzen

Modalitäten

↓ Kratzen

↑ Ruhe

Bewährt bei

- Stark juckenden Hautausschlägen
- Warzen

Hinweis

- Anagallis wird zur Entfernung von Splittern eingesetzt, ▸Silicea in tiefer Potenz (D4, D6)

Antimonium crudum/Stibium sulfuratum nigrum (Schwarzer Spießglanz)

Causa/Lokalisation

- Stoffwechselstörung, Haut

Leitsymptome

- Neigung zu Übergewicht, hastiges Essen, danach Völlegefühl, Sodbrennen und Übelkeit, oft auch Brechreiz
- nach Erbrechen keine Besserung der Beschwerden, dick-weiß belegte Zunge
- Durchfall im Wechsel mit Verstopfung
- Bläschenartiger Ausschlag, insbesondere um den Mund
- schmerzhafte Schrunden und Risse, Schwielen, verstärkte Hornhautbildung, verhärtete, krustige Warzen
- wiederkehrendes Hühnerauge
- verdickte Nägel, die sich längs spalten, auch bedingt durch Nagelpilzbefall

Modalitäten

↓ Saure Speisen, Wein, Hitze

↑ Ruhe, frische Luft

Bewährt bei

- Metabolischem Syndrom, Gastritis, Refluxösophagitis, Übergewicht
- Knötchenflechte, Psoriasis vulgaris, periorale Dermatitis, Dornwarzen, verstärkter Hornhautbildung, Hühnerauge

Hinweis

- Stibium sulfuratum nigrum (=Antimonium crudum) bewährt sich beim Schnullerekzem der Kinder

Apis mellifica (Honigbiene)

Causa/Lokalisation

- Allergische und entzündliche Reaktion, Haut und Schleimhäute

Leitsymptome

- Stark entzündlich geschwollene Gelenke
- hellrote Haut mit großen Quaddeln
- allergisch bedingte Schwellung der Augenlider
- erschwertes Hören durch Schleim im Mittelohr nach Mittelohrentzündung
- stechende und brennende Schmerzen
- kein Durst trotz Hitzegefühl
- Einlagerung von Flüssigkeit, Ödem und Lymphstau
- allgemein ausgeprägte Ruhelosigkeit und Bewegungsdrang

Modalitäten

↓ Wärme, Berührung
↑ Kälteanwendung

Bewährt bei

- Verzögert ausheilender Otitis media, Paukenerguss, Tubenkatarrh
- rheumatoider Arthritis
- Ovarialzyste, Hydrocele („Wasserbruch")
- ödematöser Schwellung durch Wassereinlagerung, Lymphödem
- Nesselsucht (Urticaria), Schwellung der Augenlider infolge Kosmetika-Unverträglichkeit

Hinweis

- Apis regt die Ausscheidungsfunktion der Nieren an und ist deshalb ein bewährtes Add-on zu Diuretika

Argentum nitricum (Silbernitrat)

Causa/Lokalisation

- Lampenfieber, Erwartungsängste, Höhenangst, Ulcus-Neigung

Leitsymptome

- Schwindelanfälle als emotionale Reaktion auf bevorstehende Ereignisse
- Aufregungen führen zu häufigem Wasserlassen und Durchfällen
- schlechter Schlaf mit Albträumen
- Schwindelattacken beim Schauen aus der Höhe nach unten (Gebirge, Brücke, Turm), muss sich festhalten, um das Gleichgewicht nicht zu verlieren
- hastiges Essen, wobei viel Luft geschluckt wird, explosionsartiges, lautes Aufstoßen, geblähter Bauch
- nagende, krampfartige Magenschmerzen, die in alle Richtungen ausstrahlen
- großes Verlangen nach Süßigkeiten, die nicht vertragen werden
- nervös, unruhig und hektisch, von Zukunftsängsten geplagt

Modalitäten

↓ Wärme, nachts, in engen Räumen
↑ Kühle, im Freien, Aufstoßen

Bewährt bei

- Nervosität und Aufregung vor Klassenarbeiten bei Kindern
- vor einem Auftritt
- Angstbesetzten Vorahnungen
- Schwindelanfällen, Morbus Menière
- Schwindel durch Höhenangst
- funktionellen Herzrhythmusstörungen
- Reizmagen und Reizdarm-Syndrom
- nervös bedingter Reizblase
- Schwermetallbelastung (zur Ausscheidung)

Passt zu

- Ängstlichen, nervösen oder auch impulsiven Menschen

Arnica montana (Bergwohlverleih)

Causa/Lokalisation

- Bluthochdruck, Schlaganfall-Folgen, Folgen einer Bypass-Operation, Trauma, Eitrige Hautprozesse

Leitsymptome

- Rötliches Gesicht, durchzogen von sichtbar bläulichen Gefäßen
- aufgedunsen wirkendes Gesicht
- Blutandrang zum Kopf mit Hitzegefühl
- Kopfschmerzen, Schwindel, Ohrensausen
- erschwertes Sprechen und Lähmungserscheinungen (Gesicht, Arme, Beine) als Folge eines Schlaganfalls
- Neigung zu Übergewicht und ausgeprägter Muskulatur
- Muskeln und Glieder fühlen sich an wie zerschlage
- Hämatome

Modalitäten

↓ Berührung, Bewegung
↑ Ruhe

Bewährt bei

- Unfällen mit stumpfen Verletzungen, Tinnitus durch Knalltrauma
- Blutungen (wie spontanes Nasenbluten), nach Operationen zur Wundheilung
- Bluthochdruck, Herzinfarkt (Nachsorge), zur Nachbehandlung einer Gefäßoperation (Koronar-Stent), Schlaganfall-Folgen
- Durchblutungsstörung der Blutgefäße (transitorisch ischämische Attacke)
- Rosacea und Couperose, Akne

Passt zu

- Menschen mit sichtbaren Zeichen von Bluthochdruck

Arsenicum album (Weißes Arsenik)

Causa/Lokalisation

- Chemotherapie, Virusinfektion, schwere Erkrankung

Leitsymptome

- Extreme innere Unruhe
- panische Angst
- hektisches, unmotiviertes Verhalten
- übersteigerte Pedanterie
- Ekel vor Küchengerüchen
- Gewichtsabnahme bis zur Kachexie durch schwere Krankheit
- Haarausfall
- Zungenbrennen, brennende Schmerzen, regelmäßig wiederkehrende Schmerzzustände
- meist hagere Statur
- Erschöpfung nach der geringsten Anstrengung
- ausgeprägtes Durstgefühl eher nach Warmem

Modalitäten

↓ Kälte, um Mitternacht

↑ Wärme, warme Getränke

Bewährt bei

- Demenz-Erkrankung
- Neuropathie nach Gürtelrose
- Gastrointestinale Nebenwirkungen und neurologische Folgen einer Chemotherapie
- Angina pectoris
- Depressionen
- Folgen von Mangelernährung

Passt zu

- überaus ängstlichen, ruhelosen Menschen, die sehr leicht frieren und extrem penibel sind

Arundo mauritanica (Pfahlrohr, Wasserrohr)

Causa/Lokalisation

- Allergie, Rachenraum, Nase, Gehörgang

Leitsymptome

- Heftiger Juckreiz am Gaumen und im Rachenraum, im Gehörgang sowie der Augen und Nase
- unwiderstehliches Gefühl sich ständig kratzen müssen
- Niesanfälle, Fließschnupfen, auch Verlust des Geruchssinns
- Juckreiz der Haut, neigt zu Ekzem

Modalitäten

↓ Wärme

Bewährt bei

- Pollenallergie, Nahrungsmittelunverträglichkeit und -allergie

Hinweis

- Arundo mauritanica wird auf Grund seines Soforteffekts als „Antihistaminikum" der Homöopathie bezeichnet

Asa foetida (Stinkasant)

Causa/Lokalisation

- Gärungsprozesse, Divertikulose, Antidiabetica, Hautschäden

Leitsymptome

- Ständiges lautes Aufstoßen mit ranzigem oder fauligem Geruch
- zusammenschnürende Schmerzen im Magen und in der Speiseröhre: Gefühl, als steige eine Kugel vom Magen in den Rachen auf, aufgetriebener Bauch mit extrem übel riechenden Blähungen
- wässrige, schleimige, stinkende Durchfälle, auch im Wechsel mit Verstopfung

Modalitäten

↓ Sitzen, Stehen, jegliche Berührung
↑ Nach Stuhlgang, Bewegung

Bewährt bei

- Divertikulose
- hartnäckiger Verstopfung
- überempfindlichem Darm
- Unterschenkelgeschwür („offenes Bein")

Aurum jodatum (Goldjodid)

Causa/Lokalisation

- Zysten, Myom, Fluor vaginalis

Leitsymptome

- Beidseitige Ovarialzysten, die symptomlos bleiben
- Neigung zu wiederkehrenden schmerzhaften Entzündungen im Genitalbereich mit dickem gelben Ausfluss

Modalitäten

↓ Nachts
↑ Wärme

Bewährt bei

- Ovarialzysten
- Myom
- rezidivierender Fluor vaginalis

Aurum metallicum (Metallisches Gold)

Causa/Lokalisation

- Emotionales, Kummer, Verdruss, Niedergeschlagenheit, Bluthochdruck

Leitsymptome

- Leidet sehr unter seinem persönlichen Schicksal, entwickeln Ängste, zunehmende Vergesslichkeit
- Versagensängste mit Depressionsneigung, tiefe Niedergeschlagenheit oft im Wechsel mit unbeherrschtem Verhalten, wenn es nicht nach seinen Vorstellungen geht
- erhöhter Blutdruck mit Kopfschmerzen und Schwindel, Herzklopfen
- Druck auf der Brust, Beklemmungsgefühl
- oft dunkelrotes Gesicht und untersetzte Statur

Modalitäten

↓ Nachts, am frühen Morgen, Kälte, geistige Anstrengung
↑ Wärme

Bewährt bei

- Demenzentielles Syndrom
- Depressionen
- Angina pectoris
- Bluthochdruck
- Plaquebildung
- rheumatischen Schmerzen

Passt zu

Menschen, die durch anhaltende Lebensprobleme überfordert sind

Badiaga (Flussschwamm)

Causa/Lokalisation

- Schilddrüsenknoten, Schilddrüsenzyste

Leitsymptome

- Leichtes Druckgefühl am Hals bei vergrößerter Schilddrüse
- Haut fühlt sich bei Berührung wie wund an, Muskeln fühlen sich wie zerschlagen an

Modalitäten

↓ Kälte, Bewegung
↑ Wärme

Bewährt bei

- Morbus Basedow
- Schilddrüsenzysten

Passt zu

- Kälteempfindlichen Menschen

Barium carbonicum (Bariumkarbonat)

Causa/Lokalisation

- Alterungsprozess

Leitsymptome

- „Kindisches“ Verhalten bei älteren Menschen: misstrauisch, unentschlossen und ängstlich
- Verlangsamt in den Bewegungen, zunehmende Desorientiertheit
- typische Zeichen einer Arteriosklerose mit Bluthochdruck, Stoffwechselstörung
- nachlassende Merkfähigkeit, Schwindel und Fallneigung
- meist ausgeprägter Appetit bei kräftiger Statur

Modalitäten

↓ Kälte, kalte Luft
↑ Gehen im Freien

Bewährt bei

- Demenz-Erkrankung
- degenerativen Erkrankungen (Herz, Gefäße, Gehirn), Arteriosklerose, Herzinsuffizienz
- Prostatahyperplasie mit Harnentleerungsstörungen

Hinweis

- Barium carbonicum bewährt sich bei Menschen mit Trisomie 21-Syndrom und den damit assoziierten Erkrankungen

Passt zu

- Menschen mit zunehmenden Anzeichen von geistigem und körperlichem Abbau

Belladonna (Tollkirsche)

Causa/Lokalisation

- Hochakute nicht eitrige Entzündung, Schleimhäute und Haut

Leitsymptome

- Hochakute Entzündung insbesondere von Tonsillen, Mittelohr und Harnblase
- pulsierende Kopfschmerzen, auch durch zu intensive Sonnenbestrahlung
- hochrote heiße Haut, die wie Feuer brennt, Sonnenbrand
- klopfende Schmerzen im entzündeten Hautbereich bei großer Berührungsempfindlichkeit
- plötzlich auftretendes Fieber mit hochrotem, heißem Gesicht und starkem Schwitzen

Modalitäten

↓ Berührung, Geräusche, Licht
↑ In Ruhe

Bewährt bei

- Allen hochakuten, aber nicht eitrigen Prozessen wie z B
- Mittelohrentzündung, Mandelentzündung
- krampfende Magenschmerzen, auch Ulcus bedingt
- krampfartige Schmerzen bei Harnwegsinfekt
- Nagelbettentzündung
- Folgen von Bestrahlungstherapie (Bestrahlungserythem)
- Hautrötung nach Zeckenbiss (Wanderröte)
- Rosacea

Hinweis

- Belladonna ist ein Akutmittel mit dem Merksatz „rot, heiß, brennend" und damit ein klassisches Add-on zu peripher wirkenden Analgetika und Antiphlogistika

Berberis vulgaris (Berberitze, Sauerdorn)

Causa/Lokalisation

- Ausscheidung: Leber-Galle, Nieren, Harnblase, Stoffwechsel, Bewegungsapparat, Haut

Leitsymptome

- Neigung zu Grieß oder Steinen in den Nieren und/oder in der Gallenblase
- Übelkeit, Bauchschmerzen, oft wechselnder Stuhlgang (Verstopfung oder Durchfall)
- stechende Schmerzen im Nierenbereich, ausstrahlend zur Blase, in die Leistengegend oder in den Oberschenkel, starker Harndrang, brennende und schneidende Schmerzen beim Wasserlassen, ziegelroter Satz im Urin
- rheumatische Schmerzen mit Steifigkeits- und Zerschlagenheitsgefühl bei allgemeiner Schwäche

Modalitäten

↓ Druck, Bewegung, Erschütterung
↑ Absonderungen (Schweiß, Urin)

Bewährt bei

- Gicht und erhöhten Harnsäurewerten, rezidivierenden Harnwegsinfekten
- rheumatischen Beschwerden
- Ausschwemmung von Nierengrieß
- Anregung der Ausscheidung bei Schwermetallbelastung sowie von Toxinen
- anhaltend entzündlicher Haut, Akne

Bismutum subnitricum (Wismutnitrat)

Causa/Lokalisation

- Magensäureüberproduktion, Medikamente

Leitsymptome

- Brennende oder krampfartige Magenschmerzen, bis in den Rücken ausstrahlend
- belegte Zunge, ausgeprägte Speichelbildung
- Sodbrennen und Übelkeit bis zum Würgereiz
- Verlangen nach kalten Getränken, die nicht vertragen werden
- Magenbeschwerden und Kopfschmerzen im Wechsel

Modalitäten

↓ Nach dem Essen
↑ Rückwärtsbeugen

Bewährt bei

- Speiseröhrenentzündung
- Magen- und Zwölffingerdarmgeschwür

Borax (Natriumborat)

Causa/Lokalisation

- Candidainfektion, Haut- und Schleimhautentzündung

Leitsymptome

- Zäher, weißlich-milchiger, oft klebriger Ausfluss, weißliche Beläge auf der Vaginalschleimhaut
- Neigung zu Aphthen
- anhaltend trockene, schuppende, juckende Haut wie bei Neurodermitis und Milchschorf, ausgeprägte Kopfschuppenbildung
- auffallende Geräuschempfindlichkeit sowie Übelkeit bei Abwärts- und Schaukelbewegung (Flugzeug, Schiff)

Modalitäten

↓ Kälte, nach der Periode
↑ Nach dem Stuhlgang

Bewährt bei

- Ausfluss (Fluor vaginalis), Candida-Infektion (Scheidenpilzinfektion), Pilzinfektion im Mund- und Rachenraum
- rezidivierenden Aphthen, Reiseübelkeit, trockenem Ekzem

Bovista (Bovist)

Causa/Lokalisation

- Monatsblutung, Zyklus, Allergie

Leitsymptome

- Vorzeitig einsetzende, dunkle Blutung, oft bei Nacht verstärkt
- Ausfluss vor der Periodenblutung, die oft mit Durchfall, Kreuzschmerzen und verstärktem Hautausschlag einhergeht
- zwiebelartiger Schweißgeruch
- Ausschlag wie kleine Frieseln (Urticaria), neigt zu Herpes
- Hautreizungen und bläschenartige Entzündungen
- Akne-artiger Hautausschlag als Reaktion auf Kosmetika oder Sommer(-Hitze)

Modalitäten

↓ Wärme, Hitze

↑ Zusammenkrümmen, Essen

Bewährt bei

- Akne, Kontaktekzem, Urticaria
- Menstruationsbeschwerden

Hinweis

- Bovista ist auch bewährt beim sogenannten Mittelschmerz, der in der Phase der Ovulation auftritt

Bryonia (Zaunrübe)

Causa/Lokalisation

- Hochakute Entzündung, Bronchien, Muskeln und Gelenke

Leitsymptome

- Schmerzhafter Husten mit wenig Schleimauswurf, stechende Kopfschmerzen, Fließschnupfen, Halsschmerzen
- extreme Schmerzen, vermeidet jegliche Bewegung
- stechende Gelenkschmerzen, das entzündete Gelenk ist oft nur leicht angeschwollen, fühlt sich heiß an
- ärgerliche Stimmungslage durch die Schmerzen: möchte in Ruhe gelassen werden

Modalitäten

↓ Geringste Bewegung, Berührung
↑ Ruhe, leichter Gegendruck

Bewährt bei

- Akut fieberhaftem Infekt („Grippehusten")
- akuter rheumatoider Arthritis, akuter Sehnenscheidenentzündung, Lumbago (Hexenschuss)

Hinweis

- Bryonia ist ein schnell wirkendes „Analgetikum"

Cactus (Königin der Nacht)

Causa/Lokalisation

- Herz

Leitsymptome

- Krampfartige Herzschmerzen mit Gefühl wie von einem eisernen Band umschnürt
- in den linken Arm ausstrahlende Schmerzen
- Schwindel mit Blutandrang zum Kopf, schneller Puls
- geblähter Bauch mit Völlegefühl

Modalitäten

↓ Liegen auf der linken Seite, Anstrengung
↑ Frische Luft

Bewährt bei

- Angina pectoris, koronare Herzerkrankung

Hinweis

- Ein typisches Leitsymptom von Cactus ist das Einschnürungsgefühl am Herzen: wie durch ein eisernes Band, es ist ein Akut- und Langzeitmittel

Calcium carbonicum (Austernschalenkalk)

Causa/Lokalisation

- Polypen, Tonsillenhyperplasie, Infektanfälligkeit, Verlangsamter Stoffwechsel

Leitsymptome

- Erkältungsneigung mit dick-zähem Schleim aus Nase und Bronchien
- geschwollene Lymphknoten, vergrößerte Mandeln durch wiederkehrende Entzündungen
- Nasenpolypen, erschwertes Hören
- Neigung zu Übergewicht, pastöses, „aufgeschwemmtes" Bindegewebe
- Vorliebe für reichliches Essen, besonders für Eiergerichte und Süßspeisen
- Unverträglichkeit von Milch und fetten Speisen
- Sodbrennen, aufgetriebener Bauch
- Verstopfung im Wechsel mit sauer riechenden Durchfällen

Modalitäten

↓ Anstrengung, Kälte, Nässe
↑ Wärme, trockenes Wetter

Bewährt bei

- Infektneigung mit rezidivierender Bronchitis, Asthma bronchiale
- Tonsillenhyperplasie
- Pathologisches Mirkobiom
- metabolischem Syndrom

Hinweis

- Die Leitsymptome von Calcium carbonicum widerspiegeln das Bild der lymphatischen Konstitution (Diathese)

Calcium fluoratum (Calciumfluorid)

Causa/Lokalisation

- Karies, Bandscheibenschäden, Bindegewebsschwäche, Veneninsuffizienz

Leitsymptome

- Druckgefühl an der (meist) vergrößerten Schilddrüse
- kaum Gewichtszunahme trotz üppigen Essens
- weicher Zahnschmelz mit Neigung zu kariösen Zähnen, Zahnschiefstand
- verzögerte Entwicklung auch bleibender Zähne, häufige Zahnfleischentzündungen
- Fistelbildung, Rückenschmerzen durch verschmälerte Bandscheiben, Verschlimmerung der Schmerzen durch längeres Stehen, Heben und Tragen selbst leichter Gegenstände
- überstreckbare Gelenke, die leicht „auskugeln"
- nachlassende Bindegewebsfestigkeit, schmerzhafte geschwollene Beine, frühzeitige Fältchenbildung
- Narben verheilen unschön, rissige spröde Nägel, dünner Haarwuchs, Schweißneigung

Modalitäten

↓ Feucht-heißes Wetter
↑ Wärme

Bewährt bei

- Schilddrüsenerkrankungen
- Problemen mit Zähnen, Zahnimplantaten und Zahnfleisch
- Bandscheibenvorfall
- venöser Insuffizienz, Krampfadern bei Neigung zu Venenentzündung
- Senkungsbeschwerden
- verzögerter Narbenheilung

Calcium jodatum (Calciumjodid)

Causa/Lokalisation

- Infektanfälligkeit, Vergrößerte Mandeln (Gaumen, Rachen), Nasenpolypen, Paukenerguss

Leitsymptome

- Atmet durch den offenen Mund, verschleimt klingende Sprache
- erschwertes Hören, Druckgefühl, oft Ohrgeräusche („Quatschen"), vergrößerte Lymphknoten
- erhöhte Infektanfälligkeit, immer wieder Entzündungen im Hals-Nasen-Ohrenbereich und der Atemwege

Modalitäten

↓ Wärme
↑ Kühle

Bewährt bei

- Vergrößerten Tonsillen und Nasenpolypen und dadurch verursachtem Paukenerguss
- Schilddrüsenvergrößerung

Hinweis

- Calcium jodatum ist ein Langzeitmittel und deshalb monatelang (mit Behandlungspausen) anzuwenden, um danach auf D12, 2-mal tägl 5 Glob zu wechseln
- Erfahrungsgemäß geht zunächst die Infektanfälligkeit zurück, während die Verkleinerung der Tonsillen und Polypen erst nach Monaten eintritt

Calcium phosphoricum (Calciumphosphat)

Causa/Lokalisation

- Osteoporose, Skoliose, Folgen raschen Wachsens, Knochenbruch

Leitsymptome

- Viele Zahnfüllungen, Zähne sitzen nicht mehr fest, schmerzende, durch Brücken belastete Zähne
- Schmerzen entlang der Wirbelsäule, Wirbelsäulenverkrümmung mit schmerzhaft verspannter Rückenmuskulatur
- Rasche körperliche Erschöpfung bei Kindern und Jugendlichen durch schnelles Wachstum, schlaffe Haltung

Modalitäten

↓ Kälte, Wetterwechsel
↑ Warmes Wetter

Bewährt bei

- Knochenschmerzen bei Kindern (Wachstumsschmerzen)
- nachlassender Knochendichte (Osteoporose), Kieferknochenschwund
- Problemen mit Zähnen, Zahnimplantaten und Zahnfleisch
- Morbus Bechterew, Morbus Scheuermann

Hinweis

- Calcium phosphoricum trägt zur Anregung der Kallusbildung nach Knochenbrüchen bei und deshalb insbesondere zur Frakturheilung bei älteren Menschen angezeigt

Calendula (Ringelblume)

Causa/Lokalisation

- Schürf- und Quetschwunde, Wundheilungsstörung

Leitsymptome

- Offene, nicht heilende Wunden, unverhältnismäßig starker Wundschmerz
- ständig eiternde, entzündete Wunden
- Narben heilen nicht zu oder gehen wieder auf, Neigung zur Bildung wulstiger Narben (Keloid) mit Rötung
- verzögert heilender Dammriss mit anhaltenden Schmerzen

Modalitäten

↓ Kälte, Bewegung
↑ In Ruhe

Bewährt bei

- Ulcus cruris varicosum („offenes Bein")
- Entbindung mit Dammriss
- Schürf- und Risswunden
- schlecht heilenden Operationswunden

Hinweis

- Calendula ist ein praxisbewährtes Langzeitmittel bei Verletzungsfolgen und insbesondere bei venös bedingtem Ulcus

Carbo vegetabilis (Kaffeekohle)

Causa/Lokalisation

- Krankhafte Darmflora, Gärungsprozesse, Römheld-Syndrom, Asthma bronchiale, Herzinsuffizienz

Leitsymptome

- Völlegefühl mit häufigem Aufstoßen und Sodbrennen
- heftige, übel riechende Blähungen
- Kampfartige oder zusammenschnürende Schmerzen, die in die Brust oder zum Rücken ausstrahlen
- Druckgefühl am Herzen, labiler Kreislauf mit bläulich verfärbten Lippen, Fingernägeln, rötliche Gesichtshaut
- Atembeschwerden mit hörbarem Geräusch beim Ausatmen, ständiges Räuspern und Husten mit Verschleimung
- Atemnot bei leichter Anstrengung, muss im Bett bei geöffnetem Fenster aufrecht liegen
- auffallende Abneigung gegen Fett, Milch und Fleisch

Modalitäten

↓ Nach dem Essen, warmer Raum

↑ Aufstoßen, Abgang von Blähungen, frische Luft

Bewährt bei

- Divertikulose, Römheld-Syndrom, Verdauungsstörungen
- Durchblutungsstörungen, Herzschwäche oft in Verbindung mit Asthma bronchiale (Rechtsherzschwäche)
- Rosacea und Couperose

Cardiospermum (Herzsame, Ballonrebe)

Causa/Lokalisation

- Allergie, Haut und Schleimhäute (Atemwege, Magen-Darmtrakt)

Leitsymptome

- Augenjucken, Niesen, starker Fließschnupfen und erschwertes Atmen
- extremer Juckreiz, stark gerötete Haut, auch einzelne nässende Stellen
- akute Gelenkentzündung mit starken Bewegungsschmerzen
- betroffene Gelenke sind schmerzhaft angeschwollen mit geröteter heißer Haut
- Entzündung an Sehnen und Bänder mit schmerzhafter Bewegungseinschränkung

Modalitäten

↓ Wärme
↑ Frische Luft

Bewährt bei

- Pollenallergie, Tierhaarallergie, Nahrungsmittelallergie
- chronisch entzündlichen Darmerkrankungen (Morbus Crohn, Colitis ulcerosa)
- Neurodermitis, Ekzem, Urticaria
- akuter rheumatoider Arthritis, akuter Sehnenscheidenentzündung

Hinweis

Mit dem Merksatz „Cardiospermum – das Cortison der Homöopathie" lassen sich die Anwendungsgebiete des Arzneimittels erschließen

Carduus marianus (Mariendistel)

Causa/Lokalisation

- Leberbelastung (Medikamente, Viren); Hepatitis-Impfreaktion

Leitsymptome

- Appetitlosigkeit, Aufstoßen, Übelkeit
- Häufige Blähungen, wechselnder, meist harter Stuhlgang, Hämorrhoiden
- Pfortaderstauung durch Lebervergrößerung
- Bildung von Krampfadern, auch in der Speiseröhre

Modalitäten

↓ Bewegung, Druck auf den Bauch
↑ Ruhe, warme Wickel

Bewährt bei

- Begleitbehandlung bei Hepatitis-Impfung
- Ösophagusvarizen als Add-on zum Banding
- Virale oder medikamentös bedingte Leberwerterhöhung als Zeichen einer Leberbelastung
- Fettleber

Caulophyllum (Frauenwurzel)

Causa/Lokalisation

- Hormonelle Umstellung: Menstruation, Menopause, Entbindung

Leitsymptome

- Schmerzende Finger- und Zehengelenke, hörbares Knacken und Krachen
- Gelenksteifigkeit mit Besserung im Tagesverlauf
- kleine, druckschmerzhafte Knötchen seitlich an den Fingerend- und Mittelgelenken (Heberden'sche Arthrose)
- Schwellung und eingeschränkte Beweglichkeit der Hände, auch der Füße
- vor Eintritt der zunehmend unregelmäßigen Periodenblutung
- wandernde Schmerzen in Sehnen und Bändern in Gelenknähe

Modalitäten

↓ Nachts, Kälte
↑ Wärme

Bewährt bei

- Prämenstruellem Syndrom, Wechseljahre bedingt unregelmäßigem Zyklus
- Arthrose, besonders der kleinen Gelenke (Finger, Zehen), Fibromyalgie

Hinweis

- Caulophyllum ist in der Geburtshilfe unter dem Stichwort „Flutschkügelchen" bekannt: das Arzneimittel bewährt sich zur Geburtseinleitung nach Blasensprung sowie bei ineffektiven Wehen

Causticum (Ätzkalk)

Causa/Lokalisation

- Mitleid, Kummer, Lähmung nach Schlaganfall, nach Virusinfekt, Refluxkrankheit, Inkontinenz, Ekzem, Warzen, Narbenkeloid

Leitsymptome

- Hängendes Augenlid mit unvollständigem Lidschluss, mangelnde Befeuchtung des Auges
- Taubheitsgefühl im betroffenen Gesichtsbereich, auch mit Lähmung: hängende Gesichtshälfte, schlaffer Mundwinkel mit Speichelfluss
- Gelenke und Muskeln wie steif, mit dem Bedürfnis, sich zu dehnen und zu strecken
- unfreiwilliger Urinabgang bei körperlicher Belastung wie Heben und Tragen sowie bei Erschütterungen wie Husten, Lachen und Joggen, auch im Zusammenhang mit akutem, eher trockenem Husten
- Blasenschwäche nach Entbindung oder Operation
- häufiger Harndrang, verstärkt durch seelische Ereignisse
- nächtliches Einnässen bei seelischen Belastungen
- schuppend-trockene, rissige Haut mit Ausschlägen
- schlecht heilende Narben und Verbrennungen
- harte, steingraue, aus dem Hautniveau hervorstehende Warzen, oft an den Fingern und Händen
- gedrückte, melancholische Stimmung, ausgeprägtes Mitleid, ist wie gelähmt vor Kummer

Modalitäten

↓ Kälte, Zugluft

↑ Wärme

Bewährt bei

- Akuter Bronchitis mit Harninkontinenz
- Lähmungserscheinungen als Folge eines Schlaganfalls sowie bei Borreliose
- Refluxösophagitis
- Harninkontinenz
- Verbrennungsnarben, auch nach onkologisch bedingter Bestrahlung
- trockenem Ekzem

Hinweis

- Causticum ist ein psychosomatisch wirkendes Langzeitmittel, dabei wird D6 bei den mehr somatischen Leitsymptomen verwendet
- Causticum D12 sowie höhere Potenzen in Einzelgaben (!) werden bei emotional bedingten Beschwerden eingesetzt

Passt zu

- Menschen, die nicht „Nein-Sagen" können und sich um jeden und alles kümmern

Ceanothus americanus (Seckelblume)

Causa/Lokalisation

- Folgen anhaltender Erkrankung, Medikamente (Chemotherapie), nach durchgemachter Infektionskrankheit

Leitsymptome

- Oft linksseitige Beschwerden
- Schmerzen über die linke Bauchseite sich erstreckend
- Milz- und Lebervergrößerung
- Appetitlosigkeit, unregelmäßiger Stuhlgang, oft mit Durchfall
- mangelnde Leistungsfähigkeit, verstärktes Herzklopfen und Atemnot bei geringster Anstrengung

Modalitäten

↓ Bewegung, Liegen auf der linken Seite, nach dem Essen
↑ Ruhe

Bewährt bei

- Entgiftung nach Chemotherapie
- virusbedingter Leber- und Milzvergrößerung
- Blutarmut

Hinweis

- Ceanothus americana eignet sich zur Nachbehandlung von Pfeiffer'-schem Drüsenfieber, um ein rezidivierendes Auftreten zu verhindern

Cedron (Klapperschlangenbohne)

Causa/Lokalisation

- Entzündung, Infekt, gereizte Zahnnerven

Leitsymptome

- Periodisch auftretende, einschießende Schmerzen, von Schläfe zu Schläfe springend, auch in Augen und Nasenflügel ausstrahlend
- Schmerzempfindung wie Hitze und Brennen, oft mit heißem Tränenfluss
- häufig linksseitige Nervenschmerzen oder von einem Zahn ausgehend
- Folge einer anhaltenden Erkältung

Modalitäten

↓ Nachts, vor Gewitter
↑ Ruhe

Bewährt bei

- Trigeminusneuralgie
- Migräne

Hinweis

- Cedron ist ein Langzeitmittel und wird als Add-on mit dem Ziel eingesetzt, die Dosis chemisch-synthetischer Analgetika und Neuroleptika zu reduzieren

Chamomilla (Kamille)

Causa/Lokalisation

- Emotionales, Krämpfe

Leitsymptome

- Ausgeprägte Schmerzempfindlichkeit, verbunden mit gereizter Stimmungslage
- vor und während der Periodenblutung wehenartige Schmerzen, kann den Schmerz nicht mehr ertragen
- stark geblähter aufgetriebener Bauch mit übel riechenden Blähungen und Durchfall, was vor allem bei Kleinkindern einen wunden Po verursacht
- neuralgisch bedingte Zahnschmerzen, auch nach einer Zahnbehandlung, empfindliche Zahnhälse

Modalitäten

↓ Nachts, Aufregung
↑ Warme Auflagen

Bewährt bei

- Prämenstruellem Syndrom, Dysmenorrhö und Endometriose
- krampfartigen Durchfällen
- Säuglings- und Blähungskoliken, Zahnungsbeschwerden sowie Unruhezuständen der Säuglinge und Kleinkinder
- postoperativen Schmerzzuständen, auch in der Palliativmedizin

Hinweis

- Chamomilla kann als Spasmo-Analgetikum bezeichnet werden, das Arzneimittel wird auch in der Geburtshilfe während und nach der Entbindung zur Schmerzlinderung eingesetzt

China (Chinarinde)

Causa/Lokalisation

- Operation, Entbindung, Infektion: Blut- und Flüssigkeitsverlust

Leitsymptome

- Übel riechende Blähungen mit Bauchkrämpfen kurz nach dem Essen
- starkes Rumoren im Bauch mit viel Gluckern und Glucksen, geblähter Bauch
- heftiger, rasch zunehmender Stuhldrang und Entleerung von breiig oder wässrig schäumendem Durchfall, gefolgt von ausgeprägtem Schwächegefühl
- verbunden mit Schweißausbruch und Schwindel
- auffallend dick belegte Zunge, mangelnde Belastungsfähigkeit
- sämtliche Ausscheidungen wie starke Periodenblutung, durchfälliger Stuhlgang oder starke Schweiße schwächen

Modalitäten

↓ Nachts, Flüssigkeitsverlust
↑ Wärme

Bewährt bei

- Schwächezustand, Anämie
- Nahrungsmittelunverträglichkeit und -allergie, auch Zöliakie (Sprue)
- Divertikulose, chronisch entzündlicher Darmerkrankung

Passt zu

- stark geschwächten Menschen aufgrund von Blut- und Flüssigkeitsverlust wie Operation, Stillen, Brechdurchfall sowie anhaltendes Schwitzen als Krankheitsfolge

Cholesterinum (Cholesterin)

Causa/Lokalisation

- Fettstoffwechselstörung

Leitsymptome

- Aufstoßen, Übelkeit, Völlegefühl
- schmerzhaftes Brennen unterhalb des rechten Rippenbogens

Modalitäten

↓ Erschütterung
↑ In Ruhe

Bewährt bei

- erhöhten Cholesterin- und Fettstoffwechselwerten

Hinweis

- Cholesterinum kann mit einem weiteren den Stoffwechsel regulierenden Arzneimittel kombiniert werden, dabei kann wie folgt dosiert werden: Cholesterinum D30, 2-mal pro Woche 5 Glob

Cimicifuga (Traubensilberkerze)

Causa/Lokalisation

- Hormonelle Umstellung, Wechseljahre

Leitsymptome

- Migräneartige Kopfschmerzen, von der Halswirbelsäule und dem Nackenbereich ausgehende Schmerzen, die in Schulter und den gesamten Arm ausstrahlen
- insbesondere morgens schmerzende Hand- und Fingergelenke wie steif und geschwollen, betroffen sind auch die Sehnen und Muskeln
- Schmerzen wie elektrische Schläge, die Kopfschmerzen auslösen können
- Schwindel, Herzbeschwerden mit Druckgefühl in der Brust
- Starke Hitzewallungen trotz anhaltenden Frierens
- bedrückte Stimmungslage, fühlt sich niedergeschlagen, dennoch ausgeprägte Redseligkeit

Modalitäten

↓ Feuchtigkeit, Kälte
↑ Wärme

Bewährt bei

- Depressiver Stimmungslage, Migräne
- funktionellen Herzbeschwerden
- Wechseljahresbeschwerden
- Arthrose, Fibromyalgie

Passt zu

- Menschen mit klimakterisch bedingten Beschwerden, die sich vor allem in der bedrückten Stimmungslage bemerkbar machen sowie mit rheumatischen Beschwerden

Clematis recta (Waldrebe)

Causa/Lokalisation

- Anhaltende Entzündung, Genitalbereich

Leitsymptome

- Ausgeprägt flächig gerötete Haut, die juckt und brennt
- immer wieder auftretende Bläschen und kleine Entzündungen, die platzen und verkrusten, danach starker Juckreiz
- Wundsein im Genitalbereich
- Neigung zu wiederkehrenden Infekten mit Schnupfen und Halsweh bei schmerzhafte Schwellung der Lymphdrüsen, sehr kälteempfindlich

Modalitäten

↓ Kaltes Waschen
↑ Frische Luft

Bewährt bei

- Entzündungen im Vaginal- und Analbereich
- Windeldermatitis (Kinder, Bettlägerige)

Cocculus (Kockelskörner)

Causa/Lokalisation

- Innenohrstörung, Schlafmangel, Jetlag

Leitsymptome

- Starker Schwindel, Gefühl, im Karussell zu sitzen mit Übelkeit und Brechreiz
- Ohrgeräusche, Übelkeit, Erbrechen und Schweißausbrüche beim Fahren, Fliegen oder auf dem Schiff
- mangelnde Leistungsfähigkeit und Erschöpfung, gereizte Stimmung sowie Kopfweh und Schwindelanfälle, auch bedingt durch Schlafmangel, unzureichenden Schlaf oder Jetlag
- tagsüber häufig müde mit ständigem Gähnen
- Einschlafstörungen bei unregelmäßigem Schlaf-Wach-Rhythmus, z B Schichtarbeit

Modalitäten

↓ Bewegung, Schlafentzug
↑ Ruhephasen

Bewährt bei

- Störung des Gleichgewichtsorgans: Schwindelanfällen, Morbus Menière
- Reiseübelkeit
- Schlafstörungen, Nervosität

Hinweis

- Cocculus ist mit seiner Wirkung auf das Gleichgewichtsorgan ein wichtiges Arzneimittel bei Schwindel und kann als Akut- wie auch als Langzeitmittel eingesetzt werden

Coffea (Kaffeebohne)

Causa/Lokalisation

Emotionale Ereignisse

Leitsymptome

- Einschlafstörungen wegen ständigen Gedankenzustroms
- Schweißausbrüche, unregelmäßiges Herzklopfen, wälzt sich im Bett
- Folge aktueller Tagesereignisse: entwickelt tagsüber ständig neue Ideen und Pläne, ohne sie umzusetzen, dabei „nerviges“ Verhalten, was zu migräneartigen Kopfschmerzen führt
- Nervenschmerzen an verschiedensten Körperstellen

Modalitäten

↓ Nachts, durch Gefühlsregungen

↑ Hinlegen, Wärme

Bewährt bei

- Schlafstörungen, Kopfschmerzen durch zu wenig Schlaf
- Verhaltensauffälligkeiten bei Kindern und Jugendlichen wie ADHS
- Neuralgischen Schmerzen

Hinweis

- Coffea hat eine „harmonisierende“ Wirkung auf das vegetative Nervensystem
- Bei Ein- und Durchschlafstörungen – auch in der Schwangerschaft sowie bei (Klein)Kindern wird das Arzneimittel wie folgt dosiert: ½ Stunde vor und unmittelbar beim Zubettgehen 5 Glob (Kleinkinder 3 Glob) einnehmen

Passt zu

- übernervösen Menschen, die nie abschalten können

Collinsonia (Grieswurzel)

Causa/Lokalisation

- Verstopfung

Leitsymptome

- Hartnäckiger Stuhlgang mit knolligem, trockenem Stuhl, der stechende Schmerzen verursacht
- brennendes, juckendes Gefühl am After, meist bei Hämorrhoiden
- unregelmäßiger, oft auch wechselnder Stuhlgang mit Durchfall und krampfartigen Bauchschmerzen

Modalitäten

↓ Kälte
↑ Heiße Anwendungen

Bewährt bei

- Hämorrhoiden und Obstipation, auch während der Schwangerschaft und beim alten Menschen

Hinweis

- Collinsonia ist kein Akutmittel im Sinne eines Laxativums, es wirkt regulierend auf die Darmtätigkeit
- generell ist bei Obstipation auf genügend Flüssigkeitszufuhr hinzuweisen sowie entsprechende Ernährungsweise

Colocynthis (Koloquinte, Bittergurke)

Causa/Lokalisation

- Emotionale Ereignisse, Überforderung, Magen-Darm, Ischiasnerv

Leitsymptome

- Zorn, Entrüstung oder Ärger lösen schmerzhafte Muskelverspannungen aus
- Ischiasschmerzen, die bis in den Fuß ausstrahlen
- anfallsartig auftretende, krampfartige Magenschmerzen mit dem Gefühl als schnüre sich der Magen zusammen, Schmerzen oft bis in den rechten Bauchraum ausstrahlend
- geblähter Bauchraum mit akuter Übelkeit, Erbrechen und Durchfall
- Gallenbeschwerden
- sehr schmerzhafte Periodenblutung, oft mit Übelkeit und Brechreiz

Modalitäten

↓ Bewegung, Essen, Ärger
↑ Wärme

Bewährt bei

- kolikartigen Schmerzen, Reizmagen-Syndrom
- Ischiasschmerzen, (Gesichts-)Neuralgie
- Dysmenorrhö, Endometriose
- Blähungs- und Dreimonatskoliken der Säuglinge

Hinweis

- Colocynthis ist ein Akutmittel bei schmerzhaften Krämpfen und neuralgischen Schmerzen, es kann auch als Langzeitmittel bei emotional bedingten Beschwerden eingesetzt werden

Passt zu

- Menschen, die auf Ärger und Aufregung mit schmerzhaften Krämpfen reagieren

Condurango (Cundurango)

Causa/Lokalisation

- Anhaltende oder rezidivierende Entzündung, Magen und Speiseröhre

Leitsymptome

- Gefühl als gehe die Nahrung nicht durch die Speiseröhre
- brennende Schmerzen in Speiseröhre und Magen, immer wieder Aufstoßen, Übelkeit, Brechreiz und Erbrechen, oft auch mangelnder Appetit
- schmerzhafte Risse im Mundwinkel

Bewährt bei

- rezidivierendem Helicobacter-pylori-Befall sowie nach mehrfacher Eradikation

Conium maculatum (Schierling)

Causa/Lokalisation

- Neurologische Erkrankungen, Alterungsprozess, Brustdrüse, Prostata

Leitsymptome

- Anfallsweise oder anhaltende Schwindelanfälle, Drehschwindel durch jegliche Lageänderung (Hinlegen, Hinsetzen, Aufstehen)
- Zittern von Beinen, Armen und Händen: kann alltägliche Gegenstände nicht mehr greifen
- ausgeprägtes Schwächegefühl vor allem in Armen und Beinen, verlangsamte Bewegung
- heisere Stimme, Hustenreiz, da der Schleim nicht abgehustet werden kann
- nachträufeln wegen vergrößerter Prostata oder nach Prostata-Operation, spontaner Urinabgang beim älteren Mann
- schwacher, unterbrochener Harnstrahl bei häufigem nächtlichem Wasserlassen
- baut psychisch und körperlich immer mehr ab, zieht sich zurück, verfällt ins Grübeln, wirkt teilnahmslos, nichts interessiert mehr

Modalitäten

↓ Kälte, nachts, Anstrengung
↑ Wärme

Bewährt bei

- Schwindel, Morbus Menière
- Parkinson-Krankheit, Multiple Sklerose
- gutartigen Brustdrüsenzysten
- Harninkontinenz, Prostatahyperplasie

Hinweis

- Conium ist ein bewährtes Arzneimittel bei den mit einem altersbedingten Abbauprozess assoziierten Symptomen

Crotalus horridus (Gift der Klapperschlange)

Causa/Lokalisation

- Schlaganfall-Folgen

Leitsymptome

- Sprach- und Wortfindungsstörungen, gestörtes Erinnerungsvermögen, meist rechtsseitige Lähmungen
- lange bestehende Herzschwäche, auch mit unregelmäßigem Puls und Engegefühl auf der Brust
- weinerliche Stimmung: depressiv, wirkt apathisch

Modalitäten

↓ Abends, Morgens
↑ Ruhe

Bewährt bei

- Schlaganfall-Folgen

Hinweis

- Crotalus horridus D12 wird in der Zahnheilkunde bei schwer stillbarer Blutung eingesetzt, zumal wenn der Patient ein Medikament zur Beeinflussung der Blutgerinnung einnimmt

Cuprum metallicum (Kupfer)

Causa/Lokalisation

- Krämpfe der willkürlichen und unwillkürlichen Muskulatur

Leitsymptome

- Bläuliche Lippen, blasses Gesicht
- krampfartige Hustenanfälle mit Druckgefühl im Brustbereich
- erschwertes Atmen, teilweise löst sich ein zäher Schleim
- schneidende Bauchschmerzen mit heftigem Gurgeln und Rumoren nach dem Essen, gefolgt von starkem, oft grünlich gefärbtem Durchfall, auch mit Übelkeit und heftigem Erbrechen
- nächtliches Zähneknirschen mit morgendlichen Kiefergelenks- und Kopfschmerzen
- Wadenkrämpfe
- verminderte Urinausscheidung bei Nierenschwäche

Modalitäten

↓ Nachts

↑ Kalte Getränke, Gegendruck

Bewährt bei

- Migräneartigen Kopfschmerzen, Spannungskopfschmerzen
- Asthma bronchiale, COPD, Asthma nach Ekzem-Behandlung
- Allergien der Atemwege, Hautausschlägen durch Nahrungsmittelallergie
- Angina pectoris, KHK
- Muskel- und Wadenkrämpfen, nächtlichem Zähneknirschen
- Niereninsuffizienz

Hinweis

- Cuprum metallicum ist auch ein bewährtes ZNS-Mittel und wird adjuvant zu Antiepileptika eingesetzt (z B als LM VI, 2–3-mal pro Woche 3 Glob oder 3 Tropfen in 100 ml Wasser gelöst, daraus 1 TL als Einmaldosis
- Cuprum metallicum ist – je nach Anwendungsgebiete – ein Akut- und ein Langzeitmittel

Cyclamen europaeum (Alpenveilchen)

Causa/Lokalisation

- Hormonelle Umstellung (Monatsblutung, Schwangerschaft, Menopause), Überforderung

Leitsymptome

- Sehstörungen mit Flimmern, Funkensehen und Doppeltsehen zu Beginn eines Migräneanfalls
- heftige Schmerzen im Schläfen-Stirn-Bereich mit Benommenheit, Schwindelgefühl und Übelkeit
- zu früh einsetzende Periodenblutung mit kolikartigen Schmerzen, schmerzhafte Schwellung und Spannung in den Brüsten

Modalitäten

↓ Ruhe, im Freien, vor und während der Periodenblutung
↑ Wärme, Bewegung

Bewährt bei

- Kopfschmerzen aller Art (wie Migräne) und damit verbundenen Sehstörungen (Aura)
- prämenstruellem Syndrom, Mastodynie, Zyklusstörungen

Datisca cannabina (Gelbhanf)

Causa/Lokalisation

- Zuckerstoffwechsel

Leitsymptome

- Erhöhte Blutzuckerwerte
- Neigung zu Übergewicht

Bewährt bei

- Diabetes mellitus

Hinweis

- Datisca cannabina kann im dreiwöchigen Wechsel mit Syzygium jambolanum langfristig bei Diabetes mellitus (unabhängig des Typs) eingesetzt werden, in Abständen kann eine einwöchige Einnahmepause eingelegt werden
- damit lassen sich auch Patienten mit schwer einstellbaren BZ-Werten behandeln sowie der Gestationsdiabetes

Dulcamara (Bittersüß)

Causa/Lokalisation

- Kälte, Nässe, Schleimhäute und Haut

Leitsymptome

- Ausgeprägte Neigung zu Erkältungen durch Unterkühlung, Kälteempfindlichkeit
- gehäufte Infekte mit Husten und Atemnot
- entzündeter Gehörgang durch Schwimmen und Tauchen
- Harndrang: häufiges Wasserlassen in kleinen Mengen
- akute Blasen- und Harnwegsentzündung mit brennenden Schmerzen beim Wasserlassen
- schmerzende Muskelverhärtungen und -steife (Hexenschuss)
- rheumatische Schmerzen im Wechsel mit akuten Durchfällen oder
  - mit asthmatischen Beschwerden und bellendem, zäh-schleimigem Husten oder
  - mit bläschenartigem, juckendem Hautausschlag (sogenannte Vikariation)

Modalitäten

↓ Kälte, Nässe, Wetterwechsel

↑ Wärme

Bewährt bei

- Erkrankungen, die durch Kälte und Nässe verursacht werden
- Schwimmbad-Otitis
- Erkältungskrankheit mit Bronchitis, Asthma bronchiale
- Harnblasenentzündung, Reizblase
- Weichteilrheuma
- Exanthem

Hinweis

- Die Begrifflichkeit der Vikariation beschreibt das wechselweise Auftreten von Erkrankungen an den Schleimhäuten (Atemwege, Magen-Darm-Trakt, Harnwege) und der Haut (Exanthem)

Equisetum (Schachtelhalm)

Causa/Lokalisation

- Wiederkehrende Harnwegsinfekte, Enuresis nocturna

Leitsymptome

- Gefühl als sei die Harnblase voll, wobei Entleerung keine Erleichterung bringt
- brennende Schmerzen beim Wasserlassen
- unfreiwilliger Harnabgang bei Kindern

Modalitäten

↓ Kälte, langes Sitzen

↑ Hinlegen, Wärme

Bewährt bei

- Harninkontinenz
- Einnässen bei Kindern

Espeletia (Espeletia grandiflora)

Causa/Lokalisation

- Durchblutungsstörungen (cerebral und peripher), Herzkranzgefäße

Leitsymptome

- Engegefühl im Brustbereich insbesondere durch körperliche Anstrengung
- Magendrücken mit Aufstoßen
- stechende Schmerzen in den Beinen nach kurzer Wegstrecke, die zum Stehenbleiben zwingen
- Muskelkrämpfe in den Waden und Beinen
- Kribbeln in den Beinen, auch bedingt durch Verengung des Wirbelkanals

Modalitäten

↓ Kälte, körperliche Anstrengung

Bewährt bei

- verengten Herzkranzgefäßen und nach Stent-OP
- Durchblutungsstörungen (pAVK)
- Spinalkanalstenose, Wadenkrämpfe

Euphrasia officinalis (Augentrost)

Causa/Lokalisation

- Entzündung (viral, allergisch), Augen, Nase

Leitsymptome

- Augen brennen, sind gerötet, anfangs mit Trockenheitsgefühl, später zunehmender Tränenfluss
- große Lichtempfindlichkeit, muss ständig Blinzeln
- oft wässriges Nasensekret mit Niesreiz

Modalitäten

↓ Wind, Wärme
↑ Kühle, Dunkelheit

Bewährt bei

- Akuter und rezidivierender Konjunktivitis, Hornhauttrübung sowie Augenlidlähmung (fachärztliche Kontrolle!) als Folge einer Virusinfektion

Hinweis

- Euphrasia officinalis ist das bewährte Arzneimittel (lokal und oral) bei den unterschiedlichsten Augenerkrankungen und sowohl Akut- als auch Langzeitmittel in Abhängigkeit der Symptome

Fabiana imbricata (Pichi-Pichi, „falsche Heide")

Causa/Lokalisation

- Wiederkehrende Urogenitalentzündungen

Leitsymptome

- Brennende, stechende oder splitterartige Schmerzen während des Wasserlassens, gefolgt von anhaltendem Wundheitsgefühl
- dunkler, übel riechender, mitunter blutiger Urin
- drückende Schmerzen in der Nierengegend, wiederkehrende Harnwegsinfekte auch mit Prostata- und Nierenbeckenentzündung, Neigung zu Grieß- und Steinbildung, erhöhte Harnsäurewerte

Modalitäten

↓ Kälte

↑ Wärme im Nieren- und Blasenbereich

Bewährt bei

- Wiederkehrenden Harnwegsinfekten und Nierensteinen
- anhaltender Prostatitis

Ferrum jodatum (Eisenjodid)

Causa/Lokalisation

- Hyperthyreose, Morbus Basedow, Weibliche Hormonstörung

Leitsymptome

- Druckgefühl an der Schilddrüse, die vergrößert sein kann
- hervortretende, brennende, entzündete Augen, Wechsel der Gesichtsfarbe von hektischer Röte zu fahler Blässe
- starkes Herzklopfen mit Hitzewallungen
- rasche Erschöpfung, verbunden mit sehr emotionalen Reaktionen, Ruhelosigkeit und sprunghaftem Verhalten
- bei Frauen besteht oft ein Zusammenhang mit Hormonstörungen, unregelmäßiger Periode oder Myomen

Modalitäten

↓ Nachts, Wärme, Ruhe

↑ Bewegung

Bewährt bei

- Schilddrüsenüberfunktion

Hinweis

- Ferrum jodatum sollte einschleichend dosiert werden: 1-mal tägl 5 Glob, in Abhängigkeit des Befindens auf 2-mal tägl 5 Glob steigern
- im Hinblick auf längerfristige Behandlung sind einwöchige Therapiepausen notwendig

Ferrum metallicum (metallisches Eisen)

Causa/Lokalisation

- Überanstrengung, Erschöpfung, Rasches Wachstum, Schwangerschaft

Leitsymptome

- Pulsierende Kopfschmerzen mit Hitzegefühl, Schwindel und Müdigkeit bei niedrigem Blutdruck und raschem Puls, wenig Appetit
- Infekt bedingter wässriger Durchfall mit Übelkeit und Erbrechen
- früh einsetzende Periodenblutung, starke, oft verlängerte Blutung
- häufiges Wasserlassen, Gefühl, die Harnblase sei voll, kann den Urin kann nicht lange halten
- nervös, gereizt und wenig Ausdauer, verspürt keine sexuelle Befriedigung, verfroren
- häufiger Wechsel der Gesichtsfarbe von rot nach blass

Modalitäten

↓ Überanstrengung, nachts, Wärme
↑ Ruhe

Bewährt bei

- Mangelnder Infektabwehr
- Appetitlosigkeit
- anhaltender Kreislaufschwäche
- akutem Brechdurchfall
- Reizblase

Hinweis

- Ferrum metallicum als homöopathisches Arzneimittel kann eine notwendige Eisensubstitution nicht ersetzen, optimiert jedoch die Eisenverwertung
- in der supportiven Therapie wird Ferrum metallicum auch bei Tumoranämie eingesetzt ▸Krebserkrankungen

Passt zu

- nervös-unruhigen, blassen Menschen

Flor de Piedra (Steinblüte)

Causa/Lokalisation

- Schilddrüsenfehlfunktion, Folgen einer Hepatitis

Leitsymptome

- Vergrößerte Schilddrüse, auch Kropfbildung
- Beengung und Druckgefühl am Hals, subjektives Empfinden von Schluckbeschwerden
- mangelnde Leistungsfähigkeit, ausgeprägte Müdigkeit als Zeichen einer Unterfunktion
- innerliche Anspannung, wie gejagt: kommt nicht zur Ruhe
- Herzjagen und Schweißausbrüche als Hinweise auf eine Überfunktion
- im Zusammenhang mit einer Hepatitis:
  - migräneartige Kopfschmerzen mit Sehstörungen und Hitzewallungen
  - rechtsseitige Bauchbeschwerden, Sodbrennen, gelblich gefärbter, oft weicher Stuhl
  - rheumatische Schmerzen meist am rechten Arm und Bein
  - starkes Hautjucken (Kopf, Bauch), oft mit einem trockenen Hautausschlag

Modalitäten

↓ Anstrengung, Wärme (bei Überfunktion), Kälte (bei Unterfunktion)
↑ Bewegung

Bewährt bei

- Schilddrüsenerkrankungen
- abklingender Hepatitis zur Ausheilung

Hinweis

- Flor de Piedra D12 wird bei Schilddrüsenüberfunktion und Morbus Basedow eingesetzt
- Flor de Piedra D6 bei Schilddrüsenunterfunktion sowie bei Hepatitis

Fraxinus americanus (Weißesche)

Causa/Lokalisation

- Entbindung, Menopause

Leitsymptome

- Druckgefühl im Unterbauch, nach unten ziehende Schmerzen, die bis in die Oberschenkel ausstrahlen
- tiefsitzende Rückenschmerzen, als breche das Kreuz
- vergrößerte Gebärmutter
- neigt zu pulsierenden Schmerzen im Hinterkopfbereich, Gefühl einer heißen Stelle

Modalitäten

↓ Nachmittags, nachts
↑ Schonung

Bewährt bei

- Gebärmuttersenkung
- Rückenschmerzen

Hinweis

- Fraxinus americanus wird als „homöopathisches Pessar" bezeichnet, es bewährt sich auch bei inoperablen Situationen zumindest als längerfristige Behandlungsmöglichkeit

Fucus vesiculosus (Blasentang)

Causa/Lokalisation

- Gewichtszunahme

Leitsymptome

- Vergrößerte, druckempfindliche Schilddrüse
- anhaltendes Hungergefühl, ausgeprägtes Übergewicht, hartnäckige Verstopfung
- Kopfschmerzen mit dem Gefühl, die Stirn würde durch einen Ring zusammengeschnürt

Bewährt bei

- Schilddrüsenunterfunktion

Hinweis

- Fucus vesiculosus kann nicht zur Gewichtsreduktion empfohlen werden

Galphimia (Galphimia glauca)

Causa/Lokalisation

- Allergie: Auge, Nase, Bronchien

Leitsymptome

- Starkes Augentränen mit Juckreiz, häufiges Niesen und Fließschnupfen, erschwertes Atmen
- auch im Zusammenhang mit allergisch getriggertem juckenden Hautausschlag

Modalitäten

↓ Wärme, Schwitzen

Bewährt bei

- Pollenallergie
- Tierhaarallergie
- allergisch bedingtem Asthma bronchiale
- allergischem Exanthem

Hinweis

- Galphimia glauca (=Thryallis glauca) wird auch zur Behandlung der allergischen Disposition im Sinne einer Hyposensibilisierung angewendet

Gelsemium (Gelber Jasmin)

Causa/Lokalisation

- Schreck- und Schockfolgen, Stress, Lähmungszustände nach Schlaganfall, als Virusfolge, Fieberhafter Infekt, verzögerte Genesung

Leitsymptome

- Zittrige Schwäche, wie betäubt und gelähmt, fühlt sich überfordert
- oft dunkelrotes Gesicht
- lähmungsartige Schwäche vor Prüfungen „wie erstarrt“, Black-out
- emotional bedingtes Herzstolpern, Gefühl als bleibe das Herz stehen
- Kopfschmerzen vom Nacken ausgehend, verspannte Nackenmuskulatur: „es sitzt etwas im Nacken“
- lähmungsartige Muskelschwäche, mangelnde Koordination der Muskeln
- anhaltende Sehstörungen, Doppelbilder, Augenmuskellähmung auch durch Virusinfektion
- akut fieberhafte Erkältung mit auffallender Müdigkeit und Erschöpfung
- nach einem überstandenen Infekt anhaltende Schwäche mit Schweißausbrüchen

Modalitäten

↓ Abends, Wärme, emotionale Ereignisse

↑ Frische Luft

Bewährt bei

- depressiver Verstimmung mit Angstzuständen
- Lähmungen infolge eines Schlaganfalls oder einer Virusinfektion
- Kopfschmerzen bei Schulter-Nackenverspannungen
- akuter Erkältungskrankheit mit deutlich verzögerter Rekonvaleszenz

Hinweis

- Gelsemium ist ein bewährtes Arzneimittel bei psychischen und somatischen Erkrankungen mit dem Stichwort „wie gelähmt", in Abhängigkeit von Auslöser und Leitsymptome ist Gelsemium ein Akut- und ein Langzeitmittel

Graphites (Reißblei)

Causa/Lokalisation

- Stoffwechselerkrankung, Hormonstörung, Übergewicht, Hauterkrankung

Leitsymptome

- Heißhunger und falsche Ernährung verstärken die Neigung zu Übergewicht, Blutzucker- und Fettstoffwechselstörungen
- Unterfunktion der Schilddrüse und damit verbundene Beschwerden
- Verdauungsschwäche mit krampfartigen Magenschmerzen, übel riechende Blähungen und meist hartnäckige Verstopfung mit knotigem Stuhlgang, häufig auch Hämorrhoiden
- unregelmäßige, schwache oder ausbleibende Periodenblutung
- juckende Hautausschläge mit gelblich klebrigen, sehr übel riechenden Absonderungen, die Krusten bilden, trockene, rissige Haut, Neigung zu Narbenbildung (Keloid), auch innerliche Narbenverwachsungen
- rissige Nägel, mitunter verfärbt durch Pilzbefall
- klagt über mangelnde Ausdauer, die alltägliche Arbeit geht nur langsam voran, bedrückte Stimmungslage
- verfroren trotz Wärme, ausgeprägte Erkältungsneigung

Modalitäten

↓ Nach dem Schlaf, morgens

↑ Frische Luft

Bewährt bei

- Schilddrüsenunterfunktion
- unregelmäßiger oder ausbleibender Monatsblutung
- metabolischem Syndrom
- Reizdarm-Syndrom
- eitrigen Hautausschlägen, Neurodermitis, Schuppenbildung, Kopfhautentzündung, Keloidbildung, Nagelpilzinfektion

Hinweis

- bei hormonellen Störungen wirkt Graphites regulierend, kann jedoch eine hormonelle Substitutionstherapie nicht ersetzen

Passt zu

- Menschen mit verlangsamtem Stoffwechsel und Hormonstörungen, die dadurch zu Übergewicht neigen

Grindelia (Milzkraut)

Causa

- Überanstrengung, Infektneigung

Leitsymptome

- Atemnot mit pfeifenden Atemgeräuschen
- schnarchende Atmung
- nächtliche Atemaussetzer
- zäher und meist schaumiger Auswurf

Modalitäten

↓ Nachts, im Liegen

↑ Aufsitzen

Bewährt bei

- COPD (chronische Bronchitis)
- Asthma bronchiale
- Schlafapnoe (Atemaussetzer im Schlaf)

Haplopappus (südamerikanische Pflanze)

Causa

- Niederer Blutdruck

Leitsymptome

- Kopfschmerzen, oft auch Kopfdruck, mit Benommenheitsgefühl, Schwindel und Schwarzwerden vor Augen bei längerem Stehen
- anhaltende Kreislaufschwäche mit heftigem Herzklopfen
- gedrückte Stimmung, Konzentrationsschwäche, anhaltende Müdigkeit, mangelnde Leistungsfähigkeit, fühlt sich erschöpft

Modalitäten

↓ Vormittags, Wetterumschwung
↑ Ruhe

Bewährt bei

- Frühjahrsmüdigkeit
- Herbstdepression
- niedrigem Blutdruck
- orthostatischem Syndrom

Harpagophytum (Teufelskralle)

Causa

- Arthrose, Meniskusverletzung, Bandscheibenschaden

Leitsymptome

- Bewegungsabhängige Schmerzen in Hüft- und Kniegelenken: reißend, ziehend, krampfartig mit einseitigem humpelnden Gang, mit schmerzhaften Verspannungen der Rückenmuskulatur
- langanhaltende Folgen einer Kniegelenksverletzung (Bänderzerrung oder Dehnung, Meniskusverletzung) mit wiederkehrenden Gelenkschwellungen und Bewegungsschmerzen nach Belastung (Stehen, Gehen, Laufen)
- schmerzhafte Schultern mit Bewegungseinschränkung

Modalitäten

↓ Wetterumschwung, Feuchtigkeit

↑ Ruhe, im Liegen

Bewährt bei

Arthrose, insbesondere des Hüft-, Knie- und Schultergelenks

Retropatellarsyndrom, Kniegelenksverletzung (Bänderzerrung), Operationsfolgen und Meniskusschaden

Morbus Bechterew, Morbus Scheuermann

Hedera helix (Efeu)

Causa/Lokalisation

- Nacken- und Schultersteife, Karpaltunnelsyndrom, Sehnenscheidenentzündung

Leitsymptome

- Schmerzen und Steifigkeit in Gelenken und Muskeln
- Nervenschmerzen mit Ameisenlaufen, insbesondere in der linken Schulter und bis in die rechte Schulter ausstrahlend mit Taubheitsgefühl und Kribbeln im ganzen Arm bis zu den Fingern

Modalitäten

↓ Nachts, Morgens

↑ Bewegung in der frischen Luft

Bewährt bei

- Arthrose
- anhaltender Sehnenscheidenentzündung

Hinweis

- Hedera helix wird auch bei Schilddrüsenunterfunktion sowie bei anhaltenden Funktionsstörungen der Gallenblase eingesetzt

Hekla lava e lava (Lava des Hekla-Vulkans)

2

Causa/Lokalisation

- Osteoporose, Arthrose, Implantateinheilung, Fersensporn

Leitsymptome

- Rückgang von Knochendichte, auch der Kieferknochen
- Bildung von Knochenzysten
- Neigung zu Kariesbildung, Gesichtsschmerzen durch kariöse Zähne oder nach Ziehen eines Zahns
- Schmerzen im Rückenbereich, bis zum Kopf und in die Arme sowie in die Beine ausstrahlend mit schmerzhaft verspannter Rückenmuskulatur
- Schmerzende Gelenke (Finger, Hände, Füße) wegen Gelenksverschleiß
- in Armen und Beinen vermehrt Schmerzen beim Tragen und Heben
- Fersensporn, beim Auftreten schmerzt jeder Schritt

Modalitäten

↓ Körperliche Belastung
↑ Im Liegen, Ruhe

Bewährt bei

- Arthrose, Osteoporose, Fersensporn
- Unterstützung der Einheilung von Implantaten, auch von Zahnimplantaten, Parodontopathie

Hinweis

- Hekla lava e lava ist auch angezeigt bei Rückbildung des Kieferknochens bedingt durch Bisphosphonate

Hepar sulfuris (Kalkschwefelleber)

Causa/Lokalisation

- Infekt, Kälte, Zugluft

Leitsymptome

- Zäher dick-gelblicher, schwerlöslicher Schleim aus der Nase
- im Rachenraum festsitzend
- heiser klingende Stimme
- trockener oder zäh schleimiger, gelblich verfärbter Husten
- anfallsweise stechende Kopfschmerzen
- hochakute eitrige Hautentzündung: Abszess, Furunkel
- nach Eröffnung der Eiterstelle: zur Anregung der Wundheilung

Modalitäten

↓ Kalte Luft, Nässe
↑ Wärme, Ruhe

Bewährt bei

- anhaltender Sinu-Bronchitis
- Furunkel, Abszess
- Nagelbettentzündung
- Akne vulgaris
- Brustdrüsenentzündung
- akutem Gerstenkorn

Hinweis

- Hepar sulfuris zeigt je nach Potenz unterschiedliche Wirkungen auf die Haut: ▶ D6 um die eiternde Stelle zu eröffnen ▶ D12 um die kleine Eiterstelle zu resorbieren

Hydrastis canadensis (Gelbwurz)

Causa/Lokalisation

- Anhaltende Schleimhautentzündung, Infekt, Folgen einer Chemo- und Bestrahlungstherapie

Leitsymptome

- Schmerzhafte Entzündung der Mundschleimhaut mit weißlich-blass veränderten Stellen
- neigt zur Bildung von Aphthen, Zunge weist Zahneindrücke auf
- anhaltend zähes, häufig gelb-grünliches Sekret aus der Nase und im Rachenraum mit Halsschmerzen
- meist rechtsseitige Bauchschmerzen mit Senkungsgefühl in der Magengrube
- Aufstoßen, bitterer Mundgeschmack, Gallenbeschwerden durch Gallengrieß
- Neigung zu Verstopfung mit Hämorrhoiden
- mit Schleim überzogener Stuhl mit anhaltenden Schmerzen nach Stuhlgang
- Gebärmuttermundentzündung („Portioerosion")
- gelb-grünlicher Ausfluss durch entzündete Schleimhäute an Gebärmuttermund- und hals
- pathologischer PAP-Abstrich, Juckreiz im Genitalbereich

Modalitäten

↓ Kälte, Wind

↑ Ingangkommen der Ausscheidungen

Bewährt bei

- Knötchenflechte mit Befall der Mundschleimhaut, Mukositis
- anhaltender Sinu-Bronchitis
- wiederkehrender Helicobacter-pylori-Infektion
- pathologischem PAP-Abstrich (Krebsvorsorge!)

Hinweis

- Bewährtes Arzneimittel zur Regeneration anhaltend entzündeter Schleimhäute der Atemwege, im Magen-Darm-Bereich sowie im Uro-Genitalbereich, auch nach Chemo- und Bestrahlungstherapie

Hydrocotyle asiatica (Wassernabel)

Causa/Lokalisation

- Ekzem, Nierenschwäche

Leitsymptome

- Trockene, verdickte, stark gerötete Hautstellen
- ausgeprägte Schuppung mit starkem Juckreiz
- kreisrunde, abgezirkelte Hautflächen am Körper sowie an Armen und Beinen
- Befall der Anal- und Genitalregion

Bewährt bei

- Schuppenflechte
- Ekzem

Hinweis

- Hauterkrankungen können mit Funktionsstörungen innerer Organe zusammenhängen: Hydrocotyle asiatica hat einen Bezug zu den Nieren

Hyoscyamus niger (Bilsenkraut)

Causa/Lokalisation

- Emotionales, Inkontinenz

Leitsymptome

- Eifersüchtiges, argwöhnisches Verhalten, trotzig wie ein Kind, „sieht Gespenster“
- inadäquate Verhaltens- und Ausdrucksweise
- körperlich unruhig mit Zittern von Armen und Beinen
- Stuhl- und Harninkontinenz, emotional bedingt oder durch Husten und Niesen
- bei Kindern: emotional bedingtes Einnässen und Einkoten

Modalitäten

↓ Emotionale Ereignisse, nachts, Hinlegen

Bewährt bei

- Demenz-Erkrankung
- Verhaltensauffälligkeit bei Kindern
- trockenermReizhusten

Hinweis

- Hyoscyamus niger D6 bewährt sich bei einer abklingenden Sinu-Bronchitis, wenn der eher trockene Husten überwiegend im Liegen noch auftritt
- Hyoscyamus niger D12 ist angezeigt, wenn Räuspern und Hüsteln emotional bedingt sind: das eifersüchtige Kind, aber auch der Erwachsene

Hypericum (Johanniskraut)

Causa/Lokalisation

- Nervenentzündung, Nervenverletzung, Gehirnerschütterung

Leitsymptome

- Anhaltende heftige, stechende oder einschießende Nervenschmerzen mit Missempfindungen und Taubheitsgefühl
- ausgeprägte Berührungsempfindlichkeit
- Schwäche in den Beinen mit Gangunsicherheit, Unruhe in den Beinen
- Schmerzen im Ischiasnerv mit Bewegungseinschränkung
- Kopfschmerzen, Schwindel und Benommenheitsgefühl nach Unfall
- Zahnschmerzen, neuralgisch bedingt

Modalitäten

↓ Kälte, Wetterwechsel, Berührung
↑ Ruhe

Bewährt bei

- Folgen einer Lumbalpunktion, eines Bandscheibenvorfalls mit neurologischen Ausfällen
- Post-Zoster-Neuralgie, Neuroborreliose
- Spinalkanalstenose, Restless-legs-Syndrom, diabetische Polyneuropathie, Karpaltunnel-Syndrom
- Zytostatika bedingter Neuropathie
- Stimmungslabilität durch Gehirnerschütterung

Hinweis

- Hypericum gehört zu den wichtigsten Arzneimitteln bei Neuropathien („Vitamin B der Homöopathie")

Iberis amara (Schleifenblume)

Causa/Lokalisation

- Herzschwäche, Verdauungsstörungen, Folgen eines Infekts

Leitsymptome

- Aufstoßen, Völlegefühl, starke Blähungen
- Druckgefühl im Brustbereich, starkes Herzklopfen bei geringster Anstrengung, Schwindelgefühl
- stechende und drückende Herzschmerzen
- unruhiger Schlaf mit Albträumen

Modalitäten

↓ Bewegung, nachts, Liegen auf der linken Seite
↑ Ruhe, frische Luft

Bewährt bei

- funktionellen Herzrhythmusstörungen
- Römheld-Syndrom

Hinweis

- Iberis amara ist auch angezeigt, wenn die Herz- und Magen-Darm-Beschwerden Folge eines Infekts der Atemwege und des Magen-Darmtrakts sind und mit einem geschwächten Allgemeinbefinden einhergehen

Ignatia (Ignazbohne)

Causa/Lokalisation

- Trennung, Heimweh, Akute Konfliktsituation

Leitsymptome

- Tiefes Seufzen und Schluchzen, Kloßgefühl wie wenn der Hals zugeschnürt wäre, bricht immer wieder in Tränen aus oder lacht völlig unmotiviert, kann nachts keinen Schlaf finden
- emotional bedingte Körperreaktionen: Stechende Kopfschmerzen wie wenn sich ein Nagel durchbohren würde
- Ohrgeräusche, es klingelt oder pfeift, nervös bedingte Herzbeschwerden
- Magenkrämpfe mit Druckgefühl in der Magengrube und Aufstoßen, Übelkeit, auch mit Erbrechen
- Essprobleme, hat kein Hungergefühl oder unstillbaren Hunger

Modalitäten

↓ Genussmittel, Emotionales

↑ Essen

Bewährt bei

- seelischer Belastung durch Todesfall, Trennungssituation

Hinweis

- Ignatia zählt zu den wichtigsten Arzneimitteln bei psychosomatischen Erkrankungen („nur noch Sie können mir helfen"): Seelische Konflikte äußern sich in körperlichen Symptomen

Iris versicolor (Schwertlilie)

Causa/Lokalisation

- Emotionale Ereignisse

Leitsymptome

- Typischerweise in Ruhephasen (Wochenende, Ferien) auftretende
- heftige Kopfschmerzen, von der Schläfe ausgehend bis zur Stirn ziehend
- Schmerzen vergleichbar einer Trigeminusneuralgie
- verschwommenes Sehen und Augenflimmern als Aura
- meist mit Sodbrennen, saurem Aufstoßen, Übelkeit und Erbrechen sowie Durchfall
- Bauchschmerzen, fettig glänzender Stuhl mit unverdauten Anteilen

Modalitäten

↓ Abends, Nachts, Ruhe
↑ Bewegung

Bewährt bei

- Migräne („Wochenendmigräne"), Trigeminusneuralgie
- schwangerschaftsbedingtem Sodbrennen und Erbrechen
- Bauchspeicheldrüsenentzündung

Kalium bichromicum (Kaliumdichromat)

Causa/Lokalisation

- Akute Nasennebenhöhlenentzündung, Magenschleimhautentzündung

Leitsymptome

- Anfangs wenig oder flüssiger, im Verlauf gelblich-weißer, zäher Schleim
- Sekret im Augeninnenwinkel, Augen wie verklebt, vor allem morgens
- klopfende Gesichtsschmerzen ein- oder beidseitig über den Wangenknochen
- allgemeines Krankheitsgefühl, auch erhöhte Temperatur
- Sodbrennen, Magenschmerzen nach dem Essen, neigt zu Magengeschwüren
- Ulcus am Bein: sieht aus wie ausgestanzt mit glatten Wundrändern

Modalitäten

↓ Frische Luft, Kälte
↑ Wärme

Bewährt bei

- Hochakuter Sinusitis und damit verbundener Konjunktivitis
- Ulcus ventriculi et duodeni
- Ulcus cruris varicosum („offenes Bein")

Hinweis

- Kalium bichromicum wird eingesetzt nach einer Probebiopsie (Schleimhautstanze) zur Abheilung

Kalium carbonicum (Kaliumkarbonat)

Causa/Lokalisation

- Nachlassende Herzleistung

Leitsymptome

- Schnelles Ermüden mit rasch sich einstellender Atemnot
- Herzjagen und starkes Schwitzen bei Bewegung und Belastung
- ödematöse Schwellung der Knöchelregion und Beine sowie der Augenunterlider
- nächtliches Erwachen mit Harndrang
- Kreuzschmerzen, die in die Beine ausstrahlen

Modalitäten

↓ Nachts 3–5 Uhr, Kälte
↑ Wärme

Bewährt bei

- Herzinsuffizienz
- Angina pectoris
- LWS-Syndrom
- Hüftgelenksschmerzen

Hinweis

- Kalium carbonicum ist ein bewährtes Add-on zu einem ACE-Hemmer bei der Indikation Herzinsuffizienz

Kalium chloratum (Kaliumchlorid)

Causa/Lokalisation

- Anhaltende Entzündung, Mittelohr, Gelenke

Leitsymptome

- Zähes, dickes weißliches Sekret
- drückende Ohrenschmerzen mit unangenehmen Geräuschen wie Knallen und Krachen, erschwertes Hören
- Schwellung der Halslymphknoten
- Schleimbeutel angeschwollen und schmerzhaft
- anhaltender oder immer wieder auftretender Gelenkerguss, auch in der Kniekehle

Modalitäten

↓ Kälte

↑ Wärme

Bewährt bei

- Paukenerguss, Tubenkatarrh
- Gelenkerguss, Zyste (Baker-Zyste), Ganglion

Hinweis

- Kalium chloratum ist bei den genannten Anwendungsgebieten ein bewährtes Folgemittel von Apis mellifica

Kalium jodatum (Kaliumjodid)

Causa/Lokalisation

- Infekt, Allergie, Rheumatische Schmerzen

Leitsymptome

- Wässrig-dünner, scharfer und sich heiß anfühlender Sekretfluss aus der Nase
- Schmerzen über den Augen und an der Nasenwurzel, Mitreaktion der Nasennebenhöhlen
- raues Gefühl im Kehlkopf
- trockener, krampfartiger Husten mit schaumigem Auswurf und erschwertem Atmen
- rheumatische Schmerzen in Lendenwirbel und Steißbein, im Kniegelenk, auch mit Erguss
- schmerzhafte Bewegungseinschränkung durch anhaltende Sehnenscheidenentzündung

Modalitäten

↓ Nachts, feuchte Wärme

↑ Frische Luft

Bewährt bei

- Heuschnupfen, Asthma bronchiale, Bronchitis
- Rückenschmerzen, Kniegelenksentzündung mit Erguss

Hinweis

- Kalium jodatum wird auch zur Resorption bei einem Kniegelenkerguss sowie bei verzögert abklingender Sehnenscheidenentzündung eingesetzt

Kalmia latifolia (Berglorbeer)

Causa/Lokalisation

- Myokarditis-Folgen

Leitsymptome

- Heftiges Herzklopfen, scharfe, drückende oder stechende Herzschmerzen, die in den linken Arm bis zur Hand ausstrahlen
- bei geringer Belastung entwickelt sich Atemnot mit Beklemmungsgefühl in der Brust
- ängstliche Stimmungslage, Schwächegefühl
- rheumatische Schmerzen in Rücken und in Gelenken mit Taubheitsgefühl

Modalitäten

↓ Liegen auf der linken Seite, Bewegung, Bücken
↑ Rückenlage

Bewährt bei

- Herzrhythmusstörungen
- Angina pectoris
- rheumatischen Beschwerden als Folge der Herzmuskelentzündung

Lachesis (Gift der Buschmeisterschlange)

Causa/Lokalisation

- Menopause, Bluthochdruck, Konfliktsituation

Leitsymptome

- Heftige emotionale Reaktionen wie Misstrauen und Eifersucht
- schnell gereizte Stimmung, sehr redefreudig und mitteilsam, ist ruhelos
- Überempfindlich gegen Berührung und Nähe
- Beengungsgefühl, besonders am Hals und Körper
- ausgeprägte Hitzewallungen mit starken Schweißausbrüchen, oft auch mit Frieren
- psychisch bedingtes Beklemmungsgefühl in der Brust mit Herzklopfen bei erhöhtem Blutdruck
- linksseitige Beschwerden mit Wechsel zur rechten Seite

Modalitäten

↓ Nach dem Schlaf, Wärme

↑ Abkühlung, Absonderungen aller Art (Sekret, Schweiß, Periodenblutung, Schleim)

Bewährt bei

- Wechseljahrebeschwerden
- erhöhtem Blutdruck im Klimakterium
- Schlaganfall (Folgen)

Hinweis

- Lachesis ist ein schnell und stark wirkendes Add-on bei hochakuten Entzündungen (Eiterung, Venenentzündung): ▸ 3–4-mal tägl 5 Glob, bei Besserung ist die Einnahmehäufigkeit auf ▸ 2-mal tägl 5 Glob zu reduzieren

Passt zu

- Menschen mit ausgeprägten emotionalen Reaktionen

Lachnanthes (Rotwurzel, Wollnarzisse)

Causa/Lokalisation

- Abnutzung: Halswirbelsäule, Neuralgische Kopfschmerzen

Leitsymptome

- Halswirbelsäule ist wie verrenkt, die Schmerzen erfassen den gesamten Nacken- und Schulterbereich
- Drehen des Kopfes ist extrem schmerzhaft, verkrampfte Halsmuskulatur, Gefühl „eingeschlafener Finger" oder ziehende, brennende Schmerzen im Arm, die bis in die Hand ausstrahlen
- Schmerzhaftigkeit der Kopfhaut bei Berührung
- migräneartige Kopfschmerzen durch schmerzhaft verspannte Nackenmuskulatur
- Kopf fühlt sich vergrößert an mit dem Gefühl als stünden die Haare zu Berge

Modalitäten

↓ Kälte, Bewegung

↑ Wärme

Bewährt bei

- Halswirbelsäulensyndrom mit Schulterschmerzen und dadurch ausgelösten Kopfschmerzen

Lapis albus (Gneis)

Causa/Lokalisation

- Hormonstörung: Kropf, Myom, Knotenbrust

Leitsymptome

- Vergrößerte Schilddrüsenbereiche, oft auch nur an einzelnen Stellen tastbar
- druckempfindlicher Hals, auch mit vergrößerten Lymphknoten
- meist starke Periodenblutungen mit Schmerzen vor der Periode
- gutartige Bindegewebsveränderungen in der weiblichen Brust (Mastopathia fibro-cystica)

Modalitäten

↓ Berührung

Bewährt bei

- Zysten in der Brust
- Myom
- Kropf

Hinweis

- Die Anwendung von Lapis albus bei einer vergrößerten Schilddrüse mit Adenomen setzt eine Schilddrüsendiagnostik voraus („heißer oder kalter Knoten")

Latrodectus mactans (Schwarze Witwe, Spinnengift)

Causa/Lokalisation

- Herzinfarkt-Folgen, Koronare Herzerkrankung

Leitsymptome

- Anfallsweise auftretende stechende Herzschmerzen mit Gefühl von Herzenge und erschwertem Atmen mit Gefühl, keine Luft zu bekommen
- bis in den Arm ausstrahlende Schmerzen, auch mit Kribbeln in den Fingern
- Kältegefühl der Haut, die weiß-rot gefleckt aussieht
- Schwäche mit ausgeprägtem Angstgefühl

Modalitäten

↓ Geringste Bewegung, Schlafmangel
↑ Ruhe

Bewährt bei

- Angina pectoris
- koronarer Herzerkrankung
- Herzinfarkt-Folgen (Nachsorge)

Laurocerasus (Kirschlorbeer)

Causa/Lokalisation

- Herzinsuffizienz

Leitsymptome

- Krampfartige, stechende Herzschmerzen
- Herzklopfen mit Angst und Beklemmungsgefühl in der Brust, unregelmäßiger Puls
- erschwertes Atmen mit schleimigem Husten
- auffallend bläuliche Lippen und Fingernägel
- kalte, oft feuchte Haut

Modalitäten

↓ Wärme, Anstrengung
↑ Frische Luft

Bewährt bei

- Angina pectoris
- koronarer Herzerkrankung

Hinweis

- Laurocerasus ist ein bewährtes Arzneimittel bei Rechtsherzinsuffizienz, die durch eine bronchiale Begleitsymptomatik charakterisiert ist

Ledum (Sumpfporst)

Causa/Lokalisation

- Gelenksentzündung, Gichtanfall, Stich- und Bissverletzung

Leitsymptome

- Entzündung, beginnend mit Gelenkschmerzen in Füßen und Knien, dann in den Fingern
- brennendes Gefühl: das Gelenk ist heiß und geschwollen, es schmerzt bei Bewegung
- typische, druckschmerzhafte Gichtknoten an den Gelenken

Modalitäten

↓ Wärme, Bewegung
↑ Kaltes Wasser

Bewährt bei

- rheumatoider Arthritis
- Gichtanfall
- Borreliose
- Verletzungen

Hinweis

- Ledum ist je nach Symptomatik ein Akut- und Langzeitmittel, hier insbesondere bei der Borreliose und rezidivierenden Gichtanfällen
- auch ist Ledum bewährt zur Ausheilung von Stichverletzungen sowie Verletzungen durch Stoß oder Schlag wie z B „blaues Auge"

Lilium tigrinum (Tigerlilie)

Causa/Lokalisation

- Hormonelle Umstellung, Rezidivierender Fluor vaginalis

Leitsymptome

- Schmerzende Brüste bei schmerzhafter, unregelmäßiger Monatsblutung, auch als Zeichen beginnender Wechseljahre
- Senkungsgefühl, als würde die Scheide nach unten drängen
- Herzbeschwerden mit Herzrasen und -stolpern
- gelb-grünlicher, übelriechender Ausfluss, starker Juckreiz im Scheidenbereich
- Ängste um die Gesundheit

Modalitäten

↓ Abends, in warmen Räumen
↑ Im Freien, Bewegung

Bewährt bei

- Fluor vaginalis, vor allem durch Trichomonaden-Infektion
- prämenstruellem Syndrom mit Mastodynie, Klimakterium, Senkungsbeschwerden

Hinweis

- Lilium tigrinum hilft zur Ausheilung bei wiederholt auftretenden Trichomonaden-Infektionen

Lobelia (Indianischer Tabak)

Causa/Lokalisation

- Trockene Hustenanfälle

Leitsymptome

- Engegefühl in der Brust durch krampfartigen Husten, erschwerte Ausatmung
- Atemnot bei Anstrengung und Husten, Übelkeit durch angestrengtes Atmen
- blasses oder bläuliches Aussehen, kalte Schweißausbrüche
- oft starker Speichelfluss, Sodbrennen mit Übelkeit und Brechreiz
- auch in der Schwangerschaft

Modalitäten

↓ Morgens, im Liegen
↑ Wassertrinken

Bewährt bei

- COPD, Asthma bronchiale, Reizhusten
- Magenkrämpfen, Refluxkrankheit
- Schwangerschaftsübelkeit

Hinweis

- Lobelia kann unterstützend zur Nikotinentwöhnung eingesetzt werden

Luffa operculata (Kürbisschwämmchen)

Causa/Lokalisation

- Infekt, Allergie, Nasennebenhöhlen, Darmflora

Leitsymptome

- Fühlt sich allgemein erschöpft und antriebslos
- oft Verdauungsstörungen mit unregelmäßigem Stuhlgang und Blähungen
- Mundtrockenheit, belegte Zunge

In Abhängigkeit der Potenz:

- D6: zäher Schleim in Rachen und Nase, vor allem morgens und vormittags
- Schleim, der zum Räuspern und Hüsteln reizt mit Brennen im Hals
- tagsüber oft sehr trockene Nasenschleimhaut mit Borken oder anhaltend zäher Schleim, wobei die Nase anhalten verlegt ist
- mit verzögertem Heilungsverlauf
- abgeschwächtes Riechvermögen nach Infekt
- D12: dünnflüssiger Nasenschleim mit regelrechten Niesanfällen, Brenngefühl im Rachen
- immer wieder Stirnkopfschmerzen, oft bis in den Nacken ausstrahlend

Modalitäten

↓ Trockene (Zimmer-)Luft

↑ Im Freien

Bewährt bei

- trockenen Nasenschleimhäuten mit Borkenbildung
- Pollenallergie, Hausstaubmilbenallergie, Tierhaarallergie
- verzögert abklingender und rezidivierender Sinusitis

Hinweis

- Luffa operculata D4 ist bewährt bei anhaltend trockenen Nasenschleimhäuten (Rhinitis sicca)

Lycopodium (Bärlapp)

Causa/Lokalisation

- Stoffwechselstörung, Verdauungsschwäche

Leitsymptome

- Ausgeprägtes Völlegefühl mit kolikartigen Schmerzen
- Überempfindlichkeit gegen Kleiderdruck oder Berührung, saures Aufstoßen und Sodbrennen, Heißhunger mit raschem Sättigungsgefühl
- Abneigung gegen Fleisch, Brot und kalte Getränke
- ausgeprägtes Verlangen nach Süßigkeiten und warmen Speisen (Suppe)
- Leberbelastung mit rechtsseitigen Beschwerden

Modalitäten

↓ Wärme, am späten Nachmittag, rechte Seite
↑ Bewegung, nach Mitternacht

Bewährt bei

- Divertikulose
- Völlegefühl und Blähungen („viel Luft im Darm")
- Gallensteinen
- Metabolisches Syndrom
- Lebererkrankungen

Lycopus virginicus (Virginischer Wolfsfuß)

Causa/Lokalisation

- Herzrhythmusstörungen, Hyperthyreose

Leitsymptome

- Unregelmäßiger, oft beschleunigter Puls
- Herzschmerzen mit Angst, Zittern und Unruhe
- starkes Schwitzen
- Folge von Schilddrüsenüberfunktion oder Wechseljahren

Modalitäten

↓ Wärme, Bewegung
↑ kühle Luft

Bewährt bei

- Herzrhythmusstörungen, auch im Zusammenhang mit Hyperthyreose

Magnesium chloratum (Magnesiumchlorid)

Causa/Lokalisation

- Lebererkrankung, Verdauungsstörungen, Virusfolgen

Leitsymptome

- Drückender Schmerz in der Lebergegend bei vergrößerter Leber
- Gelblich belegte Zunge
- Völlegefühl, Neigung zu Verstopfung mit knotigem Stuhl, Muskelschmerzen

Modalitäten

↓ Nach dem Essen, Liegen auf der rechten Seite
↑ Druck, Bewegung

Bewährt bei

- Völlegefühl
- Reizdarm-Syndrom
- Lebererkrankungen

Hinweis

- Wichtiges Mittel bei chronischen Leberbeschwerden sowie Geruchs- und Geschmacksverlust nach Virusinfektion

Magnesium fluoratum (Magnesiumfluorid)

Causa/Lokalisation

- Verzögerte Rekonvaleszenz, Antipyretika, chemisch-synthetische Erkältungspräparate

Leitsymptome

- Erkältungssymptome, insbesondere anfallsweise Husten, Nasenschleim dünn oder fester, allgemeines Unwohlsein flammen immer wieder auf: wird „einfach nicht gesund"
- anhaltende Erschöpfung mit Schweißausbrüchen bei der geringsten Anstrengung
- fühlt sich nicht fit und gesund, innere Anspannung: will arbeiten, ist aber nicht belastbar

Modalitäten

↓ Am frühen Morgen
↑ Im Freien

Bewährt bei

- Verzögerter Rekonvaleszenz
- postinfektiösem Syndrom

Hinweis

- Magnesium fluoratum ist ein wichtiges Ausscheidungsmittel (Drainagemittel) zur unterstützenden Toxinausscheidung nach symptomatisch behandelten Erkältungs- und RS-Virenbefall

Magnesium jodatum (Magnesiumjodid)

Causa/Lokalisation

- Entzündung, Vergrößerung Prostata

Leitsymptome

- Häufiger Harndrang mit Brennen während des Wasserlassens
- unwillkürlicher Urinabgang beim Gehen
- drückende und stechende Schmerzen im Hoden und am Damm, besonders bei angeregter Darmtätigkeit
- Beschwerden durch anhaltende Prostataentzündung
- nervös-gereizte Stimmung, cholerisches Wesen

Modalitäten

↓ Kälte, morgens

↑ Wärme

Bewährt bei

- Prostataleiden

Hinweis

- Magnesium jodatum ist ein Langzeitmittel und klassisches Add-on zu Alpha-Blockern und pflanzlichen Prostatamittel

Mahonia aquifolium (Mahonie)

Causa/Lokalisation

- Anhaltende Hautentzündung, Leber- und Nierenschwäche

Leitsymptome

- Unreine, mit vielen Mitessern durchsetzte Haut mit Entzündungsneigung, eitrige Hautstellen (Pusteln)
- gerötete Hautstellen mit starker Schuppung, oft auch hellglänzend
- Befall behaarter Körperstellen mit Juckreiz, nach dem Kratzen blutet die Haut
- nicht heilende Risse, beispielsweise an Fingerkuppen und am Nagelbett

Modalitäten

↓ Bewegung
↑ Ausscheidungen

Bewährt bei

- Komedonen-Akne
- Psoriasis vulgaris
- Ekzem

Hinweis

- Mahonia aquifolium ist auch als Externum unter dem Warenzeichen Rubisan-Creme und -Salbe verfügbar

Mandragora (Alraune)

Causa/Lokalisation

- Emotionales, Verdauungsstörungen, Leber- und Bauchspeicheldrüsenerkrankung, Arthrose

Leitsymptome

- Stark geblähter Bauchraum mit Völlegefühl und krampfartigen Schmerzen, die sich durch Abgang von Blähungen bessern
- sehr druckempfindlicher und schmerzhafter Magenbereich mit Besserung nach dem Essen, Aufstoßen
- trockenes, pelziges Gefühl im Mund
- anhaltende Verstopfung mit schmerzhaftem Stuhlgang, auch wegen Hämorrhoiden
- Durchfall nach tagelanger Verstopfung
- Schmerzen an Gelenken und Wirbelsäule, Schmerzen bei Bewegung
- migräneartige Kopfschmerzen, pulsierend
- bedrückte Stimmungslage, fühlt sich nicht leistungsfähig, anhaltendes Müdigkeitsgefühl

Modalitäten

↓ Um Mitternacht, fette Speisen

↑ Im Liegen, Rückwärtsbeugen

Bewährt bei

- Migräne und anderen Kopfschmerzen, Nervenschmerzen
- Darmträgheit, Magen- und Zwölffingerdarmgeschwür (Ulcus)
- rechtsseitigen Beschwerden durch Leberbelastung
- Arthrose

Hinweis

- Mandragora widerspiegelt in seinen Leitsymptomen den Zusammenhang der Verdauungsorgane einschließlich Darmflora (Mikrobiom) und der Synovia, dem Gleitfilm in den Gelenken

Mercurius solubilis (Quecksilber)

Causa/Lokalisation

- Hochakute eitrige Prozesse an Haut oder Schleimhaut

Leitsymptome

- Hochakute eitrige Entzündung der Atemwege oder Harnwege, der Haut mit übel riechendem, wundmachendem, gelbem oder gelbgrünlichem, auch blutigem Sekret
- druckschmerzhafte Lymphknotenschwellungen (Hals, Achsel, Leiste)
- süß-säuerlich riechendes, extremes Schwitzen, was keine Erleichterung bringt
- Fieber mit Schüttelfrost, der Patient sieht sehr krank aus
- unangenehmer Mundgeruch, starker Speichelfluss

Modalitäten

↓ Nachts, nasses, feuchtes Wetter
↑ Gemäßigte Temperaturen, Ruhe

Bewährt bei

- Hochakuten eitrigen Prozessen

Hinweis

- Mercurius solubilis ist im Hinblick auf die Leitsymptome ein Akutmittel: typischerweise wird ein Angehöriger die antibiotische Rx-Verordnung für den Patienten einlösen

Mercurius sublimatus corrosivus (Quecksilber(II)-chlorid)

Causa/Lokalisation

- Hochakuter Schub einer Colitis

Leitsymptome

- Heftige Bauchschmerzen, übel riechende Durchfälle mehrfach am Tag, meist mit Schleim- und Blutbeimengung
- erhöhte Temperatur, ausgeprägtes Krankheitsgefühl mit Schwächezustand
- nächtliche, die Wäsche oft gelb färbende Schweiße

Modalitäten

↓ Nachts

↑ kalte Getränke, Ruhe

Bewährt bei

- Hochakutem Schub eines Morbus Crohn oder einer Colitis ulcerosa

Hinweis

- Mercurius sublimatus corrosivus ist ein bewährtes Add-on beim akuten Schub, um Dauer und Schwere abzukürzen

Mezereum (Seidelbast)

Causa/Lokalisation

- Post-Zoster-Neuralgie, Neuroborreliose

Leitsymptome

- Blitzartig auftretende, heftige, brennende oder stechende Schmerzen
- Taubheitsgefühl und Juckreiz
- Überempfindlichkeit gegen Berührung als Folge von Gürtelrose, vor allem an Rücken, Bauch und Gesäß
- Nervenschmerzen durch länger zurückliegende Borrelien-Infektion

Modalitäten

↓ Nachts, Kauen, Sprechen, feuchtkaltes Wetter
↑ Wärme, warme Anwendungen

Bewährt bei

- Borreliose
- Nervenschmerzen
- Gürtelrose (wenn noch Bläschen sichtbar sind)

Hinweis

- Mezereum ist ein Langzeitmittel und kann im dreiwöchigen Wechsel mit Hypericum angewendet werden

Momordica balsamina (Balsam-Apfel)

Causa/Lokalisation

- Verdauungsschwäche, Dysbakterie

Leitsymptome

- Stark aufgetriebener Bauch, Schmerzen oft im linken Bauchbereich
- ständiges Aufstoßen und Abgang von Blähungen
- Essen liegt „schwer" im Magen, Gefühl mangelnder Verdauung

Modalitäten

↓ Milch, Weizenmehl

↑ Aufstoßen, Abgang von Blähungen

Bewährt bei

- Divertikulose
- Reizdarm-Syndrom
- Römheld-Syndrom

Hinweis

- Momordica balsamina bewährt sich auch bei Verdauungsstörungen in der Schwangerschaft

Myrtillocactus (Heidelbeerkaktus)

Causa/Lokalisation

- Herzinfarkt-Nachbehandlung

Leitsymptome

- Immer wieder Druckgefühl und Enge im Brustbereich mit ziehenden Schmerzen
- verstärktes Herzklopfen und erschwertes Atmen bei körperlicher Anstrengung
- fühlt sich nicht belastbar

Modalitäten

↓ Wetterumschwung
↑ Ruhe

Bewährt bei

- Herzinfarkt (Nachsorge)
- Angina pectoris

Hinweis

- Myrtillocactus wirkt auf die Herzkranzgefäße und ist damit ein bewährtes Add-on zur Rx-Langzeitmedikation nach Herzinfarkt

Naja (Gift der Brillenschlange)

Causa/Lokalisation

- Herzinfarkt-Nachbehandlung, Angina pectoris

Leitsymptome

- Krampfartige, auch stechende Herzschmerzen, häufig nachts
- Ausstrahlung in den linken Arm, die Schulter und den Nacken
- starkes Herzklopfen mit Beklemmungsgefühl in der Brust
- unregelmäßiger Pulsschlag, Hustenanfälle mit schleimigem Auswurf, eingeschränkte Leistungsfähigkeit, große Angst bis zur Todesfurcht

Modalitäten

↓ Bewegung, Anstrengung, feuchtwarmes Wetter
↑ Frische Luft

Bewährt bei

- angstbesetzter Angina pectoris
- Herzinfarkt-Nachsorge
- anhaltenden Folgen einer Myokarditis

Hinweis

- Naja ist bewährt bei den Folgen eines entzündungsbedingten Herzklappenfehlers

Natrium chloratum (= Natrium muriaticum, Kochsalz)

Causa/Lokalisation

- Kummersituation, Trennung, Stress, Menopause, intensive Sonnenbestrahlung

Leitsymptome

- charakteristischer Befall der „T-Zone“ im Gesicht:
  - an der Stirn-Haar-Grenze sowie im Nasen- und Kinnbereich ist die Haut fett, unrein, neigt zu Entzündungen
  - im übrigen Gesichtsbereich, vor allem an den Wangen, ist die Haut eher trocken und schuppend
- trockener, juckender Hautausschlag vor allem in Gelenkbeugen, an Ohr und Hals
- anhaltend trockene, rissige Lippen mit Herpes durch Sonne
- dünner, wässriger, wund machender Ausfluss mit entzündlich gereizten und schmerzhaften Schamlippen
- trockene Schleimhäute in den Wechseljahren
- Hautreaktionen durch anhaltenden Kummer, fahl-blasse Haut
- großer Appetit ohne Gewichtszunahme
- Verlangen nach salzigen, gut gewürzten Speisen, starkes Durstgefühl
- seelische und körperliche Beschwerden verstärken oder bessern sich durch Sonne und Meer

Modalitäten

↓ Morgens, Sonne, Stress
↑ Frische Luft

Bewährt bei

- Akne vulgaris, „Mallorca-Akne" (Dermatitis solaris), Ekzem, Neurodermitis, Herpes labialis
- Wechseljahre bedingter Trockenheit der Schleimhäute (Augen, Nase, Mund, Darm, Vaginalbereich)

Hinweis

- Natrium chloratum ist eines der wichtigsten psychosomatisch wirkenden Arzneimittel (Konstitutionsmittel)
- stehen emotionale Symptome im Vordergrund, sind einzelne Gaben von höheren Potenzen bewährt

Passt zu

- introvertierten Menschen, die ihren Kummer in sich „hineinfressen" und Vergangenes nicht vergessen können

Natrium sulfuricum (Natriumsulfat)

Causa/Lokalisation

- Kopfverletzung, Leberfunktionsstörung, Lymphstauungen

Leitsymptome

- Kopfschmerzen mit Schwindel, Konzentrationsstörungen, niedergeschlagene Stimmung als Folge einer lang zurückliegenden Kopfverletzung (Gehirnerschütterung, Operation)
- trockener oder gelblich-schleimiger Husten mit hörbarem Pfeifen und Rasseln in der Lunge
- aufgeschwemmtes Aussehen (um die Augen, Beine) durch Wassereinlagerungen
- ausgeprägte Bildung von Cellulitis
- morgendliche Durchfälle, gelblich wässrig, übelriechende Blähungen
- rechtsseitige Oberbauchschmerzen

Modalitäten

↓ Feucht-kaltes Wetter
↑ Wärme

Bewährt bei

- Asthma bronchiale, COPD
- unfallbedingte Kopfschmerzen
- Leberbelastung mit erhöhten Bilirubinwerten (Neugeborenengelbsucht)
- Lymphstauungen nach Operation, bei Stoffwechselschwäche

Hinweis

- Natrium sulfuricum bewährt sich auch bei der sogenannten Fettleber zur Funktionsanregung

Nux vomica (Brechnuss)

Causa/Lokalisation

- Stress, Überforderung, Anspannung, Chemisch-synthetische Medikamente, Ungesunde Lebens- und Ernährungsweise

Leitsymptome

- Spannungskopfschmerzen, Ohrgeräusche, nächtliches Zähneknirschen
- schwere- und Völlegefühl im Magen, morgendliche Übelkeit mit Brechreiz, durch Zähneputzen verstärkt
- saures, bitteres Aufstoßen, krampfartige Magenschmerzen (Nüchternschmerz) mit Übelkeit und Erbrechen
- anhaltender erfolgloser Stuhldrang mit Neigung zu Hämorrhoiden
- schmerzhaft verspannte Rückenmuskulatur, Schmerzen im Nacken-Schulterbereich, brettharte Muskulatur, kann sich im Bett kaum umdrehen vor Schmerzen
- hoher Verbrauch chemisch-synthetischer Arzneimittel (wie Schmerzmittel)
- ausgeprägtes Verlangen nach Genussmitteln (Nikotin, Kaffee, Alkohol)
- Folge von emotionaler Überforderung, oft inadäquate Handlungen und Reaktionen

Modalitäten

↓ Nach dem Essen, morgens, Kälte

↑ Wärme

Bewährt bei

- Überforderung, Erschöpfung, Schlafstörungen
- Kopfschmerzen, Spannungskopfschmerzen, Tinnitus
- Medikamenten induzierter Übelkeit, Schwangerschaftsübelkeit
- Reiz-Magen-Syndrom, Ulcus ventriculi et duodeni, Obstipation
- akuten Muskelverspannungen, Lumbago, Rückenschmerzen, Fibromyalgie
- Schwermetallbelastung, Zahnsanierung, Narkosefolgen

Hinweis

- Leitsymptome von Nux vomica widerspiegeln den engen Zusammenhang zwischen Seele und Körper Je nach Beschwerden wird es als Akut- oder Langzeitmittel eingesetzt
- Nux vomica wird als „Reaktionswecker" bezeichnet, um körpereigene Regulationsvorgänge zu aktivieren und Ausscheidungsvorgänge anzuregen
- klassisches Beispiel sind die Folgen einer Narkose, zumal bei älteren Menschen, was als Durchgangs-Syndrom bezeichnet wird
- der Betroffene ist örtlich und zeitlich desorientiert, zeigt häufig ein nicht der Situation angepasstes Verhalten

Passt zu

- gestressten, überarbeiteten Workaholics

Okoubaka (Schwarzafrikanischer Rindenbaum)

Causa/Lokalisation

- Antibiose, Nahrungsmittelunverträglichkeit, gestörte Darmflora

Leitsymptome

- Trockener Mund, pappiger Mundgeschmack, weißgelblich belegte Zunge
- anhaltende Schwellung und Blutungsneigung des Zahnfleisches, auch mit Taschenbildung (Parodontose)
- zunehmender Juckreiz an Lippen und Gaumen nach dem Essen
- Aufstoßen, Übelkeit, Völlegefühl und starke Blähungen, gefolgt von starkem Durchfall, unregelmäßiger Stuhlgang
- Durchfall nach ungewohnten Speisen
- Ausfluss bei wiederkehrenden Scheidenpilzinfektionen durch Antibiotika

Modalitäten

↓ Tabakrauch

↑ Fasten

Bewährt bei

- Infektanfälligkeit, Ausheilung von Infekten
- akutem Magen-Darm-Infekt, Reizdarm-Syndrom, Morbus Crohn, Colitis ulcerosa
- Nahrungsmittelunverträglichkeit (Milch, Eiweiß, Gluten), Lactose- und Fructose-Intoleranz
- Folgen einer Antibiotikum-Therapie, Reisediarrhö, Reiseobstipation
- wiederkehrendem Wurmbefall
- Fluor vaginalis
- Arzneimittelexanthem, allergischr Hautreaktion
- Schwermetallausleitung (Amalgam), „Entgiftung"

Hinweis

- Okoubaka zeigt die Zusammenhänge zwischen dem Darm assoziierten Immunsystem, der Bedeutung der Darmflora (Mikrobiom) und damit verbundener akuter und chronischer Erkrankungen

Ornithogalum umbellatum (Milchstern)

Causa/Lokalisation

- Helicobacter-pylori-Befall, rezidivierendes Ulcus

Leitsymptome

- aufgetriebener Bauch mit Druckgefühl, das bis in die rechte Flanke ausstrahlt
- übel riechendes Aufstoßen, oft auch schleimiges Würgen oder Erbrechen
- Magenschmerzen beim Essen, nächtliche Übelkeit
- allgemeine Erschöpfung

Modalitäten

↓ Essen

↑ körperliche Entspannung

Bewährt bei

- Magen- und Zwölffingerdarmgeschwür (Ulcus), auch bei rezidivierendem Helicobacter-pylori-Befall

Paeonia (Pfingstrose)

Causa/Lokalisation

- Enddarmerkrankungen

Leitsymptome

- Juckreiz und Nässen am After, Hautausschlag
- angeschwollene, entzündliche Hämorrhoiden mit Brennschmerz während und nach dem Stuhlgang
- Neigung zu bräunlichem, breiigem, übel riechendem Stuhl
- Gefühl von Schwäche im Bauchraum nach Stuhlgang

Modalitäten

↓ Stuhlgang, Analhygiene
↑ Körperliche Entspannung

Bewährt bei

- Enddarmerkrankung wie z B Hämorrhoiden, Analfissur, Analekzem

Hinweis

- Paeonia ist ein Langzeitmittel und Add-on zu proktologischen Maßnahmen

Paloondo (Larrea mexicana)

Causa/Lokalisation

- Bandscheibenabnutzung, Osteoporose

Leitsymptome

- schmerzhaft verspannter Rücken mit starker Bewegungseinschränkung
- schmerzhaft eingeschränkte Gelenkbeweglichkeit durch Verschleißerscheinungen

Modalitäten

↓ Abends, längeres Stehen
↑ Wärme

Bewährt bei

- Bandscheibenvorfall (Nachbehandlung)
- Osteoporose bedingten Rückenschmerzen
- Arthrose

Paris quadrifolia (Einbeere)

Causa/Lokalisation

- Überforderung, Augenmigräne, Glaukom

Leitsymptome

- Migräneartige Kopfschmerzen, pulsierende, stechende Gesichtsschmerzen, die in den Scheitel oder in die Augen ausstrahlen, häufig linksseitig
- Druckgefühl in den Augen mit dem Gefühl, als seien die Augen zu groß und als würde eine Schnur von den Augen zum Hinterkopf gezogen
- plötzlich auftretende, teilweise oder vollständige einseitige Sehstörung: Gegenstände sind dunkel verschwommen oder gar nicht zu sehen
- Missempfindungen im Kopfbereich (Ameisenlaufen), dumpfe Kopfschmerzen nach Abklingen der Sehstörung
- Geruchsstörungen: alles riecht unangenehm, alles riecht unangenehm, trockene Mundschleimhaut

Modalitäten

↓ Berührung, geistige Anstrengung
↑ Druck

Bewährt bei

- Migräne und migräneartigen Kopfschmerzen
- Trigeminusneuralgie
- Glaukom, Augenmigräne

Passiflora incarnata (Passionsblume)

Causa/Lokalisation

- Schlafstörungen, Überforderung, langer Schlafmittelgebrauch

Leitsymptome

- Einschlafstörungen durch innere Unruhe
- nächtliches Erwachen mit erschwertem Wiedereinschlafen, oberflächlicher Schlaf, Albträume
- tagsüber oft heftige Kopfschmerzen, als würde die Schädeldecke weggesprengt
- schmerzhafte Muskeln
- Blähungen und Völlegefühl nach dem Essen

Modalitäten

↓ Aufregung

↑ Ruhe, Entspannung

Bewährt bei

- Schlafstörungen
- Nervenschmerzen

Hinweis

- Passiflora sollte eine halbe Stunde vor und unmittelbar beim Zubettgehen eingenommen werden (jeweils eine Gabe)

Perilla ocymoides (Schwarznessel)

Causa/Lokalisation

- Erhöhte Harnsäure, rezidivierende Gichtanfälle

Leitsymptome

- Immer wieder auftretende Gichtanfälle, anhaltend erhöhte Harnsäurewerte

Modalitäten

↓ Alkohol, Ernährungsweise

Bewährt bei

- Gicht und erhöhten Harnsäurewerten

Hinweis

- Perilla ist ein add-on Langzeitmittel zu Harnsäuresenkern

Petroleum (Steinöl)

Causa/Lokalisation

- Emotionale Ereignisse, Hauterkrankungen

Leitsymptome

- Schwindelanfälle bei Bewegung, beim Fahren, Fliegen und durch Fahrzeugabgase mit Übelkeit, Brechreiz und Erbrechen, Verdauungsbeschwerden mit nächtlichem Heißhunger, Hungergefühl nach Durchfall
- fauliger Mundgeruch, Abneigung gegen Fettes und Fleisch
- blutig gekratzte, rissig schrundige oder nässende, übel riechende Hautausschläge, auch an Haut-Schleimhaut-Übergängen (Augen, Nase, Mund, After)
- Augenlider rissig, trocken oder entzündet
- rissige Hände, eingerissene Fingerspitzen und Fersen mit tiefen, schmerzhaften Schrunden, Einrisse an den Ohrläppchen, gedrückte Stimmung

Modalitäten

↓ Kälte, Winter, Ärger, Aufregung

↑ Wärme, trockenes Wetter

Bewährt bei

- Tinnitus
- Reiseübelkeit mit starkem Schwindel
- Schwangerschaftserbrechen
- Neurodermitis und Ekzem, Hauteinrisse

Hinweis

- Petroleum ist ein bewährtes Add-on bei schmerzhaften Fingerrhagaden, an denen vor allem bei trockener Kälte viele Menschen leiden

Petroselinum (Petersilie)

Causa/Lokalisation

- Reizblase, Operations- oder Entbindungsfolgen

Leitsymptome

- plötzlich einsetzender starker Harndrang
- kann kaum die Toilette erreichen
- einige Urintropfen gehen oft vorher ab
- Brennen beim Wasserlassen oder Missempfindungen wie Drücken oder Ziehen: Gefühl als seien Blase und Harnröhre ständig gereizt, auch als Folge von Operation oder Entbindung
- Beißen oder Jucken tief in der Harnröhre

Modalitäten

↓ Nachts
↑ Wärme

Bewährt bei

- Reizblase
- Harninkontinenz, auch bei Prostatavergrößerung
- nächtlichem Einnässen

Phosphorus (Phosphor)

Causa/Lokalisation

- Aufregung, Überanstrengung, Vorahnungen, Schwächezustände (psychosomatisch)

Leitsymptome

- Widerhallende Ohrgeräusche, hohe Geräuschempfindlichkeit, schleichend sich entwickelnde Schwerhörigkeit
- phasenweise Heißhunger und starkes Durstgefühl, vor allem nachts
- Verlangen, öfter eine Kleinigkeit essen zu müssen
- häufig saurer Mundgeschmack und brennende Schmerzempfindungen, auch in Speiseröhre und Magen
- spontanes Nasenbluten, kleine Wunden bluten langanhaltend, Blutergüsse („blaue Flecken") beim geringsten Stoß
- verlängerte Periodenblutung, die schwächt
- Schwächezustand nach Entbindung, Stillzeit sowie Erkrankung und Blutverlust, nach einer Bestrahlungstherapie
- wenig ausdauernd und rasch erschöpft, muss immer wieder Ruhepausen einlegen
- geringste emotionale Ereignisse bringen das seelische und körperliche Gleichgewicht durcheinander
- Furcht im Dunklen, bei Gewitter, sieht ständig „Gespenster", leidet unter Vorahnungen
- Zusammenzucken beim geringsten Geräusch, möchte nicht allein sein

Modalitäten

↓ Abends, nachts, emotionale Ereignisse

↑ Kurze Ruhephasen

Bewährt bei

- Erschöpfungszuständen, Schlafstörungen
- Kopfschmerzen, Schwindel, Tinnitus
- Glaukom, Makuladegeneration
- Blutungsneigung, auch durch Blutverdünner, Blutarmut
- Blutbildveränderungen (erniedrige Erythrozyten, Leukozyten, Thrombozyten) durch Chemo- und Radiotherapie
- Diabetes mellitus, Leberschwäche

Hinweis

- Erkrankungen – psychisch wie körperlich – die in einem Zusammenhang mit Schwäche und nachlassender Leistungsfähigkeit stehen, sind ein wichtiger Hinweis auf Phosphorus

Passt zu

- Schlanken, unruhigen Menschen mit angstbesetzten Phantasien und Bewegungsdrang bei mangelnder Ausdauer

Picrorhiza (Katuka-Pflanze)

Causa/Lokalisation

- Leberfunktionsstörungen, Hautausschlag

Leitsymptome

- Allgemeine Schwäche, Müdigkeit, fühlt sich nach dem Schlaf nicht erholt
- Appetitlosigkeit, Druckschmerzen im Oberbauch, Verstopfung
- Hautjucken bei trockener Haut, trocken-rissige Hautausschläge

Modalitäten

↓ Körperliche Belastungen
↑ Ruhe

Bewährt bei

- Erhöhten Leberwerten durch Chemotherapie oder chemisch-synthetische Pharmaka
- anhaltender viral bedingter Leberentzündung
- Fettleber

Plumbum metallicum (Blei)

Causa/Lokalisation

- Anstrengung, ZNS, Herz-Kreislauf

Leitsymptome

- Ängstliche Verwirrtheit, Stimmungslage gedrückt, versteinerte Mimik
- ungelenke Bewegungen, Muskelverkrampfungen mit Zittern und Zucken von Armen und Beinen
- Schwindelanfälle und Kopfschmerzen, krampfartige Schmerzen in den Beinen
- Darmkrämpfe bei hartem schafskotartigem Stuhlgang
- Blasse, trocken-faltige (Gesichts-)Haut mit Neigung zu Hautauschlägen
- schmerzhafte Berührungsempfindlichkeit

Modalitäten

↓ Nachts, in Bewegung
↑ Fester Druck

Bewährt bei

- Demenz-Erkrankung
- Parkinson-Krankheit
- Hypertonie, zumal bei anhaltendem erhöhtem diastolischem Wert

Hinweis

- Unter Berücksichtigung der Leitsymptome ist Plumbum metallicum ein bewährtes Add-on-Langzeitmittel

Podophyllum (Maiapfel)

Causa/Lokalisation

- Darmerkrankungen (akut und chronisch), Gallenblase

Leitsymptome

- Morgendliches Erwachen mit heftigem Rumoren und Gluckern im Bauch
- starker Stuhldrang, sodass die Toilette kaum erreicht werden kann
- explosionsartiger, wässriger, übel riechender Durchfall mit Unverdautem und Beimengung von Schleim und Blut, oft auch mehrfach am Morgen
- geschwächt und müde nach dem Durchfall

Modalitäten

↓ Morgens, nach dem Essen
↑ Abends, Wärme

Bewährt bei

- Infektbedingter akuter Diarrhö
- chronisch entzündlicher Darmerkrankung: Colitis ulcerosa, Morbus Crohn

Hinweis

- Podophyllum ist auch angezeigt, wenn die Leitsymptome durch entzündliche Erkrankungen der Gallenblase- und Wege verursacht ist sowie nach einer Gallenblasenentfernung mit Verdauungsstörungen

Populus tremuloides (Espe)

Causa/Lokalisation

- Wiederkehrende Entzündungen, Operationsfolgen

Leitsymptome

- Brennende Schmerzen hinter dem Schambein beim Wasserlassen
- ständiger Harndrang oder erschwertes Wasserlassen, schleimig durchsetzter Urin

Modalitäten

↓ Kälte, nach dem Wasserlassen
↑ Wärme

Bewährt bei

- Rezidivierender Prostatitis auch in Verbindung mit Prostatahyperplasie
- Folgen einer Prostataoperation
- Neigung zu Harnwegsinfekten, auch in der Schwangerschaft

Hinweis

- Populus sollte zur Ausheilung rezidivierender Uro-Genitalentzündungen längerfristig angewendet werden

Propolis (Bienenharz)

Causa/Lokalisation

- Immunsystem, Schwermetallausleitung, Impffolgen

Leitsymptome

- Schilddrüsenfehlfunktion oder -entzündung
- Leberschwäche mit Verdauungsstörungen, nachlassende Funktion der Bauchspeicheldrüse mit Störung des Blutzucker- und Stoffwechselgeschehens
- Neigung zu Zahnfleischentzündungen, Aphthen und Lippenherpes
- allergische Erkrankungen mit Fließschnupfen und Augentränen
- rheumatische Muskel- und Gelenkschmerzen
- Hautentzündungen mit akneähnlichem Ausschlag, Ekzem
- mangelnde Leistungsfähigkeit, abgeschlagen, dann wieder das Gefühl wie unter Strom zu stehen

Modalitäten

↓ Körperliche Anstrengung
↑ Ruhephasen, nach dem Schlaf

Bewährt bei

- Diabetes mellitus
- Schwermetallbelastung
- Leber-Galle-Leiden
- Allergien

Hinweis

- Propolis wird eingesetzt zur Ausleitung und Entgiftung bei (langjähriger) Schwermetallbelastung, Folgen einer Impfung, einer Virusinfektion, das Arzneimittel wird deshalb auch als Reaktionswecker bezeichnet, um das Immunsystem und damit die Selbstheilungskräfte zu regulieren

Pulsatilla pratensis (Küchenschelle)

Causa/Lokalisation

- Hormonelle Umstellung, Pubertät, Periodenblutung, Menopause, Schwangerschaft, Infektanfälligkeit

Leitsymptome

- Ständiges Frieren und starke Hitzewallungen
- Unverträglichkeit von (Zimmer-)Wärme mit Verlangen nach frischer Luft, auffallend geringes Durstgefühl
- ausgeprägte Infektneigung der Atemwege und Harnwege, verstärkt durch Kälte und Nässe, alle Absonderungen sind gelblich
- eitrige Hautentzündungen durch fettes Essen, sowie durch hormonelle Störungen
- unregelmäßige, oft schmerzhafte Periodenblutung
- ausgeprägte Stimmungsschwankungen, „nahe am Wasser gebaut", sehr liebesbedürftig
- ständiger Wechsel seelischer und körperlicher Beschwerden

Modalitäten

↓ Wärme, kalte Füße, fette Speisen

↑ Frische Luft

Bewährt bei

- Hormonell bedingter Stimmungslabilität
- ausgeprägter Infektanfälligkeit
- akutem Brechdurchfall durch fette und kalte Speisen
- hormonell bedingter Akne, auch im Erwachsenenalter
- psychosomatischen Beschwerden in Pubertät und Menopause
- Zyklusunregelmäßigkeiten

Hinweis

- Pulsatilla wird je nach Leitsymptomen als Akut- und Langzeitmittel eingesetzt

Ranunculus (Hahnenfuß)

Causa/Lokalisation

- Zoster-Infektion

Leitsymptome

- Stechende, einschießende Schmerzen
- Bläschen trocknen ab oder sind bereits verschwunden
- befallen sind Brustkorb oder Gesicht, oft mit Augenentzündung

Modalitäten

↓ Kälte, Wetterwechsel, Berührung
↑ Schwitzen

Bewährt bei

- Nervenschmerzen (Post-Zoster-Neuralgie)

Hinweis

- Unter Berücksichtigung der Herpes-Lokalisation wird Ranunculus als Langzeitmittel eingesetzt und kann auch im Wechsel mit Hypericum angewendet werden

Rhus toxicodendron (Giftsumach)

Causa/Lokalisation

- Entzündungen an Haut, Muskeln, Sehnen, Überanstrengung, Arthrose

Leitsymptome

- Schmerzen in Armen oder Beinen mit Verschlimmerung zu Beginn der Bewegung (Anlaufschmerz)
- Nervenschmerzen vom Arm bis in die Finger oder vom Bein bis in den Fuß ausstrahlend
- starke Schmerzen in Sehnen und Sehnenansätzen (Trigger-Points), die mitunter in den Muskel oder ins Gelenk ausstrahlen, Verlangen nach Bewegung und Lageveränderung, kann nicht „stillhalten"
- juckende und brennende Bläschen auf stark geröteter Haut, einzeln oder in Gruppen stehend

Modalitäten

↓ Feuchtkaltes Wetter, Überanstrengung
↑ Wärme, fortgesetzte Bewegung

Bewährt bei

- Gelenksarthrose
- Osteoporose bedingten Rückenschmerzen
- Hexenschuss
- Bandscheibenvorfall
- Fibromyalgie
- Prellung, Zerrung, Dehnung
- Lippenherpes, Gürtelrose, Hand-Mund-Fußkrankheit, Windpocken

Hinweis

- Rhus toxicodendron ist ein bewährtes Arzneimittel in der Sportmedizin bei Folgen von Überanstrengung

Robinia pseudacacia (Falsche Akazie)

Causa/Lokalisation

- Säureüberproduktion, Medikamente, Schwangerschaft

Leitsymptome

- Ständig saures Aufstoßen, Zähne fühlen sich wie stumpf
- Sodbrennen mit Magenschmerzen, die bis zu den Schulterblättern ausstrahlen
- säuerlich riechender Stuhl

Modalitäten

↓ Fette Speisen, nachts
↑ Schonung

Bewährt bei

- Refluxösophagitis, Sodbrennen, Reiz-Magen-Syndrom
- Säurebeschwerden während der Schwangerschaft

Hinweis

- Robinia bewährt sich zur Behandlung des Rebound-Effekts bei Absetzen von Protonen-Pumpen-Hemmer

Sabadilla (Läusesamen)

Causa/Lokalisation

- Allergie

Leitsymptome

- Anhaltende Niesanfälle, starke Geruchsempfindlichkeit
- Brennen und Kitzeln in der Nase, Juckreiz am Gaumen
- anfangs sehr dünnflüssiger Schnupfen, der zunehmend dicker und zäher wird und die Nasenatmung behindert
- oft mit Stirnkopfschmerzen und tränenden Augen

Modalitäten

↓ Kälte

↑ Wärme

Bewährt bei

- Hausstaubmilben- und Schimmelpilzallergie

Sabdariffa (Malve, Hibiscus)

Causa/Lokalisation

- Venen- und Lymphsystem

Leitsymptome

- Deutlich sichtbare Venen, Besenreiser, geschwollene Beine mit schmerzhaften Krampfadern
- angeschwollene Knöchelregion bei längerem Stehen
- bräunliche Verfärbung der Haut über den Venen infolge einer Venenentzündung
- Lymphstau in Hand und Arm als Operationsfolge, nach Bestrahlung

Modalitäten

↓ Sitzen, Stehen
↑ Bewegung

Bewährt bei

- venöser Insuffizienz, Varicosis, postthrombotischem Syndrom
- Lymphstauungen nach (Brust-)Operation

Hinweis

- Sabdariffa ist ein Langzeitmittel, unterstützend als Salbe zur Lokalbehandlung

Sanguinaria canadensis (Blutwurz)

Causa/Lokalisation

- Hormonelle Umstellung, Menopause, Migräne, Neuralgie, Leber-Galle-Beschwerden

Leitsymptome

- Ziehende Schmerzen, die vor allem von der rechten Schulter und dem Nackenbereich ausgehend bis in den Arm ausstrahlen, oft mit pelzigen Fingern
- rechtsseitige, migräneartige Kopfschmerzen mit Schwindel, Übelkeit und bitter-galligem Erbrechen
- Hitzewallungen mit fleckig gerötetem Gesicht, auch Akne-artiger Hautausschlag
- oft unleidige, gereizte Stimmungslage

Modalitäten

↓ Morgens, abends, Kälte
↑ Schlaf

Bewährt bei

- Rechtsseitiger Migräne, Gesichtsneuralgie
- Wechseljahresbeschwerden, insbesondere mit erhöhtem Blutdruck
- Couperose

Sarsaparilla (Stechwinde)

Causa/Lokalisation

- Harnwege, Haut, Impffolgen

Leitsymptome

- Rötliche, angeschwollene und verhärtete Hautstellen, die sehr stark jucken
- entzündete, nässende Haut durch ständiges Kratzen
- Neigung zu Harnwegsentzündungen mit häufigem Wasserlassen
- rheumatische Schmerzen vor allem an den Muskeln, auch der Gelenke

Modalitäten

↓ Kälte, Feuchtigkeit

↑ Wärme, Bewegung

Bewährt bei

- Lichen ruber, nässendem Ekzem, auch nach Impfung
- Harnwegsbeschwerden auch in Verbindung mit rheumatischen Beschwerden

Scutellaria lateriflora (Helmkraut)

Causa/Lokalisation

- Emotionale Ereignisse, Nach schwerer Erkrankung, Überforderung

Leitsymptome

- Anfallsweise migräneartige Kopfschmerzen mit schmerzenden Augen
- trotz Erschöpfung Ein- und Durchschlafstörungen
- unruhiger Schlaf mit intensiven Albträumen
- körperliche Unruhe, negative Grundstimmung

Modalitäten

↓ Sinneseindrücke, nach Krankheit
↑ Ruhe

Bewährt bei

- Migräne und Kopfschmerzen
- Schlafstörungen

Hinweis

- Scutellaria ist angezeigt bei Migräne im Zusammenhang mit Schlafstörungen

Secale cornutum (Mutterkornpilz)

Causa/Lokalisation

- Blutgefäßverengung, Polyneuropathie

Leitsymptome

- Taubheitsgefühl und Missempfindungen wie Kribbeln und Brennen bis zu schmerzhaftem Empfinden: wie von Nadeln gestochen, weißlich-bläulich verfärbte Haut mit Kältegefühl
- Hände und Füße fühlen sich meist eiskalt an

Modalitäten

↓ Bewegung, Berührung
↑ Ruhe

Bewährt bei

- Durchblutungsstörungen
- Spinalkanalstenose
- Karpaltunnelsyndrom
- Polyneuropathie
- Restless-legs
- Raynaud-Syndrom

Selenium (Selen)

Causa/Lokalisation

- Haut, Pubertät, Monatsblutung

Leitsymptome

- Viele dunkle Mitesser und sichtbar gefüllte Talgdrüsen, die beim Drücken weißlichen Talg entleeren
- fettige, ölige (Gesichts-)Haut sowie Kopfhaut, eitrige Entzündungen im Gesicht verstärkt vor und während der Monatsblutung
- starker, übel riechender Schweiß

Modalitäten

↓ Wärme, vor und während der Menses
↑ Am Abend

Bewährt bei

- Akne
- Haarausfall
- Kopfhautentzündung

Senega (Schlangenwurzel)

Causa/Lokalisation

- Husten mit Atemnot

Leitsymptome

- Rau klingender Husten, pfeifende Atemgeräusche
- zäher, reichlicher Schleim, Atemnot, Wundheitsgefühl im Brustbereich
- Brenngefühl in den Atemwegen

Modalitäten

↓ Morgens, kalte Luft
↑ Schwitzen

Bewährt bei

- COPD
- Asthma bronchiale

Sepia (Tintenfisch)

Causa/Lokalisation

- Hormonelle Umstellung, Überforderung, Abneigung

Leitsymptome

- Häufiger Harndrang, verstärkt durch seelische Ereignisse (Kummer, Mitleid)
- unfreiwilliger Harnabgang oft nur weniger Tropfen bei körperlicher Belastung wie Heben und Tragen sowie durch Erschütterung wie Husten, Lachen und Joggen
- Blasenschwäche infolge von Entbindung oder Operation
- Mitesser und eitrige Entzündungen im Bereich der Mund- und Kinnpartie, verstärkt vor der Monatsblutung
- unter der Haut liegende Pickel, Hautausschlag nach Absetzen der Pille
- Herpes durch Ekelgefühl
- fleckige, bräunliche Haut, Pigmentstörung, Leberflecken, Muttermale und Warzen
- starker, übel riechender Schweiß
- ausgeprägte dunkle Behaarung bei Frauen, oft sportlich maskuliner Typ
- reagiert schnell gereizt sogar beim geringsten Anlass
- fühlt sich emotional und körperlich überfordert und missbraucht

Modalitäten

↓ Periodenblutung
↑ Körperliche Bewegung

Bewährt bei

- (hormonell bedingter) Akne
- Hautmykose
- emotional bedingtem Herpes
- kreisrundem Haarausfall
- Senkungsbeschwerden
- Harninkontinenz nach Entbindung oder Operation
- Zyklusunregelmäßigkeit, Endometriose
- Wechseljahresbeschwerden mit Stimmungslabilität

Hinweis

- Sepia ist ein bewährtes psychosomatisches Langzeitmittel mit deutlichem Bezug zum Hormonhaushalt

Silicea (Kieselsäure)

Causa/Lokalisation

- Anhaltende Entzündung, Infektanfälligkeit, Impffolgen, Bindegewebe, Zähne

Leitsymptome

- Anhaltend entzündetes Zahnfleisch, das sich zurückbildet, Zahnfleischtaschen
- Zahnfleischbluten bei der Zahnreinigung, schmerz- und kälteempfindliche Zähne
- Darmdivertikel mit Verdauungsbeschwerden wie Magendrücken, Aufstoßen, Blähungen und Verstopfung
- Schmerzen in der Wirbelsäule mit Schwächegefühl und Muskelschmerzen
- nachlassende Knochendichte, auch des Kieferknochens, Gelenke an Händen und Füßen knicken leicht ein („Übertreten“)
- emotional bedingte Rückenschmerzen: „kann sein Kreuz nicht mehr tragen“
- schlecht heilende Narben, die wieder aufgehen und Flüssigkeit absondern, schmerzhaftes Narbengewebe
- Kälteempfindlichkeit mit gehäuften Infekten, vor allem der Atemwege
- kaltschweißige Hände und Füße
- introvertiertes Verhalten, schüchtern, zurückhaltend

Modalitäten

↓ Kälte, kaltes Wetter

↑ Wärme, warme Anwendungen

Bewährt bei

- Divertikulose
- venöser Schwäche, Krampfadern
- Osteoporose, Bindegewebsschwäche
- Problemen mit Zähnen, Zahnimplantaten und Zahnfleisch, zur Rachitisprophylaxe
- Infekt- und Entzündungsneigung mit verzögerter Heilung
- Ekzem als Impffolge

Hinweis

- Silicea ist ein bewährtes Konstitutionsmittel insbesondere für zu früh Geborene, die gehäuft an Bronchitis mit Neigung zur Lungenentzündung erkranken

Solidago virgaurea (Goldrute)

Causa/Lokalisation

- Harnwege

Leitsymptome

- Wiederkehrende Probleme mit der Urinausscheidung: vermehrter oder verminderter Harndrang
- dunkel gefärbter Urin
- Neigung zu Grieß- und Steinbildung, drückende Schmerzen im Nierenbereich
- mehrere Harnwegsinfekte innerhalb kurzer Zeit

Modalitäten

↓ Häufige Mahlzeiten
↑ Wärme

Bewährt bei

- Abklingenden Harnwegsinfekten

Hinweis

- Solidago bewährt sich zur Nachbehandlung von Harnwegsinfekten um eine Ausheilung zu erzielen (Rezidivprophylaxe)

Spartium scoparium (Besenginster)

Causa/Lokalisation

- Herzrhythmusstörungen

Leitsymptome

- Unregelmäßiger Herzschlag: verlangsamt oder beschleunigt
- immer wieder Druckgefühl auf der Brust mit erschwertem Atmen
- neigt zu geschwollenen Beinen (Ödeme)
- gehäuftes nächtliches Wasserlassen
- rasches Ermüden und wenig Ausdauer

Modalitäten

↓ Im Liegen
↑ Ruhe

Bewährt bei

- Herzrhythmusstörungen auch im Zusammenhang mit Herzinsuffizienz und Hypertonie

Spigelia (Wurmkraut)

Causa/Lokalisation

- Erregung, Wetterwechsel, Folgen eines Infekts, Entzündung

Leitsymptome

- Immer wieder heftig stechende Schmerzen, besonders linksseitig im Gesichtsbereich, ausstrahlend bis in den Hinterkopf, migräneartige Kopfschmerzen, Augenschmerzen mit Funkensehen, Tränenfluss und Lichtüberempfindlichkeit
- anfallsweise auftretendes Herzjagen mit unregelmäßigem Puls und Angstgefühl

Modalitäten

↓ Kälte, Sturm, Berührung, tagsüber
↑ Wärme, Liegen auf der rechten Seite

Bewährt bei

- Migräne
- Nervenentzündung und -schmerzen (vor allem Trigeminusneuralgie)
- linksbetonten Kopfschmerzen
- Herzbeschwerden infolge einer nicht ausgeheilten Myokarditis

Spongia (Meerschwamm)

Causa/Lokalisation

- Akuter Infekt, Hypothyreose

Leitsymptome

- Trockener, vom Hals-Kehlkopfbereich ausgehender Husten, der bellend und hohl klingt
- Gefühl, durch einen Schwamm zu atmen
- Atemnot: Sie müssen im Bett erhöht liegen
- Wundheitsgefühl in Rachen und Luftröhre mit rau klingender Stimme
- Herzbeschwerden mit unregelmäßigem Puls

Modalitäten

↓ Im Liegen, Kälte

↑ Wärme, warme Speisen

Bewährt bei

- Akuter Bronchitis
- Pseudokrupp-Husten der Kinder
- Asthma bronchiale

Hinweis

- Spongia ist bewährt als Akutmittel beim „Kehlkopfhusten" und beim Pseudokrupp-Husten sowie als Langzeitmittel bei Asthma bronchiale

Staphisagria (Stephanskraut)

2

Causa/Lokalisation

- Kränkung, Schnittverletzung, Harnwegsentzündung

Leitsymptome

- Schnittwunde, Operationswunde zur Unterstützung der Wundheilung
- Prostataschmerzen, die von der Harnröhre bis zum After ziehen, häufiger Harndrang, Harnblase entleert sich nicht vollständig, Brennen während und nach dem Wasserlassen
- Harnwegsentzündung durch Katheter, Nachträufeln infolge einer Prostataoperation
- wiederkehrende Blasen- und Harnwegsentzündungen nach Intimverkehr
- fühlt sich emotional verletzt, reagieren sehr empfindsam

Modalitäten

↓ Kälte, morgens, nach emotionalen Ereignissen
↑ In Ruhe

Bewährt bei

- Schnittverletzung, Operationsfolgen
- Inkontinenz und Harnblasenschwäche nach Gebärmutter- oder Prostataoperation, nach Entbindung
- rezidivierender Zystitis
- Enuresis nocturna

Hinweis

- Staphisagria wird eingesetzt zur Behandlung von somatischen Verletzungen (Operation) als D6, bei emotionalen Verletzungen als D12

Sulfur (Schwefel)

Causa/Lokalisation

- Stoffwechselstörung, Corticoide, Haut und Schleimhäute

Leitsymptome

- Übergewicht durch „barocken Lebensstil", wechselhafter Stuhl mit Blähungen und Durchfall
- übel riechende Ausscheidungen (Urin, Stuhlgang, Schweiß, Periodenblutung)
- gestörter Fett- und Harnsäurestoffwechsel
- rotes, schweißiges Gesicht
- unangenehmer Mund- und Körpergeruch
- Schwitzen bei der geringsten Anstrengung, Nachtschweiß
- Schmutzig wirkende und unreine großporige Haut
- Neigung zu schlecht heilenden Entzündungen, die immer wieder eitern und einen dunkelroten Hof aufweisen
- große, schwer entfernbare Mitesser bei trocken-schuppender oder fettiger Haut
- starkes Hautjucken, vermehrt abends und nachts, Waschen und Baden verschlechtert den Hautzustand
- Hitzegefühl mit brennenden Empfindungen an den Füßen mit Verlangen nach Abkühlung (kaltes Wasser)

Modalitäten

↓ Morgens, (Bett-)Wärme, Waschen
↑ Abkühlung

Bewährt bei

- Fettstoffwechselstörungen
- metabolischem Syndrom
- Lebererkrankungen
- Akne, Ekzem, Pruritus, Couperose, Rosacea

Hinweis

- Sollten sich die Beschwerden unter der Einnahme von Sulfur zunächst verstärken, wird das Arzneimittel abgesetzt und nur noch jeden 2 oder 3 Tag eingenommen. Sulfur ist ein „Reaktionswecker", um körpereigene Regulationsvorgänge anzuregen.

Sulfur jodatum (Schwefeljodid)

Causa/Lokalisation

- Chronische Hautentzündung, Verdauungsstörungen

Leitsymptome

- Unreine Haut mit vielen Mitessern, große abgekapselte Hautentzündungen, die nur schwer zu öffnen sind oder längere Zeit eitern und nur zögerlich abheilen, auch vernarbt
- sehr berührungsempfindliche Pusteln auf Brust und Rücken
- schmerzhaft vergrößerte Halslymphknoten
- Verdauungsstörungen mit Verstopfung oder unregelmäßigem Stuhlgang

Modalitäten

↓ Wärme
↑ Frische Luft

Bewährt bei

- Akne indurata
- Lichen ruber

Hinweis

- Sulfur jodatum als Langzeitmittel ist auch bewährt bei einem Hordeolum

Sumbulus (Moschuswurzel)

Causa/Lokalisation

- Menopause, Herz

Leitsymptome

- Herzschmerzen mit heftigem Herzklopfen, verstärkt durch Aufregung
- Neigung zu Kreislaufschwäche
- Atembeschwerden bei Nervosität
- Hitzewallungen, Schlafstörungen, ausgeprägte Stimmungsschwankungen

Modalitäten

↓ Kälte, beim Darandenken
↑ Wärme

Bewährt bei

- Funktionellen Herzbeschwerden

Hinweis

- Bewährtes homöopathisches Arzneimittel bei funktionellen Herzbeschwerden in der Menopause

Syzygium jambolanum (Jambulbaum)

Causa/Lokalisation

- Zuckerstoffwechsel

Leitsymptome

- Erhöhte Blutzuckerwerte
- juckender Hautausschlag
- Hitzegefühl am ganzen Körper

Bewährt bei

- Diabetes mellitus

Hinweis

- Syzygium jambolanum kann im dreiwöchigen Wechsel mit Datisca cannabina langfristig bei Diabetes mellitus (unabhängig des Typs) eingesetzt werden, in Abständen kann eine einwöchige Einnahmepause eingelegt werden
- damit lassen sich auch Patienten mit schwer einstellbaren BZ-Werten behandeln sowie der Gestationsdiabetes

Tabacum (Tabak)

Causa/Lokalisation

- Herz-Kreislauf, Durchblutung

Leitsymptome

- Akuter starker Schwindel, auch mit Sehstörungen und Ohrensausen
- blasses Gesicht, der Körper fühlt sich eiskalt an mit kaltem, klebrigem Schweiß
- extreme Übelkeit: fühlt sich „sterbenselend“
- Kribbeln, Kältegefühl und Muskelkrämpfe an Händen und Füßen mit lähmungsartiger Schwäche

Modalitäten

↓ Geringste Anstrengung, Bewegung
↑ Frische Luft, Ruhe

Bewährt bei

- Akuter Kreislaufschwäche
- Durchblutungsstörungen
- Schwindel (Morbus Menière)
- Tinnitus

Hinweis

- Tabacum bewährt sich auch bei niederem Blutdruck und akuten Kreislaufproblemen in der Schwangerschaft

Terebinthina (Kiefernöl)

Causa/Lokalisation

- Rezidivierende Harnwegsinfekte

Leitsymptome

- Immer wieder brennende Schmerzen beim Wasserlassen, auch ziehende Schmerzen in der Nierengegend
- auffallender Uringeruch (wie Veilchen)
- unregelmäßiger Stuhlgang mit aufgeblähtem Bauch
- glänzend rote Zunge, blasses Aussehen, fühlt sich geschwächt

Modalitäten

↓ Kälte
↑ Wärme

Bewährt bei

- Harnwegsinfekten mit Nierenbeteiligung

Hinweis

- Terebinthina wird auch bei Neigung zur Bildung von Oxalatsteinen eingesetzt (Rezidivprophylaxe)

Teucrium marum (Katzengammander)

Causa/Lokalisation

- Nasenpolypen, Borkenbildung

Leitsymptome

- Verlegte Nasenatmung mit anhaltender Verschleimung
- übel riechendes Nasensekret verursacht schlechten Mundgeschmack
- zäher Schleim klebt am Rachen hinunter und löst Hustenreiz aus
- Stimme klingt rau, muss sich häufig räuspern

Modalitäten

↓ Feuchtigkeit, Nebel
↑ Wärme

Bewährt bei

- chronischer Sinusitis mit Nasenpolypen

Hinweis

- Teucrium marum eignet sich zur Nachbehandlung nach operativer Entfernung von Nasenpolypen und als Add-on bei corticoidhaltigen Nasensprays

Theridion (Kugelspinne)

Causa/Lokalisation

- Geräuschüberempfindlichkeit

Leitsymptome

- Ausgeprägte Überempfindlichkeit gegen jegliche Art von Geräuschen, die den Tinnitus verstärken
- jedes noch so schwache Geräusch durchdringt den Körper
- Schmerzhaft reagierende Zähne
- Schwindel und Übelkeit bis zum Erbrechen beim Augenschließen und bei Bewegung

Modalitäten

↓ Geräusch, Berührung, Druck, Bewegung
↑ Ruhe

Bewährt bei

- Tinnitus

Hinweis

- Theridion ist ein Langzeitmittel und Add-on zu einem Tinnitus-Noiser (Hörgerät)

Thuja (Lebensbaum)

Causa/Lokalisation

- Rezidivierende Infekte, Impffolgen, Polypen, Haut, Schleimhäute

Leitsymptome

- Dickes, gelbgrünliches, übel riechendes Nasensekret
- anhaltender Schleim im Rachen, zäher Speichelfluss mit verschleimten Husten
- Berührungsempfindliche Krusten in der Nase
- wiederkehrende Mittelohrentzündung, anhaltende Ohrgeräusche mit Knacken
- anhaltend geschwollene Mandeln mit stechenden Schmerzen, erschwertes Schlucken
- wiederkehrende Entzündungen im Uro-Genitalbereich, gelb-grünlicher Ausfluss
- drückende Schmerzen im Dammbereich
- rötlich-kupfern schimmernde, fettig glänzende Haut, die unrein wirkt und zu Entzündungen neigt
- viele, meist bräunliche Warzen, deutlich aus dem Hautniveau herausstehend
- meist dunkler Teint mit vielen Pigmentflecken

Modalitäten

↓ Kälte
↑ Wärme

Bewährt bei

- Infektanfälligkeit
- rezidivierender Sinu-Bronchitis
- rezidivierenden Entzündungen im Uro-Genitalbereich
- Impffolgen
- Polypen
- weichen Warzen

Hinweis

- Thuja ist ein Langzeitmittel, um anhaltende und rezidivierende Entzündungen der Atemwege und der Harnwege sowie im Genitalbereich der Frau (Gebärmutter, Ovarien) und beim Mann (Prostata, Hoden) zu behandeln

Urtica urens (Brennnessel)

Causa/Lokalisation

- Allergische Reaktion

Leitsymptome

- Viele kleine Entzündungen wie nach Kontakt mit Brennnesseln
- Nesselsucht
- Frieselausschlag
- Schmerzhaftes Brennen, aber auch Juckreiz

Modalitäten

↓ Nässe, Berührung

Bewährt bei

- akuter und chronischer Urtikaria

Hinweis

- Urtica urens ist auch bewährt bei Urtikaria nach Genuss von Meeresfrüchten und bei Kontakt mit Meerestieren

Verbascum (Königskerze)

Causa/Lokalisation

- Neuralgie, Erkältung

Leitsymptome

- Blitzartige, krampfende Gesichtsschmerzen, die ins Ohr und ins Kiefergelenk ausstrahlen, häufig linksseitig
- stechende oder zermalmende Schmerzen
- Gefühl wie gequetscht, oft periodisch auftretend
- Folge von Erkältung und Wetterumschwung, dabei ist das Gesicht oft rot und heiß

Modalitäten

↓ Temperaturwechsel, Bewegung
↑ Wärme, Ruhe, Einhüllen

Bewährt bei

- Nervenschmerzen, vor allem Trigeminusneuralgie
- migräneartigen Kopfschmerzen
- Otalgie

Viburnum opulus (Schneeball)

Causa/Lokalisation

- Endometriose

Leitsymptome

- Verspätet einsetzende Periodenblutung
- Tage vor der Monatsblutung auftretende Schmerzen: krampfartig vom Rücken bis zu den Oberschenkeln ausstrahlend
- meist mit Übelkeit und Durchfall

Modalitäten

↓ Wärme

↑ Bewegung, im Freien

Bewährt bei

- Endometriose
- Dysmenorrhö

Viscum album (Mistel)

Causa/Lokalisation

- Herz-Kreislauf, Gelenke

Leitsymptome

- Erhöhter Blutdruck, auch mit hämmernden Kopfschmerzen, Ohrensausen und Schwindel
- Gefühl, sich nicht zurechtzufinden
- wiederkehrende Herzbeschwerden mit unregelmäßigem Puls
- schmerzende Muskeln, steife Glieder und Gelenke, auch durch Abnutzung

Modalitäten

↓ Kälte, Sturm, Liegen auf der linken Seite

↑ Im Freien

Bewährt bei

- Bluthochdruck
- Durchblutungsstörungen
- Plaquebildung
- Gelenksarthrose

Hinweis

- Viscum album wird in der anthroposophisch erweiterten Medizin in der supportiven Onkologie eingesetzt

Zincum metallicum (Zink)

Causa/Lokalisation

- Neuropathie, Motorische Schwäche, Impffolgen

Leitsymptome

- Stark angespannte oder schlaffe Muskulatur als Zeichen einer Halbseitenlähmung
- ständiges Zucken einzelner Muskelgruppen
- Beine sind ständig in Bewegung, vor allem nachts
- unruhiger, immer wieder unterbrochener Schlaf, Albträume, nächtliches Zähneknirschen
- Brennen und Druckgefühl entlang der Wirbelsäule mit Ausstrahlung in Kopf, Arme und Beine
- starker, säuerlich riechender Schweiß an Händen und Füßen
- tagsüber erschöpft und wie abgeschlagen mit innerer Unruhe und Anspannung, sehr geräuschempfindlich

Modalitäten

↓ Alkohol, Anstrengung

↑ Ingangkommen von Ausscheidungen, Bewegung

Bewährt bei

- Schlaganfall-Folgen
- Zoster-Neuralgie
- Trigeminusneuralgie
- Restless-legs-Syndrom
- Verhaltensauffälligkeiten und Schlafstörungen als Impffolge

Hinweis

- Zincum metallicum ist auch bewährt bei psychischen und neurologischen Auffälligkeiten im Säuglings- und Kindesalter, auch als Impffolge

Sachregister

Der Textteil dieses Werks (hier Teil 1 Indikationen von A bis Z) ist so abgefasst, dass, ausgehend von einer bestimmten Sympomatik eines Patienten, durch Befragung („Differenzialdiagnose“) zu Causa/Lokalisation, Leitsymptomen und Modalitäten, das passende homöopathische Arzneimittel gefunden wird. Insofern machen diese angeleiteten systematischen Vorgehen des Teils 1 und die monographische Gestaltung des Teils 2 (Arzneimittelverzeichnis) ein Sachregister weitgehend entbehrlich. Das nachfolgende Sachregister führt solche Begrifflichkeiten auf, die neben der angeleiteten Systematik direkt zu hilfreichen Fundstellen des Teils 1 führen.

A

B

H

M

Der Autor

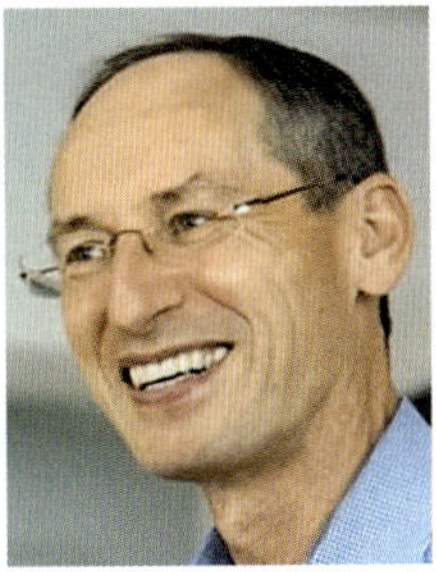

Dr. med. Markus Wiesenauer ist als Facharzt für Allgemeinmedizin, Homöopathie, Naturheilverfahren und Umweltmedizin seit Jahrzehnten in eigener Praxis tätig. Er hält bundesweit Vorträge für die Öffentlichkeit und gibt Seminare für Apotheker und Ärzte. Er ist Autor des Loseblattwerks Homöopathie für Apotheker und Ärzte, DAV. Der HVKompass Homöopathie, DAV wurde von Dr. Wiesenauer konzipiert und wird von ihm betreut und weiterentwickelt.